LA GÉNÉRATION,

O U

EXPOSITION

DES PHÉNOMENES

RELATIFS

A CETTE FONCTION NATURELLE;

De leur méchanisme, de leurs caufes refpectives,
& des effets immédiats qui en réfultent.

Traduite de la Phyfiologie de M. DE HALLER.

Augmentée de quelques Notes, & d'une Differtation
fur l'origine des Eaux de l'Amnios.

TOME SECOND.

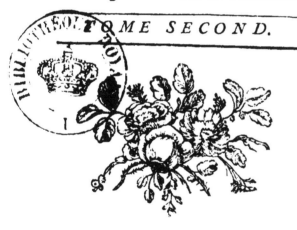

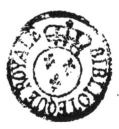

A PARIS,

Chez DesVentes de la Doué, Libraire, rue Saint
Jacques, vis-à-vis le Collége de Louis le Grand.

M. DCC. LXXIV.
Avec Approbation, & Priviiége du Roi.

TABLE

DES CHAPITRES

CONTENUS

Dans ce fecond Volume.

Fin de la Table.

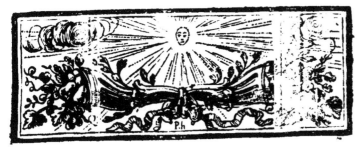

LA GÉNÉRATION,

TIRÉE

DE LA PHYSIOLOGIE

DE M. DE HALLER.

CHAPITRE I.

LES DÉPENDANCES DU FÉTUS.

§. I. *Les commencemens de la vie.*

Nous avons dit que 'c'eft la femence du mâle qui anime & donne la vie au nouveau fétus ; maintenant nous difons qu'il eft vivant , quand fon cœur a du mouvement.

Je ne fçais pourquoi les anciens difoient qu'il n'avoit point de mouvement dans la matrice ; il eft certain qu'il en a dans tous les genres d'animaux ; des expériences très-connues prouvent qu'il fe meut dans les

Tome II.

œufs des oifeaux, & c'eft même à caufe de ce mouvement qu'Ariftote l'a nommé le point fautillant, *punctum faliens.*

Dès que les premiers rudimens du fétus font à portée d'être apperçus, on diftingue le mouvement du fang ; il n'y a que le ventricule gauche & le bulbe de l'aorte qui fe mettent les premiers en jeu ; enfuite, au bout de peu de tems, il y a du mouvement dans trois véficules qui battent par ordre, ce font la fin de la veine-cave, qui doit devenir l'oreillette droite, le ventricule gauche, & enfin l'aorte, qui alors n'eft qu'une efpece de bulbe. Ces trois véficules s'élevent & fe diftendent avec beaucoup de vîteffe, & peu après ces petites parties fe contractent & chaffent le fang ; c'eft la veine-cave qui commence, enfuite le ventricule gauche, & enfuite l'aorte.

Ces diftenfions & contractions alternatives font un très-bel effet dans l'œuf ; mais elles deviennent obfcures, dès que l'oreillette & le ventricule droit fe font unis enfemble, & font corps avec les premieres ébauches du cœur ; au refte, le mouvement continue toujours dans le cœur du poulet ; ce mouvement eft fi vif, qu'on le fuit à peine des yeux ; il y a jufqu'à 140 pulfations dans une minute ; M. Wolf l'a vu battre lentement au bout de vingt-neuf heures , lorfque les vaiffeaux étoient devenus bruns ; j'ai fouvent vu les batte-mens moins fréquens & lents , quand l'a-nimal étoit très-foible.

Ces points fanguins commencent à fe mouvoir d'abord avant 48 heures , & moins de 36 heures après , il y a de vrai fang rouge dans les vaiffeaux ombilicaux , qui appartiennent à la *figure veineufe* du jaune de l'œuf; mais ces vaiffeaux perdent de leur couleur en approchant du corps du fétus , car ils reftent long-tems blancs; c'eft pour-quoi on peut dire que le fang eft formé avant le cœur , & qu'on en voit dans les vaiffeaux des membranes , dans le tems que les parties du fétus font encore toutes blanches.

Mais nous avons fait voir ailleurs qu'on pouvoit diftinguer à l'œil , mais que fur-tout il étoit naturel de conjeéturer que le cœur avoit du mouvement , quoiqu'encore fans couleur ; car fi on enleve le cœur , ou que l'on coupe feulement quelque gros vaiffeau , qui par fa feétion arrête le mou-vement du cœur , tout mouvement ceffe dans l'embryon.

Si donc la caufe du mouvement du fang

dans tout l'embryon, réside dans le cœur, & fi les vaisseaux sanguins qui prennent leur origine au cœur, s'étendent peu-à-peu dans la pulpe de la membrane du jaune, il est certain que le cœur a existé avant ; que c'est son mouvement qui a fait circuler le sang, & que c'est le cœur qui a été la cause de la couleur rouge du sang. Si on n'apperçoit point le cœur avant 24 heures, c'est que sa petitesse & sa transparence, font que les bornes dont il est circonscrit échappent à la vue & dans ce tems le mouvement de l'embryon n'est pas plus sensible que le cœur n'est apparent.

Des Observateurs ont vu le cœur bondir dans l'œuf du monocle, dans celui du moine, & dans celui de la vipere.

Muralt a vu, le 14e. jour, le point sautillant dans un fétus de quadrupede (du chien) ; il a vu aussi le sang passer dans l'artere, & revenir au cœur. Quoique Graaf n'ait pas apperçu les pulsations du cœur le 14e. jour, dans le fétus du lapin, cependant il est presque sûr qu'il y en a eu, puisqu'il étoit plein de sang ; Harvée l'a vu dans celui du daim, mais plus tard ; car ce fétus ne paroît pas encore après 30 jours ; d'autres observateurs l'ont vu dans différens animaux.

Les occafions de faire ces obfervations fur le fétus humain font fort rares, & l'âge de l'embryon eft incertain ; fuivant Cangia-mila, le fétus eft formé & vivant le 16ᵉ. jour ; ailleurs il dit le 20ᵉ., ou le 21ᵉ. & le 29ᵉ. ; mais ce n'eft que d'après les planches de Bianchi qu'il a avancé cette opinion, & nous avons fait voir ailleurs qu'on doit peu compter fur l'exactitude de ces planches.

On a vu le cœur bondir dans un œuf humain pas plus gros qu'une noix, & dans un fétus, gros comme une mouche à miel.

Un embryon qu'on avoit pris pour un caillot, avoit vie.

Un autre, pas plus gros qu'un fcarabée, renfermé dans un œuf de la groffeur de ce-lui d'une poule, a donné des fignes de vie.

Un autre qui n'avoit point de cordon, & qui n'étoit pas deux fois plus gros qu'un fcarabée, étoit auffi vivant.

Le 32ᵉ. jour, le fétus remue fes mem-bres ; & Hippocrate, ou plutôt l'Auteur du livre qu'on lui attribue, dit que les gar-çons les remuent le 30ᵉ. jour, & les filles le 42ᵉ.

Ariftote veut que le mâle remue du côté droit de la matrice, le 40ᵉ. jour ; un autre Auteur dit que le cœur battoit le 40ᵉ. jour, & il ajoute qu'un autre fétus a fi bien don-

né des fignes de vie, qu'on n'a point ba-
lancé à lui donner le batême ; Mauriceau
dit que quelques femmes le fentent dès le
fecond mois.

Il n'y a point de doute que l'enfant ne
donne des fignes de vie, quand il eft à un
terme plus avancé, comme à trois mois,
quoiqu'il n'ait point encore d'os, à trois
mois & demi & à quatre ; car communément il fait fi bien fentir fes mouvemens
après quatre mois, à quatre mois & demi,
qu'on les fent à travers les tégumens du
bas-ventre.

Cangiamila affure contre M. Méry, que
les enfans qu'on extrait par l'opération céfarienne font prefque toujours vivans, même avant le 5ᵉ. mois, & qu'ils vivent quelque tems après avoir été tirés de la matrice, une heure à trois mois ; il y en a un
exemple de M. Morgagni. Ce même Auteur dit qu'ils vivent même deux heures,
& jufqu'à 15, 23, 24, 39 & 48 ; un autre
dit quelques heures.

Ceux dont parle M. Morgagny, & d'autres Auteurs célebres, étoient auffi vivans.
Sterren a lui - même extrait un fétus vivant.

Un enfant de 5 mois qu'on tira par l'o-
pération céfarienne, étoit fi bien vivant,

qu'on lui adminiftra le batême ; & un autre de huit jours a vécu dix minutes.

On a vu le cœur battre dans un veau
tiré par une fection faite au ventre de fa
mere ; il y a même un Auteur qui affure
que des petits chiens, tirés de même du
ventre de leur mere, ont vécu quinze minutes.

J'en ai auffi tiré de vivans de différentes
chiennes.

La loi Romaine étoit bien jufte : elle
puniffoit de mort celui qui avoit procuré
l'avortement d'une femme, dont l'enfant
étoit formé & animé ; or, les loix recon-
noiffoient le fétus comme animé , quand
il eft à 40. jours ; & d'autres ont encore
dit avec plus de raifon, qu'il n'y avoit aucune différence entre procurer l'expulfion
d'un fétus animé , & celle d'un fétus fans
vie ; ainfi , les modernes ont raifon de dire
que l'enfant eft toujours vivant , même
avant fa maturité.

C'eft avec raifon que Jérôme le Floren-
tin foutient que le fétus a une ame, dès
l'inftant qu'il eft conçu.

Je ne vois à la vérité aucun terme, auquel on puiffe fixer la principale époque
de l'exiftence de l'ame ; je ne dirai pas qu'il
n'y a point d'ame dans l'embryon , parce

que fon cerveau eft trop mou , puifqu'on peut reconnoître à l'infini , des degrés de cette molleffe , & que j'ai vu dans le poulet un mouvement fpontané , peu de jours après avoir apperçu fon cœur pour la premiere fois.

Il eft fort difficile de prouver que l'homme eft déja vivant avant la conception , ou que les animaux fpermatiques font animés. Il eft néceffaire d'admettre que le mouvement du cœur, dans un embryon encore renfermé dans l'ovaire, eft fi foible, qu'il ne peut fe faire aucune extenfion ; que le refte de fes membres, & des parties de fon corps qui font deftinées à obéir à fa volonté , ne font abfolument d'aucun ufage , & qu'il ne fait aucun exercice de fes fens ; mais à l'imitation de Galien , je me difpenfe de prononcer fur ces myfteres , & fur l'origine de l'ame humaine.

En général , il eft probable que le fétus eft animé , quand fes membres jouiffent d'un mouvement fpontané , & même un peu de tems avant ; car il eft aifé de prouver que ce mouvement peut exifter, avant d'être à la portée des yeux , dans des parties tranfparentes d'une extrême petiteffe , & que peu de perfonnes ont pu voir.

§. I I. *Le Fétus prend racine dans la Matrice.*

Je ne nierai point que l'œuf humain ne ſoit flottant dans la matrice, un petit eſpace de tems; cependant quoique je ne l'aie jamais vu, je ſoupçonne qu'on a été induit à croire qu'il n'y avoit encore aucune adhérence, parce que cette adhérence eſt très - légere; je l'ai trouvé telle dans les premiers tems de la formation du fétus.

Dès ce tems, l'œuf eſt déja garni de duvet à l'extérieur, & on croit que dans ce duvet, il y a des radicules qui réſorbent une partie de l'humeur de la matrice, pour en faire ſa nourriture, comme on penſe que quelques œufs d'inſectes prennent nourriture par leur ſurface extérieure.

Je ne croirai pourtant pas que cet état eſt de longue durée, ni que peut - être il dure juſqu'à ce que l'œuf ait rempli toute la cavité de la matrice; car comme le placenta s'implante le plus communément entre les trompes, on comprend aiſément par-là, qu'il eſt probable que c'eſt à cet endroit que ſe fait la premiere adhérence, & qu'il ſe préſente vis-à-vis les petits floccons de la matrice.

Il ſort auſſi de toute l'enveloppe de l'œuf,

de petits floccons très-apparens; il y en a moins dans les commencemens, & ces petits floccons ne font point contenus dans l'œuf ni dans fes membranes ; ils font longs, ils forment des ramifications, ils fe divifent & fe fubdivifent, & ils paroiffent fe développer les uns après les autres.

A mefure que le fétus prend de l'accroiffement, il fort des filets apparens de la partie la plus étroite de l'œuf, de façon que c'eft la partie inférieure, celle qui eft vers le col de la matrice, qui s'en dégarnit la premiere, & qu'en total le placenta, qui n'eft autre chofe que l'amas de ces filets, eft d'autant plus grand, que l'embryon eft plus petit.

On a vu à la fin du premier mois, le tiers de l'œuf tomenteux, la moitié au troifieme & au cinquieme, & il y en avoit même plus de la moitié prefque à terme ; cependant j'avertis qu'il n'eft pas fûr que ceux qui ont fait ces obfervations, ne fe foient pas trompés fur le terme.

Cet amas de filets fe raffemble en diminuant vers la partie fupérieure de l'œuf.

On doit croire qu'il y a à la furface interne de la matrice, des floccons pareils à ceux-ci, qui cependant font plus courts ; car Hartmann a vu de petits vaiffeaux

prêts à recevoir le placenta ; & Weiss les a
obfervés dans une nouvelle accouchée ; on
voit dans l'intérieur de la matrice des vaches qui ne font pas pleines, des tubercules, propres à recevoir les cotylédons du
fétus ; on voit auffi dans la matrice des
femmes, des tubercules qui répondent aux
finuofités du placenta.

§. III. *La membrane extérieure de l'œuf.*

Dans le commencement, ces petits vaiffeaux font nuds, & fi on les met dans
l'eau, on les voit flotter en liberté ; cependant on les trouve fouvent fi couverts de
fang, que tout l'œuf paroît couvert de fang
engrumelé.

Mais la furface d'un œuf un peu plus
grand, à-peu-près de trois pouces de long,
eft toute différente.

Il eft alors tout couvert d'une membrane molle, poreufe, prefque réticulaire,
pulpeufe, couverte de filamens courts,
fort aifée à déchirer, & compofée de feuillets appliqués les uns fur les autres ; c'eft
par ce moyen que cette membrane eft attachée à la matrice, mais l'adhérence eft fi
foible, que tout l'œuf peut s'en détacher
fans beaucoup de difficulté ; elle eft unie
à l'intérieur, & percée de pores plus ap-

parens, & les filets du placenta s'y implantent.

C'eſt entre cette membrane & l'enveloppe moyenne de l'œuf, que ſont les filets dont nous avons parlé au §. précédent.

Ce n'eſt point une maſſe de ſang coagulé, quoiqu'il y ait ſouvent deſſous, du ſang mêlé avec les filamens, & il ne paroît pas qu'elle ne ſe forme que par haſard, mais il eſt plutôt probable que c'eſt le chorion, c'eſt-à-dire une membrane extérieure de l'œuf, qui alors eſt développée, & ſemblable à une enveloppe particuliere, parce que le placenta qui commence à ſe former, & qui n'a pas encore aſſez de conſiſtance, ni des lacis aſſez épais de filamens, ſe diſtingue mieux alors de l'enveloppe qui le recouvre.

J'ai vu cette membrane pulpeuſe, le 3e. mois; mais vers le 4e., elle devient fibreuſe & filamenteuſe, & c'eſt par ce moyen qu'elle s'attache d'une part au placenta auquel elle reſſemble, & de l'autre part à la matrice; enfin elle devient une vraie membrane, interpoſée entre le placenta & la matrice; je l'ai vue dans cet état, quitter à une petite diſtance du placenta, ſa nature membraneuſe, & n'être plus qu'un duvet;

je l'ai vue auſſi dans un fétus à terme, être une membrane unie & continue; c'eſt une vraie membrane, les vaiſſeaux qui lui viennent du placenta, & qui s'implantent dans la matrice, le démontrent.

Les anciens l'ont entendu de même, & dans les Ecoles, on a enſeigné que le placenta étoit recouvert du chorion, du côté qui regarde la matrice, & que le chorion recouvroit tout l'œuf.

C'eſt auſſi la même choſe dans les brutes.

On a cru que cette membrane étoit interpoſée entre le placenta & la matrice, & qu'elle interceptoit la communication entre l'un & l'autre ; mais on verra par la ſuite que c'eſt au contraire cette membrane qui l'entretient,

§. I V. *Le Chorion.*

Nous avons dit plus haut que les filets de l'enveloppe qui contient les eaux & le fétus, venoient peu-à-peu ſe raſſembler à la partie ſupérieure de l'œuf, & que la partie inférieure ceſſoit d'en être couverte ; nous avons dit auſſi que c'eſt la même enveloppe qui renferme la partie tomenteuſe de l'œuf, & celle qui ne paroît pas l'être.

Quelques Auteurs modernes ont donné

un nom différent à cette membrane, à l'endroit où elle recouvre le placenta, & dans celui où elle n'est point garnie de duvet ; ils ont conservé le nom de chorion à une autre enveloppe qui ressemble à une vraie membrane, qui vient prendre la place de cette premiere, sur la partie de l'œuf dépouillée de son duvet.

Pour nous conformer aux anciens, nous appellons chorion cette même membrane, que nous venons de dire qui occupe la place du placenta ; Harvée observe qu'on l'a nommé allantoïde.

Elle recouvre donc tout l'œuf.

On la trouve dans tous les quadrupedes, même ceux dans lesquels à peine peut-on reconnoître un vrai placenta, comme dans la truie ; ce qui prouve complettement que les quadrupedes peuvent se passer de placenta, mais qu'ils ont absolument besoin de chorion.

On peut appeller cette membrane, le feuillet extérieur du chorion ; mais à la circonférence du placenta, il s'en sépare un autre feuillet plus mince, qui vient couvrir sa face interne ; cependant il est difficile de suivre sa continuité au-delà de l'endroit, où les plus gros rameaux des vaisseaux ombilicaux viennent se jetter dans sa substance.

Le chorion, tel que nous venons de le décrire, eft une membrane jaunâtre, molle, liffe, comme graiffeufe, aifée à déchirer, couverte de filamens, qui ont différentes directions, entrelacés & flottants à l'extérieur; intérieurement unie, plus ferme, réticulaire & poreufe; cette membrane ne reffemble à aucune autre membrane du corps de l'animal, c'eft ce qui a fait que Fallope l'a comparée à un gluten charnu; cependant avec de l'efprit-de-vin, on lui donne la confiftance d'une vraie membrane.

Plufieurs Auteurs difent qu'elle eft feuilletée, mais je ne l'ai pas vue telle.

La face extérieure s'unit aux floccons de la matrice, de façon qu'on peut en arracher les filets qui forment cette union, & qu'en les rompant, il en refte de pareils à la matrice; j'ai prefque toujours trouvé dans les femmes mortes en couches, de larges portions de cette membrane, adhérentes à fa cavité; ce n'eft pas que je veuille parler ici de l'adhérence du placenta.

La face interne eft adhérente à la membrane mitoyenne, par le moyen d'un tiffu cellulaire lâche; quelquefois il y a auffi de l'eau dans ce tiffu; & elle eft unie au placenta par le moyen de fibrilles & de petits vaiffeaux.

La plus grande partie du chorion eſt vaſculeuſe, & on peut la remplir de liqueur
colorée, quoique ſes vaiſſeaux ſoient fort
petits ; mais on les voit manifeſtement dans
les animaux, comme dans la vache & la
truie ; un célebre Anatomiſte y a vu des veines, mais il n'a point vu d'arteres ſe rendre
de la matrice au chorion.

Une partie de ces vaiſſeaux ſe plonge
dans la ſubſtance de la matrice, ce qui établit une correſpondance de vaiſſeau à vaiſſeau ; & il y a une double liaiſon de la matrice avec le chorion ; l'une ſe fait par le
moyen de ces vaiſſeaux, & l'autre par un
tiſſu cellulaire.

Dans le fétus humain, le chorion n'a
point de glandes ; il y a cependant de petites portions de graiſſe.

J'ai lu dans quelques Auteurs, que c'é-
toit une continuation de la peau ou de l'é-
piderme du fétus ; mais il me paroît que
le cordon va plutôt s'inférer dans une fente
de la peau.

Quand il y a deux enfans dans la matrice, alors le chorion concourt avec l'amnios, à former la cloiſon qui les ſépare ;
dans les animaux dont la portée eſt de pluſieurs fétus, chacun d'eux a ſon chorion
particulier ; je ſuis ſûr de l'avoir vu ainſi ;

M.

M. Levret l'a cependant vu autrement, car il dit que le chorion est commun aux deux enfans.

§. V. *La Membrane mitoyenne.*

Beaucoup d'anciens ont fait mention de cette enveloppe ; je ne parle pas de Galien, qui entend par le chorion, le placenta, ce qui prouve qu'il n'a disséqué que des brutes ; cependant il admet deux lames au chorion, entre lesquelles il y a des vaisseaux qui serpentent ; & d'autres ont embrassé son opinion.

Je pense que ceux qui disent que la face interne du chorion est unie, ont voulu parler de la membrane dont il est question.

Albinus n'a donné le nom de chorion qu'à cette membrane.

Beaucoup d'Auteurs, tels que Needham, Diemerbroeck, Bidloo, Harder, Hoboken lui-même, qui cependant l'a très-bien connue, Simson, Littre, Fanton & d'autres, l'ont appellée allantoïde.

D'autres l'ont appellée fausse allantoïde, d'autres la seconde membrane de l'œuf, ou la membrane mitoyenne, ou la troisieme ; & cette dénomination me paroît assez juste, mais il faut se ressouvenir qu'elle n'est au milieu, qu'à l'endroit où n'est pas le placenta.

Tome II. B

D'autres l'ont ajoutée à l'amnios , & ce n'eſt pas hors de vraiſemblance.

Elle occupe tout le contour de l'œuf, elle couvre la ſurface interne du placenta, placée entre le réſeau du chorion & l'amnios , & elle ſe continue par-tout parallelement à l'amnios, à l'endroit de l'œuf qui n'eſt point hériſſé de filets, & qui répond à la matrice.

C'eſt une membrane blanche & opaque , qui n'eſt pas , comme l'amnios, d'une tranſparence d'eau ; qui n'eſt pas très-forte, mais qui l'eſt cependant beaucoup plus que le chorion ; elle n'eſt ni très-fine, ni arachnoïde , comme on l'a dit.

Elle eſt légérement unie au chorion, par le moyen d'un tiſſu cellulaire, & il eſt facile de détruire cette union ; quelquefois il ſe trouve entre l'une & l'autre quelques portions graiſſeuſes ; c'eſt auſſi par le moyen d'un tiſſu cellulaire qu'elle eſt unie à l'amnios par ſa partie concave ; mais l'union eſt plus forte qu'avec le chorion, & n'eſt pas ſi facile à détruire ; elle va ſe rendre au cordon , au deſſus de la diviſion des vaiſſeaux , c'eſt-à-dire très-près de l'enfant.

On a tort de rejetter cette membrane, elle eſt plus certainement une membrane que le chorion lui-même ; c'eſt d'elle que véritablement le placenta prend naiſſance ; car elle n'eſt qu'un duvet, dans un très-foible embryon, & elle devient par la ſuite une vraie & ſolide membrane.

Elle n'eſt d'abord qu'une pulpe, mais cependant elle n'eſt pas poreuſe ; les modernes conviennent que dans ce tems auſſi, le chorion n'eſt encore qu'une mucoſité.

C'eſt pourquoi il n'eſt pas probable qu'il ait pu prendre naiſſance d'un tiſſu cellulaire placé autour du péritoine.

Perſonne n'a encore vu de vaiſſeaux ni de nerfs dans cette membrane, quoique fort étendue ; on dit qu'elle eſt percée par des vaiſſeaux qui la traverſent pour ſe rendre au placenta ; je crois l'avoir reconnu, & que les gaines de ces vaiſſeaux partent du tiſſu cellulaire interpoſé entre cette membrane & le chorion.

Il faut prendre garde de la confondre, avec l'allantoïde, qui eſt le réſervoir de l'urine, & que Hale & quelques autres ont décrit dans l'homme.

§. VI. *L'Amnios.*

Il eſt difficile de ſuivre en ceci un ordre bien régulier ; on ne veut pas détacher le chorion du placenta, & cependant on ne peut gueres en faire la defcription avant d'avoir parlé du cordon ; & il n'eft pas aifé non plus de parler du cordon, fans parler en même tems de l'amnios & de l'allan-toïde ; nous décrirons donc premiérement l'amnios.

Ce qu'Empedocle a appellé amnios, eft cette enveloppe interne, qui dans tous les animaux quadrupedes & volatiles, contient le fluide dans lequel eft renfermé le fétus ; cette enveloppe exifte donc dans les qua-drupedes, les oifeaux, les poiffons & les quadrupedes froids ; cette même mem-brane fe trouve auffi dans les infectes, mais c'eft une enveloppe fort dure, ce qui empêche que le fluide ne foit auffi appa-rent.

Elle eft ovale dans les hommes, & dans les volatiles elle a la figure d'un rein.

Dans l'homme, l'amnios eft une mem-brane fine, cependant plus ferme que les autres enveloppes du fétus, & quelquefois fi dure, que dans le travail de l'enfante-ment, on eft obligé de la rompre ; elle eft tranfparente ; elle eft la même dans toute fon étendue, très-liffe à l'intérieur, & cou-verte à l'extérieur d'une efpece de tiffu cellulaire, par le moyen duquel elle eft plus exactement adhérente à la membrane mitoyenne du fétus, vers le placenta.

Elle renferme tout l'œuf, excepté le placenta, & va fe rendre au cordon ombilical, & fe continue avec fon enveloppe ; de maniere qu'elle s'éleve à quelque diftance du placenta, à un pouce & plus, & s'approche du cordon ; ce qui fait qu'il y a un vuide entre l'amnios & le placenta, une efpece de bulle qu'on peut faire gonfler en la foufflant. Quand l'embryon eft tout nouveau, elle renferme tout fon ombilic.

Je me fouviens de l'avoir féparée en deux lames, une pâle, & l'autre couleur d'eau.

On a trouvé dans l'amnios des vaches, & fur fa furface interne, quelques petits corps blanchâtres, femblables à des glandes ; on n'en trouve point de même dans l'homme; Fabre a vu auffi dans la vache, des véficules aqueufes.

Dans les volatiles, il y a dans cette membrane, des vaiffeaux fanguins très - apparens; il y en a auffi dans les quadrupedes, comme la vache & la truie ; ils font plus difficiles à appercevoir dans l'homme.

J'ai cependant vu une fois un rameau de de l'artere ombilicale qui alloit à l'amnios, & qui delà alloit fe rendre au placenta;

Needham a dit autrefois , qu'on pouvoit appercevoir des vaiffeaux dans l'amnios, quand le fujet étoit encore chaud , &
que le froid les faifoit difparoître ; Hobo
'ken en a vu quelques veftiges. Tout ceci
femble prouver qu'il y a des vaiffeaux dans
l'amnios, quoiqu'on ne puiffe pas les faire
voir ; il y a même un Auteur qui a vu
tranfuder par l'amnios, de la liqueur injeétée dans l'artere ombilicale.

On a conjeéturé qu'il y avoit des vaiffeaux laiteux ou lymphatiques , mais aucune expérience ne l'a confirmé.

Dans l'homme, comme dans les brutes,
chaque fétus a fon amnios , ce qui prouve
que les fétus qui paroiffent adhérens l'un à
l'autre, ne le font pas, s'ils ont eu chacun
leur amnios ; car ceux-là font renfermés
dans le même; on a vu deux fétus qui tenoient enfemble par les feffes , qui avoient
été renfermés dans le même amnios.

Il y a cependant très-peu d'exemples de
jumeaux contenus dans le même amnios,
& encore peut - on douter de la vérité de
quelques-uns des exemples qu'on en rapporte ; & ce que Hale a pris pour une allantoïde, me paroît être un fecond amnios.

Car quoiqu'il n'y ait qu'un placenta, il
y a deux amnios ; c'eft ce qui fait que

quand il y a deux jumeaux , les eaux d'un amnios peuvent s'écouler deux jours avant l'accouchement.

C'eſt une membrane particuliere , & non pas une continuation de la peau ni du péritoine , qui enveloppe le cordon.

Ce qu'on appelle la coëffe , eſt une portion de l'amnios , que l'enfant apporte avec lui en venant au monde ; l'enfant naît coëffé , quand les paſſages ſont fort larges , & on dit que c'eſt ſigne de bonheur.

§. V I I. *Les Eaux de l'Amnios.*

Jamais l'amnios n'eſt ſans un fluide ; il contient des eaux depuis la formation du fétus , juſqu'à l'inſtant de l'accouchement.

Moins le fétus eſt avancé , & plus eſt grande la quantité des eaux , en proportion de ſon volume ; dans les commencemens , le poids des eaux excéde de beaucoup celui du fétus.

On a trouvé trois ou quatre onces d'eau , avec un fétus pas plus gros qu'une fourmi.

Un veau qui ne peſoit que onze gros , étoit renfermé dans une demi-livre d'eau.

Il y a plus , on en trouve beaucoup , tant dans un œuf qui n'eſt pas fécondé , que dans un œuf de volatile ou de quadrupede , qui , quoique fécondé , ne contient pas un fétus qu'on puiſſe appercevoir.

Les eaux vont toujours en augmentant en quantité, mais elles n'augmentent pas en même proportion que le fétus , dont l'accroiſſement eſt bien plus conſidérable ; on croit qu'au troiſieme mois , le poids du fétus excede celui des eaux dans leſquelles il eſt renfermé.

Quand le fétus eſt à terme , il n'y a gueres plus de deux livres d'eau , tandis qu'il peſe huit livres *au moins*.

Il y a des animaux , & même quelques femmes , qui ont très - peu d'eau dans le tems de l'accouchement ; dans l'œuf , elle ſe diſſipe depuis le dix - huitieme jour , de façon qu'il y en a très-peu quand il éclot ; les lapines n'en ont plus quand elles mettent bas.

Ce fluide diminue auſſi , en proportion de l'augmentation du fétus , & de la quantité de l'urine , dans les animaux quadrupedes qui ont une allantoïde ; quand l'embryon eſt tout nouveau , il y a beaucoup plus d'eau que de liqueur dans l'allantoïde ; & il y en a vingt fois moins , quand il eſt à terme ; un veau prêt à naître , a quelques livres de fluide dans ſon allantoïde ; & dans le troiſieme mois , il n'y en a que très-peu.

Dans le commencement , le fluide , tant des œufs de quadrupedes que de ceux des volatiles, eſt auſſi limpide & auſſi clair, que l'eau de ſource la plus pure ; mais ſur la fin de la geſtation, il eſt un peu trouble & opaque ; il eſt de couleur rouſſe ou verdâtre.

Il a quelque choſe de gluant & de gé-latineux ; cette croute graſſe & gluante qui couvre la peau de l'enfant, en eſt une preuve ; on voit auſſi quelque choſe de ſemblable à la ſurface interne de l'amnios ; car je penſe que ce ſont des concrétions de ce fluide, qu'on a priſes pour des glandes.

§. V I I I. *La nature de ces Eaux.*

Comme c'eſt terminer une grande diſ-pute parmi les Phyſiologiſtes, que de dé-terminer les qualités de ces eaux, il faut s'en occuper avec attention.

D'abord il faut prendre garde de con-fondre cette humeur quand elle eſt fraî-che, avec la même humeur devenue pu-tride ; car les eaux ont beaucoup de facili-té à ſe corrompre, principalement dans les femmes, quand la groſſeſſe eſt avancée ; la chaleur du lieu, & le voiſinage des in-teſtins, peuvent bien y contribuer ; cepen-dant il n'eſt pas aiſé de s'y tromper, a moins qu'on ne le veuille bien ; car ce n'eſt jamais par dépravation qu'elles ſont de na-ture à ſe coaguler ; au contraire, la cha-

leur & le féjour empêchent certainement
de fe coaguler les humeurs qui étoient coa-
gulables ; & fi on a fait des expériences
qui aient prouvé que cette humeur fe coagule quelquefois , on peut affurer avec
confiance qu'elle eft de nature à fe coaguler , quoique dans d'autres expériences elle
ne fe foit pas coagulée.

Les eaux de l'amnios font un peu falées ,
elles reffemblent affez à du petit-lait , même par l'odeur ; elles font douces dans
quelques animaux.

Elles fe mêlangent avec l'eau , quoiqu'elles aillent au fond.

Quand on les prend récentes de l'animal , elles fe coagulent au feu , comme a
coutume de faire la lymphe , comme le
fait le blanc d'œuf qu'on fait durcir , &
enfin comme l'humeur contenue dans les
œufs de vipere.

Les liqueurs fpiritueufes fortes les épaiffiffent , l'alun en fait de même , auffi bien
que l'infufion de noix de galle & l'efprit de
nitre.

Moi - même , je les ai réduites en grumeaux , & comme un nuage épais, avec une
liqueur fpiritueufe dans un œuf humain
dont le germe avoit péri.

Il s'y forme , même fpontanément, des

caillots comme caféeux & gras ; elles dépo-
fent auffi , quoique corrompues , des petites
maffes pareilles , quand on fait paffer à
travers un filtre la partie la plus fluide , ou
qu'elle s'en eft évaporée par l'action du feu ;
cependant elles font alkalines & falées ,
elles fermentent avec les acides , & fe diffolvent par l'acide vitriolique.

La liqueur qu'on trouve & dans l'eftomac & dans l'amnios, m'a paru avoir beaucoup d'analogie avec celle du péricarde ,
qui eft de nature lymphatique.

Dans le cadavre , le féjour la rend falée ; quelquefois même elle le devient fpontanément dans le fétus à terme , & de même dans l'œuf ; elle eft très-gluante ; elle
n'eft pas fans quelques marques d'acrimonie, puifqu'elle rend rudes les doigts de l'Accoucheur ; & alors ni le feu , ni les liqueurs
fpiritueufes , ni l'acide nitreux , ni la fau-
mure , ne la peuvent coaguler.

Dans cet état, fi on l'expofe au feu, on
voit une écume & des filamens , enfuite
elle fe deffeche , & quand l'humeur s'en
eft évaporée, elle laiffe une terre & un fel
fixe.

Ces phénomenes font voir que ce n'eft
pas une mucofité , car ils feroient tout autres ; à peine une humeur muqueufe fe pu-

tréfie-t-elle, à moins qu'elle ne foit dif-
foute dans l'eau , & elle ne fe mêle point
avec l'eau.

J'ai lu qu'il s'étoit trouvé des globules
dans les eaux de l'amnios , même après
qu'elles s'étoient putréfiées.

§. I X. *La fource de ces Eaux.*

C'eft un problême fi difficile à réfoudre ,
que je ne me flatte pas d'y réuffir.

Les anciens enfeignoient qu'elles étoient
la fueur, ou comme la fueur du fétus , &
quelques modernes ont été de ce fentiment.

D'autres ont dit que c'étoit fon urine ,
& d'autres un mêlange de la fueur & de
l'urine.

On a dit auffi que c'étoit un fuc qui venoit des mamelles du fétus, qui font fort
groffes & pulpeufes.

Suivant d'autres , c'eft fa falive ; & d'autres encore veulent que ce ce foit un mêlange de falive , du mucus des narines &
d'urine.

Il y en a qui penfent que ce fluide eft
une gelée , qui provient des petites papilles
répandues dans toute la longueur du cordon, ou de fes conduits lymphatiques.

D'autres difent qu'il eft fourni par les
glandes du chorion ; d'autres par les vaif-

feaux capillaires ; différens Auteurs le font
venir des vaiffeaux lymphatiques de l'amnios, ou des tuyaux laiteux qui vont du
placenta au chorion, & qui fe vuident
goutte à goutte dans l'amnios, ou des glandes dont les tuyaux excrétoires viennent
s'ouvrir à l'intérieur de cette membrane,
par des orifices qu'on y apperçoit.

Enfin, d'autres prétendent que ces eaux
s'amaffent par tranfudation, comme la liqueur du péricarde, du péritoine & de la
plevre ; & qu'elles s'échappent comme par
tranfpiration dans la cavité de l'amnios,
des extrémités des arteres ombilicales, qui
fe diftribuent à cette membrane ; & ils donnent pour preuve, qu'il n'y a point de canaux qui du jaune de l'œuf, communiquent
avec la membrane qui contient le blanc.

Un fort argument contre toutes ces hy-
pothefes, c'eft que les eaux font en grande
quantité quand le fétus eft encore très-petit ; qu'il a vingt fois, peut-être cent fois
moins de volume qu'elles ; & enfin quand
il n'y a point de fétus, qu'il a péri préma-
turément, on trouve de l'eau dans l'amnios, & un placenta, tandis que le fétus a
difparu ; ou au moins il eft très-petit, en
proportion de ce que feroit un fétus vivant, relativement à fes membranes : ce

qui prouve qu'il y a long-tems qu'il a péri;
& au contraire, à mesure qu'il prend de
l'accroissement, la quantité des eaux diminue au point, que, suivant quelques-
uns, il n'en reste plus.

De plus, on voit bien que le fétus reçoit des sucs de sa mere, qu'il fait des excrétions, & qu'il résorbe ces sucs de nouveau.

Il y a aussi des vices particuliers dans chacune de ces hypothèses; la surface du corps
du fétus est enduite d'une espece de pomma-
de grasse & muqueuse; il paroît que cet en-
duit doit empêcher l'abondance de la sueur;
les eaux ne sont donc point le produit de
cette excrétion.

Elles ne viennent pas non plus de l'urine; celle du fétus est certainement très-
douce à la vérité; mais les eaux de l'amnios sont bien différentes de l'urine, ne
fut-ce que par leur propriété de se coaguler; d'ailleurs on a vu beaucoup d'eaux
dans l'amnios d'un fétus dont la verge n'é-
toit point percée, & dans la vessie duquel
il y avoit de l'urine retenue & fétide.

Les glandes salivaires, & celles des mamelles, ne pourroient pas filtrer une si
grande quantité d'humeur; & le caractere
des eaux de l'amnios est bien différent de

celui du lait & de la falive ; on peut dire la même chofe du cordon ombilical.

On n'a point encore découvert de glandes ni de vaiffeaux lymphatiques dans l'amnios, ni dans le chorion.

Je ne comprends pas bien comment un fluide pouffé dans l'artere ombilicale peut tranfuder dans l'amnios ; il faut fuppofer cette membrane percée, pour qu'elle puiffe avoir une communication avec cette artere.

Enfin, les fétus des animaux quadrupedes ovipares, & ceux des poiffons, font environnés de fluide ; ils n'ont cependànt point de cordon ombilical, ni par conféquent de voie par laquelle les humeurs de l'enfant puiffent former la liqueur de l'amnios.

Il fuit donc, que, puifque cette liqueur ne peut provenir du fétus, elle vient de la matrice & de la mere ; je n'ofe mettre en avant une expérience qui le prouve : on dit qu'une femme groffe ayant pris du faffran, les eaux en furent teintes.

On ignore entiérement les voies par lefquelles ces eaux viennent s'amaffer dans l'amnios ; il eft néceffaire que pour y parvenir, elles traverfent le chorion & la membrane mitoyenne ; ou qu'elles paffent à travers le placenta.

J'avoue que j'ignore comment elles y parviennent, mais je ne vois pas qu'on puisse l'expliquer autrement; il est nécessaire qu'il s'en sépare continuellement de nouvelles de la matrice, car l'extrémement petite quantité que l'œuf en a apporté de l'ovaire, ne peut pas suffire.

J'avertis aussi qu'elles ne viennent nullement dans l'amnios, en vapeur, comme la liqueur qui transude de la plevre, du péricarde & du péritoine; c'est vraiment une transpiration qui se fait par les pores de ces membranes; car ce sont des vapeurs telles, que dans le corps le plus sain, il n'y a point une aussi grande abondance de fluide épanché; au lieu que dans l'amnios, elles doivent remplir une espace qui sans elles seroit vuide, & cet espace entre le fétus & l'amnios, est considérable.

DISSERTA-

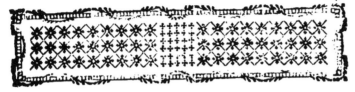

DISSERTATION

SUR L'ORIGINE

DES EAUX DE L'AMNIOS.

LE fétus depuis sa formation , jusqu'au tems où il est expulsé de la matrice , nage dans un fluide , plutôt lymphatique qu'aqueux , qu'on nomme *les eaux de l'enfant ,* *les eaux de l'amnios.* Les usages généraux de ce fluide sont assez connus ; cependant on ne convient pas unanimement qu'il ait une propriété nutritive , c'est-à-dire qu'il serve d'aliment au fétus ; & même parmi ceux qui le regardent comme véritablement nourricier , il y a controverse sur la voie par laquelle il passe à l'enfant ; les uns veulent que ce ne soit que par les pores cutanés qu'il pénétre dans ses vaisseaux , & les autres prétendent qu'il le reçoit par la voie de la déglutition: ils citent même d'après Heister , une expérience qui paroît décisive. Mon dessein n'est pas d'entrer

Tome II. **C**

dans cette dernière difcuffion ; je me fuis
propofé feulement de réfoudre une autre
queftion, qui jufqu'à préfent eft reftée pro-
blématique, & dont la folution pourra donner quelques éclairciffemens fur la propriété de ces eaux. Ce fluide s'amaffe peu-
à-peu dans la cavité de l'amnios ; mais
quelle eft fa fource, & quels font les vaiffeaux qui le charient dans cette cavité ?
C'eft ce que je vais tâcher d'éclaircir.

On à cru pendant longtems que les eaux
de l'amnios n'étoient que le produit des
excrétions de l'enfant ; mais outre plufieurs
raifons qui démontrent la fauffeté de cette
opinion, la confiftance & les propriétés
de ces eaux, prouvent qu'elles ne peuvent
être du genre des humeurs excrémentitiel-
les. Beaucoup de Phyfiologiftes ont penfé
qu'elles tranfudent des vaiffeaux exhalans
du placenta, des membranes, ou du cordon ombilical. D'autres font portés à croire
qu'il y a dans ces fubftances, des glandes
deftinées à filtrer cette humeur pendant le
cours de la geftation, quoique jufqu'à préfent aucun Anatomifte n'y en ait découvert ; en un mot les idées ne font point fi-
xées fur ce point de Phyfiologie, & aucun
Auteur n'a pris le foin d'affigner la vraie
fôurce de ces eaux ; M. de Haller dit même,

comme on vient de le voir, que c'eſt un prpblême ſi difficile à réſoudre, qu'il ne ſe flatte pas d'y réuſſir.

Je ne m'occuperai point à combattre les diverſes opinions qu'on a eues ſucceſſivement ſur cet objet; j'aurai pleinement réuſſi à en démontrer l'erreur, ſi je puis prouver que ce ſont les vaiſſeaux utérins; qui pendant le cours de la groſſeſſe, fourniſſent peu à-peu le fluide renfermé dans la cavité de l'amnios.

Pour répandre quelque jour ſur cette eſpece de ſécrétion, il eſt néceſſaire de donner une idée juſte de l'état de la matrice, pendant la groſſeſſe; c'eſt-à-dire de réfuter deux opinions erronées, qui n'ont que trop pris faveur; & qui même ont donné lieu à une ſi forte prévention, qu'on n'a pas eu le moindre ſoupçon qu'il y eût dans ſa ſubſtance, des vaiſſeaux propres à fournir cette humeur: on eſt preſque univerſellement perſuadé que pendant la groſſeſſe, les parois de la matrice ne perdent rien de leur épaiſſeur: on va même juſqu'à dire qu'elles en acquierent davantage; on croit auſſi que dans ce tems, toute la ſubſtance de cet organe eſt remplie de gros vaiſſeaux ſanguins. Ces deux opinions ont tellement prévalu, que l'aſ-

fertion du contraire paroît être un para-
doxe ; tous les Auteurs même qui difent
avoir fait les recherches les plus exactes,
fur l'état de la matrice pendant la groffeffe,
femblent être d'accord fur ces deux points;
cependant j'ofe affurer contre ces autorités , que rien n'eft moins conforme à la vérité ; & j'efpere qu'il ne me fera pas difficile de prouver, 1°. que c'eft faute d'avoir
obfervé avec jufteffe, qu'on a prétendu
que la matrice confervoit toute fon épaiffeur pendant la groffeffe; 2°. que bien loin
que toute fa fubftance foit alors remplie de
gros vaiffeaux fanguins, il n'y en a dans la
plus grande partie de fon étendue, que de
lymphatiques, & ce n'eft que dans un petit efpace qu'on en trouve d'un certain volume, & remplis de fang.

De Venter qui a foutenu avec le plus
de chaleur que la matrice conferve toute
fon épaiffeur, même jufqu'à la fin de la
groffeffe, fe croyoit fondé dans cette opinion, fur l'obfervation & fur le raifonne-
ment; » Toutes les fois, dit-il, que je me
» fuis trouvé à l'ouverture d'une femme
» morte en couches, *ce qui m'eft fouvent*
» *arrivé* ; j'ai vu la matrice entiérement
» épaiffe, de quelque grandeur qu'elle
» fût ; je l'ai vu, dis-je, & ne l'ai jamais

» vu autrement ; de maniere que dans
» quelque état qu'elle foit, fon épaiffeur
» eft toujours la même ». Il ajoute enfuite, pour prouver qu'il eft néceffaire
que cela foit ainfi : « les vaiffeaux dont
» la matrice eft compofée, qui avant la
» groffeffe ne font que des fibres très-me-
» nues, dont la cavité & le liquide ne font
» pas fenfibles, fe nourriffent infenfi-
» blement pendant la groffeffe, fe dila-
» tent, & fe rempliffent tellement de l'hu-
» meur qui y circule, que l'utérus malgré
» fon extenfion, ne perd que peu ou point
» de fon épaiffeur.

Avant d'oppofer mes obfervations à celles de De Venter, qu'il me foit permis de
faire remarquer qu'elles portent entiérement à faux ; il entreprend de prouver que
les parois de la matrice font épaiffes pendant la groffeffe, & il ne cite que ce qu'il
a obfervé fur ce vifcere après l'accouchement ; on ne doit affurément pas conclure
de l'état dans lequel on la trouve alors,
qu'elle étoit de même avant l'accouchement ; car quoiqu'elle ne foit pas réduite à
fon volume primitif, fon étendue eft beaucoup moindre qu'elle n'étoit pendant la
groffeffe, & conféquemment fon épaiffeur doit être bien plus confidérable ; j'ex-

pliquerai cela plus au long dans un inftant.
Quant à la théorie dont il appuie fon opinion, elle ne prouve pas davantage, puifque, comme je le ferai voir, ce n'eft qu'un
fyftême qu'il a adopté fur la parole d'autrui, parce qu'il étoit favorable à fon fentiment, mais qui eft démenti par l'obfervation.

On peut fe convaincre par l'autopfie,
que les parois de la matrice font très-minces fur la fin de la groffeffe; c'eft par ce
moyen que je m'en fuis affuré, & voici la
marche de mes obfervations. En 1745, je
fis à l'Hôtel-Dieu de Paris, l'ouverture du
cadavre d'une femme, qui étoit parvenue
au terme de fa groffeffe, mais qui n'étoit
point entrée en travail d'enfantement. A
l'incifion de la matrice, je la trouvai d'un
tiffu lâche & fpongieux, & elle n'avoit
pas beaucoup plus d'épaiffeur que la veffie.
Imbu alors de l'opinion des Ecoles, je fus
étonné de ce phénomene, mais j'avoue que
trop jeune encore pour avoir l'efprit obfervateur, je ne fis pas le moindre raifonne-
ment fur un fait fi contradictoire à ce
qu'on m'enfeignoit; j'en fus cependant
frappé. Quelques années après, j'eus une
autre occafion de faire l'ouverture du cadavre d'une femme groffe & à terme; je

trouvai de même la matrice très-amincie.
Je me rappellai la premiere ouverture que
j'avois faite, & je cherchai à raisonner sur
ce que j'avois observé dans ces deux cas ;
mais mes recherches n'eurent aucun succès, & je finis par attribuer cet amincissement à quelque cause particuliere que je
ne pouvois reconnoître.

J'ai depuis ce tems, ouvert le cadavre de
plusieurs femmes mortes, immédiatement
après l'accouchement, & d'autres sur la fin
de la grossesse ; j'ai toujours trouvé les parois de la matrice fort épaisses, dans celles
qui étoient accouchées ; & dans celles qui
avoient péri, avec leur enfant dans leur
sein, je les ai vues tantôt fort épaisses, &
tantôt très-minces. Ces alternatives m'ont
tenu très-longtems en perplexité, & m'ont
fourni matiere à beaucoup de réflexions.
J'ai enfin découvert le secret, & je suis
venu à bout de concilier ces apparences de
contradiction.

Je me suis rappellé que toutes les fois
que j'avois trouvé la matrice fort mince,
je l'avois examinée dans des femmes, qui
étoient mortes avant d'être entrées en travail, ou du moins sans qu'il se fût rien
échappé de la cavité de l'amnios ; & qu'au
contraire, dans les cas où j'avois trouvé

qu'il y avoit une certaine épaiffeur, je n'avois fait l'ouverture qu'après l'écoulement des eaux ; cette diftinction me parut réfoudre toute la difficulté, & je conclus alors qu'elle avoit échappé aux Obfervateurs, & que c'étoit cette inattention de leur part, qui avoit donné lieu à une fi grande diverfité d'opinions fur ce point ; & que par conféquent, ceux qui avoient affuré avoir trouvé la matrice fort épaiffe, ne l'avoient vue qu'après l'accouchement, ou du moins après l'évacuation des eaux. J'ai depuis ce tems eu occafion de me confirmer dans cette opinion.

Je pourrois citer pour preuve, quelques ouvertures que j'ai faites de femmes mortes au terme de leur groffeffe ; mais pour éviter les redites, je me contenterai de rendre compte d'une que je fis en 1768, en préfence de deux Chirurgiens (1). Une femme parvenue à la fin de fa groffeffe, mourut d'hémorrhagie utérine ; elle avoit reffenti quelques douleurs, que les Accoucheurs appellent préparantes, mais les eaux ne s'étoient pas écoulées. Comme il y avoit près de cinq heures que cette femme étoit

_____

(1) Meffieurs Gibert & Sigaut, Chirurgiens à Paris.

morte, & que par conféquent j'avois une
certitude plus que morale, que l'enfant avoit
auffi perdu la vie ; je me donnai le tems
de faire obferver l'état des chofes aux deux
Chirurgiens affiftans; après avoir incifé les
tégumens du bas-ventre, je leur fis remarquer que la matrice paroiffoit très - mince
à la vue; & convaincu par ce que j'avois
précédemment obfervé, je les prévins qu'ils
verroient au moment de l'incifion qu'elle
l'étoit effectivement ; je ne fus point démenti à la fection de ce vifcere; ils virent
ainfi que moi, que le plus léger coup de
fcalpel en pénétra toute la fubftance, qu'elle n'avoit pas plus d'une ligne d'épaiffeur,
& qu'elle étoit d'une texture extrêmement
lâche.

Nous obfervâmes , après que j'eus fait
l'extraction de l'enfant , que la matrice fe
contracta fenfiblement, & que cette contraction fit que les bords de l'incifion que
j'avois faite , prirent en un inftant beaucoup d'épaiffeur. J'aggrandis enfuite cette
incifion, & la continuai tout le long de la
parois antérieure, pour mieux obferver la
fituation du placenta ; je trouvai le refte
de cette parois beaucoup plus épaiffe alors ,
qu'elle ne l'étoit à la première fection que
j'avois faite. Le placenta étoit placé fur la

parois poſtérieure , & une partie de cette
maſſe , tout au plus le quart , n'avoit plus
d'adhérence avec cette parois ; ce léger
décolement avoit ſuffi pour donner lieu à
une hémorrhagie aſſez conſidérable , pour
faire périr la femme en fort peu de tems.

On m'a objecté que , de ce que ſur une
femme morte , j'avois trouvé la matrice
fort mince , je ne devois pas conclure
qu'elle l'eſt de même dans l'état naturel ,
& ſur une femme vivante. Je doute que
cette objection ait été faite de bonne foi ;
mais quoi qu'il en ſoit , elle me paroît trop
futile , pour que je croie avoir beſoin d'y
répondre. Mais on pourroit avec plus d'apparence de raiſon , m'objecter que je ne
puis alléguer que ce ſeul exemple bien
avéré & bien conſtaté , & qu'un ſeul fait
ne peut faire loi. Il eſt vrai que je n'ai
pas eu de témoins obſervateurs dans la premiere ouverture que je fis en 1745 ; que
dans une autre que j'ai faite en 1749 , il
n'y avoit que des femmes ; mais mon témoignage ſur ce point eſt d'autant plus au-
thentique , qu'alors j'étois prévenu que la
matrice devoit être très-épaiſſe , & que je
fus étrangement ſurpris de la trouver au
contraire fort mince dans ces deux cas ;
& que dans quelques autres ouvertures que

j'ai faites depuis, je l'ai trouvé de même ;
d'ailleurs aucun intérêt, fi ce n'eſt celui de
la vérité, ne peut me déterminer à foutenir cette opinion ; ce n'eſt point par opi-
niâtreté que j'y ſuis attaché ; pour en convaincre, j'en appelle aux expériences à
faire ; quoique l'occaſion de les faire ne ſe
préſente pas bien fréquemment, il n'eſt
cependant pas fort difficile de la rencon-
trer ; & je ſuis certain que toutes les fois
qu'on fera l'ouverture d'une femme morte
ſur la fin de ſa groſſeſſe, fi on obſerve avec
attention, on verra ce que j'ai vu ; c'eſt-à-
dire, qu'avant l'évacuation des eaux, les
parois de la matrice feront fort minces, &
qu'elles auront une certaine épaiſſeur après
leur écoulement.

Pour le peu qu'on réfléchiſſe ſur le méchaniſme de la groſſeſſe, il ne ſera pas difficile de reconnoître que les parois de la
matrice doivent s'émincer de jour en jour
pendant le tems de ſa durée, & que ſur ſa
fin, elles doivent être très-minces ; & fi on
examine les changemens qui arrivent à cet
organe, pendant le travail, & après l'accouchement, on verra auſſi qu'il eſt néceſ-
faire que ſes parois prennent ſubitement
une certaine épaiſſeur après l'écoulement
des eaux, & que cette épaiſſeur augmente

de plus en plus, après la fortie de toutes les fubftances qui y étoient renfermées pendant la groffeffe.

La matrice eft mufculeufe; elle eft formée d'un affemblage de fibres circulaires, longitudinales, tranfverfes, obliques, fpirales, en un mot rangées dans tous les fens. Toutes ces fibres font unies enfemble par le moyen d'un tiffu fpongieux, qui hors du tems de la groffeffe, les tient entaffées & très-ferrées les unes contre les autres; de maniere qu'alors elle eft d'un très-petit volume, & que fa cavité eft fi étroite, que ce vifcere eft à peu de chofe près, un corps purement maffif. Comme la matrice hors du tems de la groffeffe, n'eft que d'un ufage précaire, il auroit été au moins inutile qu'elle eut occupé plus d'efpace dans l'hypogaftre, & que fa cavité eût été plus ample; mais auffi ce vifcere étant deftiné à donner afyle à des fubftances, qui de jour en jour doivent acquérir plus de volume, il étoit néceffaire qu'il fût compofé d'une multitude de fibres, qui par leur développement fucceffif, puffent fe prêter à l'accroiffement infenfible de ces fubftances.

L'expanfion de la matrice pendant la groffeffe, fe fait donc aux dépens des fibres qui entrent dans fa compofition; mais ce n'eſt pas, comme l'ont prétendu quelques Phyſiciens, par l'extenſion de ces fibres, qu'elle parvient au point de dilatation où elle eſt à la fin de la groſſeſſe; il y a long-tems qu'on a ſenti qu'il ne ſeroit pas poſſible que des fibres muſculaires puſſent, même par la gradation la plus inſenſible, s'étendre auſſi prodigieuſement ſans ſe rompre; ſi elles ne ſe rompoient pas, ſeroit-il poſſible qu'elles ne perdiſſent pas de leur ton; & pourroient-elles par conſéquent avoir autant de forces qu'il eſt néceſſaire qu'elles en aient, & qu'elles en ont effectivement pour expulſer l'enfant? car c'eſt principalement dans le tems de l'accouchement, qu'on remarque combien elles ont d'énergie; il n'eſt donc pas raiſonnable d'attribuer à l'extenſion de ces fibres, cette prodigieuſe dilatation.

La matrice ne ſe dilate que paſſivement; car on ſçait que ſa propriété naturelle eſt de ſe contracter. Ce ne ſont point les ſubſtances ſolides qu'elle renferme, qui par leur accroiſſement ſucceſſif produiſent ſa dilatation, elle n'eſt due qu'à l'action du fluide qu'elle renferme; ce fluide, en s'accumulant peu-à-peu dans ſa cavité, exerce une preſſion égale & continue ſur tous ſes points, & par cette preſſion, il force ſes

parois à reculer ; il agit conftamment &
fans interruption, puifque c'eft fans interruption qu'il y aborde, & que de jour en
jour, il augmente en quantité ; par fon action fur les fibres de la matrice, il les développe, les déplie pour ainfi dire, comme
l'a obfervé un homme célebre de nos jours,
& les oblige par conféquent à s'écarter les
unes des autres. Le tiffu fpongieux qui les
unit, & qui de fa nature eft prodigieufement extenfible, cede facilement à la puiffance qui agit fur lui, & il ne ceffe de fe
prêter à l'écartement de ces fibres, que
lorfque la fomme de fon extenfibilité eft
épuifée ; ou du moins lorfque les fibres
font écartées à leur dernier degré poffible.

. Si la matrice en vacuité, n'a toute l'é-
paiffeur qu'on y remarque, que parce que
les fibres qui en forment le tiffu font très-
rapprochées les unes des autres, & très-
ferrées, il eft tout fimple que dès qu'elles
viennent à s'écarter, cette épaiffeur doit
diminuer, & que fes parois doivent s'amincir, à mefure que fe fait leur développement. Ainfi, quand elle fera parvenue à fa
plus grande dilatation, fa fubftance ne fera
uniquement qu'un tiffu fpongieux, auquel
des fibres mufculaires, placées çà & là,
ferviront pour ainfi dire de foutien ; il n'eft

donc pas étonnant qu'elle foit alors d'un tiſſu lâche, comme l'ont remarqué tous les Obſervateurs, & De Venter lui-même ; il eſt certain auſſi qu'elle doit être fort amincie, puiſque l'expérience démontre que le tiſſu cellulaire perd de ſon épaiſſeur, en raiſon égale de ſon extenſion ; c'eſt ce qu'on obſerve ſpécialement dans les hydropiſies aſcites.

L'expérience & la raiſon démontrent donc que l'épaiſſeur de la matrice diminue, à meſure que ſe fait ſa dilatation ; mais puiſque c'eſt le fluide qu'elle renferme qui eſt l'agent de cette dilatation, il eſt aiſé de comprendre qu'après l'écoulement de ce fluide, ſes parois doivent reprendre de leur épaiſſeur. Dès que les eaux de l'amnios ſe ſont écoulées, la puiſſance qui agiſſoit ſur la matrice, & qui forçoit ſa dilatation, n'a plus lieu ; alors, par la vertu tonique & contractile dont elle jouit éminemment, elle ſe rétracte ſubitement, à moins que quelque cauſe incidente ne la tienne en atonie, ce qui eſt fort rare ; car on obſerve même qu'elle ſe rétracte après la mort ; comme je l'ai vu arriver cinq heures après, dans la femme qui fait le ſujet de l'obſervation que j'ai rapportée. La matrice ne peut revenir ainſi ſur elle-même, ſans que

fes fibres qui étoient écartées les unes des
autres, ne fe refferrent & ne fe rapprochent, & ces fibres en fe rapprochant, la
rendent plus denfe & plus compacte ;
elle le deviendra d'autant plus, qu'il y aura
eu une plus grande quantité d'eaux , &
qu'il fe fera paffé plus de tems depuis leur
évacuation.

D'après ce qui vient d'être dit , on voit
aifément que cet amincissement ne fe fait
que par gradation ; qu'au 5e., 6e., 7e. mois
de la groffesfe , la matrice a encore con-
fervé un peu de fon épaiffeur ; qu'elle n'eft
très - mince que fur la fin; & que le col
n'éprouvant de dilatation que plus tard
que le corps & le fond , commence auffi
plus tard à s'émincer. D'ailleurs le degré
d'amincissement n'eft pas le même à beaucoup près , dans toute l'étendue de ce vifcere ; le fond conferve toujours un peu de
fon épaiffeur : il eft formé d'un plus grand
nombre de fibres mufculaires , & il eft pour
ainfi dire le point de ralliement de toutes celles qui entrent dans fa compofition ; c'eftce
qui a fait croire à Ruyfch qu'il y avoit au
fond un mufcle particulier. Il peut auffi fe
trouver des différences produites par des
caufes accidentelles : un fchirre , une con-
geftion quelconque dans quelque endroit
de

de la matrice, en empêchant une partie de
ce viscere de se dilater également, l'empê-
chera de s'amincir comme le reste.

Mais la différence la plus sensible, est
celle qui se trouve à l'endroit où est implanté le placenta ; cet endroit conserve
toujours son épaisseur, & en acquiert même plus qu'il n'en avoit avant la grossesse.
Si c'est au fond de la matrice que s'est
faite son implantation, le fond sera beaucoup plus épais que le reste de son étendue ; il en sera de même des parois ; si
même le placenta a pris racine sur le col,
comme cela arrive quelquefois, ce col,
qui souvent est fort mince aux approches
de l'accouchement, est au contraire fort
épais dans ce cas ; enfin, si ce n'est que
sur un segment du cercle de l'orifice, il
n'y aura que cette portion du col qui sera
fort épaisse, tandis que l'autre sera très-
amincie ; mais comme cette épaisseur particuliere de l'endroit où s'est attaché le
placenta, n'est qu'une suite du changement qui arrive dans les vaisseaux de cette
portion de la matrice, & de la différence
qu'il y a entre ces vaisseaux, & ceux du
reste de sa substance ; j'en donnerai la raison, en faisant voir que les vaisseaux res-
pectifs de ces deux parties de ce viscere,

Tome II. D

ne font ni de même volume, ni de même nature ; c'eft ce que je me propofe de prouver.

Graaf avoit dit que les vaiffeaux utérins étoient très-gros pendant la groffeffe, à caufe de la grande quantité de fuc nourricier qui vient fy rendre : *propter affluentis alimenti copiam* ; Bartholin prétendoit qu'ils étoient gorgés de fang : *turgere fanguine* ; beaucoup d'Obfervateurs depuis eux , ont dit avoir trouvé la matrice remplie de très-gros vaiffeaux fanguins ; & c'eft d'après toutes ces autorités , que Deventer s'eft cru en droit de dire qu'ils fe rempliffent de l'humeur qui y circule. On ne peut douter que ce ne foit d'après l'obfervation , que ces Auteurs ont parlé ainfi ; mais il y a défaut de jufteffe dans leur obfervation ; les uns ont vu de gros vaiffeaux fanguins à l'endroit de l'attache du placenta ; & ils ont conclu du particulier au général : car ils fe font imaginés qu'il en étoit de même dans la grande portion qui eft tapiffée par le chorion ; les autres n'ont examiné la matrice qu'après l'accouchement , & ils ont cru qu'elle étoit pendant la groffeffe, comme ils la voyoient alors. Ces erreurs fe font accréditées , parce que ceux qui ont écrit depuis Graaf, Bartholin & les autres,

ont adopté leur fentiment fans examen ;
pour moi, j'ai fait ces recherches avec attention, & j'ai obfervé que les vaiffeaux compris dans l'efpace occupé par le placenta,
font tout autres que ceux de la portion de
la matrice qui répond au chorion ; & qu'a-
près l'accouchement, tout le fyftême vafculeux de cet organe eft bien différent de
ce qu'il étoit pendant la groffeffe je m'explique.

Le placenta occupe une partie de l'intérieur de la matrice, & c'eft tout au plus le
tiers ; le refte de cette cavité eft tapiffée
par le chorion, qui communément lui eft
adhérent dans tous fes points ; ces deux
portions de la matrice ont un ordre de
fonctions bien différentes à remplir ; l'efpace qui eft occupé par le placenta, répond par communication de vaiffeaux à
une maffe, dont tout l'extérieur eft hériffé de filets vafculaires ; ces filets font
comme autant de fuçoirs, deftinés à pom-
per continuellement des fucs, pour les
tranfmettre à l'enfant ; les vaiffeaux qui
communiquent avec eux, doivent contenir
une grande quantité de liquide, puifqu'un
grand nombre de ces fuçoirs eft enraciné
dans l'orifice de chacun de ces vaiffeaux ;
que c'eft d'eux que le fétus reçoit la ma-

jeure partie des fucs qui lui font néceffaires, & que d'ailleurs l'aire qu'ils occupent
eft très-étroite, en proportion de toute l'é-
tendue de la matrice ; ils doivent auffi être
d'un volume proportionné à la quantité de
fluide qu'ils contiennent ; il eft donc néceffaire qu'ils foient très - gros ; auffi s'en
trouve-t-il parmi ces vaiffeaux, dans l'o-
rifice defquels on pourroit aifément mettre
l'extrémité du doigt, comme l'ont obfervé
MM. Morgagny, Monro & autres.

Outre cela, le fluide que contiennent
ces vaiffeaux, eft du fang : il y a une conteftation entre les Phyfiologiftes, fur l'efpece de fluide qui paffe de la matrice au
placenta ; les uns prétendent que c'eft du
fang tout préparé, & cette opinion a été
adoptée pendant long - tems ; les autres
foutiennent que ce n'eft qu'un fuc lymphatique, qui par les élaborations qu'il reçoit
enfuite dans le placenta, fe convertit en
fang ; cette derniere opinion eft plus probable, & il me paroît qu'elle a prévalu.
Quoi qu'il en foit, fi c'étoit du fang pur
qui paffât de la matrice au placenta, il n'y
auroit aucun doute que les vaiffeaux qui le
fourniroient ne fuffent fanguins ; mais
en fuppofant même que ce ne foit, comme il y a lieu de le croire, qu'un fuc

lymphatique , il n'en eſt pas moins vrai
que les vaiſſeaux deſquels émane ce ſuc,
ſont ſanguins : ſa propriété nutritive le
prouve , car nous ne connoiſſons dans
les corps animés , d'autre humeur que
le ſang artériel , qui contienne des principes nutritifs ; c'eſt un vrai ſang qui n'a
perdu que momentanément ſa couleur
& ſa conſiſtance , parce qu'il a ſouffert
une légere décompoſition : les extrémités
muſculaires du placenta étant d'un trop petit diametre pour admettre dans leur cavité , des globules ſanguins qui ont un certain volume ; ces globules, pour s'inſinuer
dans ces vaiſſeaux , ſont forcés de ſe divi-
ſer ; mais dès qu'ils ſont parvenus dans un
eſpace moins étroit, la plus légere élabo-
ration ſuffit pour les réunir, & leur rendre
leur conſtitution primitive ; auſſi , dès que
les ſucs qui viennent de la matrice ont fait
un peu de chemin dans le placenta , ils ſe
convertiſſent en ſang ; delà toute la ſubſtance vaſculaire du placenta eſt ſanguine ,
tandis que ſa ſubſtance pulpeuſe eſt lymphatique.

L'expérience d'ailleurs , prouve que les
vaiſſeaux de la matrice qui communiquent
avec le placenta, ſont ſanguins : après l'extraction de cette maſſe , on voit ſubitement

s'écouler une grande quantité de fang. L'a-
nalogie le prouve aufli ; car dans les animaux qui, en place de placenta, n'ont que
des cotylédons, lorfque ces cotylédons fe
détachent , ce qui fe fait fpontanément
immédiatement après la fortie du fétus ,
on voit ruiffeler le fang des pores de la
matrice auxquels ils étoient attachées ,
quoiqu'il ne forte de leurs vaiffeaux &
de leurs cellules , qu'une matiere blanche & mucilagineufe.

Mais c'eft trop m'étendre fur un point
de Phyfiologie qui n'eft contefté de perfonne ; on ne doute pas, à ce que je penfe,
que pendant la groffeffe , il n'y ait dans la
matrice, de très-gros vaiffeaux remplis de
fang, qui communiquent avec le placenta ;
mais il me refte à prouver que ces gros
vaiffeaux ne fe trouvent que dans l'efpace
où il eft implanté ; les fonctions qu'ils ont
à remplir l'exigent, comme on vient de le
voir ; examinons quelles font celles des autres vaiffeaux de la matrice, pour en inférer de quelle nature ils font.

Hors de l'attache du placenta, ce vifcere eft revêtu intérieurement par le chorion ; cette membrane eft de même hérif-
fée à l'extérieur, de filets tomenteux, qui
s'inferent dans les porofités de la matrice ;

c'eft par cette infertion que le chorion communique avec elle; mais elle n'a & ne peut avoir d'autre communication qu'avec lui; car chacun des points de fa furface intérieure reçoit un filet du tomentum de cette membrane, & il n'eft pas poffible de découvrir dans toute la portion de la matrice à laquelle elle eft attachée, la moindre relation avec le placenta, & il eft certain qu'il n'y en a aucune: comment donc pourra-t-on concevoir que dans cet endroit il y a de gros vaiffeaux fanguins, puifque la matrice ne communique qu'avec une membrane, dans laquelle on ne remarque pas même de capillaires fanguins, fi ce n'eft quelques filets qui proviennent du placenta, & qui font contigus à fes vaiffeaux Si on veut jetter les yeux fur les caufes finales, on verra que de tels vaiffeaux y feroient au moins inutiles; auffi eft il conftant qu'ils n'exiftent pas: l'obfervation le démontre.

Premiérement, tous les Obfervateurs qui ont fait l'examen de la matrice, en gravidité, ont remarqué que dans ce tems fes vaiffeaux font petits & lymphatiques. Je ne parle pas d'Abraham Vater, qui a donné pour la matrice d'une femme groffe, celle d'une femme morte après un avorte-

ment de 5 à 6 mois; ni de ceux qui n'ont
jugé de tous les vaisseaux utérins, que par
la grosseur de ceux qui reçoivent les racines du placenta. Mais Arantius appelle les
orifices des vaisseaux de la matrice, *oscu-
la* ; assurément il n'est pas vraisemblable
qu'il eût nommé ainsi des orifices de gros
vaisseaux ; & il ajoute que ces orifices fournissent en maniere de rosée ; Malpighy,
dans sa lettre à Sponius, décrit les vaisseaux de la matrice pendant la gestation; **il**
ne dit expressément nulle part, qu'il y ait
découvert de gros vaisseaux sanguins, &
il dit que dans certains endroits, ils sont si
fins, qu'on ne peut les appercevoir. Le
Docteur Noortwick, dans une espece de
commentaire, qu'il a joint à la descrip-
tion de la matrice d'une femme grosse,
qu'il a disséquée avec grand soin, dit que
dans les différentes sections qu'il en a faites, il y a vu beaucoup de vaisseaux, mais
fort petits: *numerosissima quidem, sed exi-
gua fuerunt ;* & qu'il n'a apperçu aucun
vaisseau qui méritât le nom de sinus, à
moins, dit-il, qu'on ne veuille appeller
ainsi un petit nombre de vaisseaux qui ne
se rencontroient que sur la surface extérieure de la matrice. Il est à remarquer
qu'il n'a fait ces différentes sections que

loin du placenta ; car il ajoute que pour
conferver la piece, il n'a fait d'incifions
que fur la parois antérieure de la matrice,
& le placenta étoit fitué fur la poftérieure.
M. Littre a vu fur plufieurs femmes mortes dans le tems de leurs régles, que la
furface interne de la matrice eft toute fe-
mée de trous fort fenfibles & pleins de
fang ; il a reconnu ces mêmes trous dans
les femmes mortes pendant la groffeffe ;
mais il obferve bien expreffément qu'ils
étoient beaucoup plus petits, & qu'il n'en
fortoit, au lieu de fang, qu'une liqueur
blanchâtre & laiteufe.

Je pourrois ajouter d'autres autorités en
faveur de cette opinion ; mais je crois que
ces témoignages font affez authentiques
pour ne laiffer aucun doute à cet égard ;
néanmoins, pour porter la preuve jufqu'à
conviction, il fuffira de confulter l'expérience. Soit qu'on faffe l'opération céfarienne fur une femme vivante, foit qu'on
ne la pratique qu'à l'inftant de la mort,
quand on eft parvenu à la matrice, on en
fait la fection, fans qu'il s'écoule une feule
goutte de fang ; cette affertion paroît pa-
radoxale, cependant c'eft une obfervation
certaine. Dans le procès-verbal de l'opération céfarienne, pratiquée en 1740 fur la

Demoifelle Defmoulins, il eft dit expreffément, qu'on obferva que l'incifion de la
matrice ne donna pas une feule goutte de
fang. Dans celle qui fut faite en 1768 dans
la rue *Fromentau*, il n'en fortit point ; &
dans plufieurs ouvertures que j'ai faites de
femmes mortes fur la fin de leur groffeffe,
quelques minutes après là mort, je n'ai jamais vu s'écouler de fang. Certainement
fi toute la fubftance de la matrice étoit
remplie de vaiffeaux fanguins, il ne feroit
pas poffible qu'une incifion, au moins de
fix travers de doigt, qu'on eft obligé de
faire fur ce vifcere, fe fît fans effufion de
fang; fi donc il ne s'en répand point, c'eft
qu'il n'y a point de vaiffeaux qui en contiennent ; cette conféquence me paroît
toute naturelle.

Il eft cependant arrivé quelquefois, que
l'incifion de la matrice a fourni beaucoup
de fang; on l'a même obfervé depuis peu,
puifque dans une opération céfarienne qui
a été faite au mois d'Octobre 1770, on a
vu fortir du fang à la fection de la matrice,
mais cette obfervation n'infirme nullement
mon affertion ; je conviens avec tous les
Auteurs, qu'il y a de gros vaiffeaux fanguins à l'endroit de l'implantation du placenta ; ainfi, fi on fait la fection de la ma-

trice en cet endroit, comme on a fait dans
le cas dont je viens de parler, on verra
fortir une grande quantité de fang ; il en
fera de même, fi on incife fur les parois
latérales de la matrice ; on fçait que c'eft
en cet endroit que les arteres fpermatiques
& hypogaftriques, font par leurs ramifications & leurs anaftomofes, un plexus très-
confidérable de vaiffeaux, qui rampent fur
la furface extérieure de la matrice ; ces
vaiffeaux, pendant la groffeffe, font très-
gonflés & tout remplis de fang ; par conféquent, fi on les incife, il s'en fera une
grande effufion ; mais fi on évite le trajet
de ces vaiffeaux, & l'endroit de l'attache
du placenta, il ne s'en écoulera pas. Cette
remarque eft importante pour l'opération
céfarienne, on en fent la conféquence.

Je ne penfe pas qu'il refte le moindre
doute fur la vérité de ce que j'ai avancé,
c'eft-à-dire qu'il n'y a de gros vaiffeaux
fanguins dans la matrice, qu'à l'endroit
de l'attache du placenta, & que tous les
autres vaiffeaux de fa fubftance font exfan-
gues ; on peut auffi s'en convaincre par
l'autopfie ; mais il me paroît fort difficile
de rendre raifon de cette particularité.
Comment fe peut-il faire que les arteres
fpermatiques & hypogaftriques qui appor-

tent le fang à la matrice, & qui pendant
la groffeffe en contiennent beaucoup plus
que dans tout autre tems; comment, dis-
je, fe peut-il faire que ces arteres verfent
tout le fang qu'elles contiennent, dans un
feul efpace borné, & qu'elles n'en fourniffent pas en même quantité à toute la
matrice, & cela, feulement pendant le
cours de la geftation; car après l'accouchement, tous les vaiffeaux utérins contiennent du fang, & ils contribuent tous à
l'évacuation des lochies. J'avoue que l'ex-
plication de ce phénomene furpaffe mes
forces; il feroit facile d'en rendre raifon
par l'attraction, & ce moyen même femble fe préfenter naturellement, mais je ne
penfe pas qu'il fût fatisfaifant; il eft plus
vraifemblable que c'eft une méchanique
particuliere qui y donne lieu; mais quelle
eft cette méchanique? la ftructure propre
de la matrice n'eft pas affez connue, pour
que je puiffe me flatter de réuffir à la rendre palpable; mais du moins qu'il me foit
permis de hafarder quelques conjectures
qui me paroiffent raifonnables.

. L'Anatomie nous apprend que les vaiffeaux utérins communiquent tous enfemble; qu'en injectant ou en foufflant l'un
de ces vaiffeaux, la matiere injectée, ou

l'air, passe dans tous, comme dans un canal continu ; on sçait aussi que ces vaisseaux, quoique très-gros sur la surface
extérieure de ce viscere, ne fournissent dans
sa substance que des filets si menus, qu'il
est très-difficile d'y faire passer l'injection
même la plus fine. Ces filets serpentent,
s'entrelacent, font beaucoup d'inflexions,
& communiquent aussi les uns avec les
autres. Il n'y passe d'abord qu'une humeur
séreuse, mais quand cette humeur les a
dilatés, le sang trouve quelque facilité à y
pénétrer ; il entre peu-à-peu dans leur cavité, y circule lentement, s'y amasse, y
fait pléthore, & enfin au bout d'un certain tems, il s'évacue par les orifices de
ces vaisseaux qui s'ouvrent dans la cavité
de la matrice ; c'est cette évacuation qu'on
nomme regles, parce qu'elle se fait communément à certains périodes assez réguliers. Pendant la grossesse ce n'est plus le
même méchanisme ; à mesure que se fait
la dilatation de la matrice, les ondes que
font les différentes inflexions de ces vaisseaux ; s'applanissent peu-à-peu, ils se re-
dressent & s'allongent, & ils approchent
de plus en plus de la ligne droite ; c'est ce
qu'ont observé les plus exacts Anatomistes.
Ce changement de direction ne peut que

rétrécir encore leur cavité ; de ce rétréciſſement il réſulte 1°. que ſi la conception
ne s'eſt pas faite immédiatement après l'é-
coulement des regles , le ſang qui étoit
contenu dans ces vaiſſeaux au moment
qu'elle s'eſt faite , & qui commençoit à y
faire plethôre , eſt refoulé , & va ſe rendre
dans des ſinus , où il trouve un libre accès ;
2°. ce rétréciſſement rend ces filets vaſcu-
laires abſolument impénétrables au ſang ,
puiſqu'ils ont au contraire beſoin d'être dilatés pour qu'il puiſſe y entrer ; ainſi , celui qui ſe préſente pour paſſer dans leur
cavité , ne pouvant forcer leur diametre ,
va ſe rendre auſſi dans des vaiſſeaux qui
lui offrent moins de réſiſtance.

Or , il trouve beaucoup de facilité à pénétrer dans ceux qui ſont compris dans
l'eſpace où eſt implanté le placenta ; le fluï-
de , qui par ſa collection inſenſible , dilate
la matrice , exerce moins d'action ſur cette
portion de ſon étendue : le placenta qui eſt
intermédiaire , en ſupporte tout l'effort ,
& ſon épaiſſeur & ſa ſolidité font que cette
portion n'y eſt preſque point ſoumiſe ; les
vaiſſeaux compris dans cet eſpace , conſer-
vent donc leur direction tortueuſe , les ſinus & les anfractuoſités qu'on y remarque
en ſont la preuve. Le ſang pénetre d'a-

bord dans ces finus en petite quantité ; il
il n'en faut pas beaucoup dans les premiers
tems de la groffeffe pour fuffire à un embryon d'une petiteffe extrême ; mais peu-à-
peu cette quantité augmente, & de jour
en jour les vaiffeaux en font élargis, de
maniere que fur la fin de la geftation, ils
font d'une groffeur prodigieufe.

Cet ordre méchanique change, dès que
l'enfant eft forti de la matrice, & que le
placenta a perdu fon adhérence avec elle ;
elle fe contracte fubitement, & cette contraction produit fur fes deux différentes
portions, un effet tout contraire ; dans
celle où étoit le placenta, le rapprochement des fibres rétrécit le diametre des
vaiffeaux, & en refferre les orifices ; ce
même rapprochement dans celle qui ne
communiquoit point avec le placenta,
rend à fes vaiffeaux leurs replis & leurs inflexions ; par-là ils fe raccourciffent, & reprennent en diametre ce qu'ils perdent en
longueur ; alors le fang qui afflue vers la
matrice, ainfi que celui qui eft contenu
dans les finus, fe répartit également dans
tous les vaiffeaux, par la communication
qu'ils ont enfemble, & ils deviennent tous
fanguins ; auffi obferve-t-on dans la matrice des femmes qui meurent peu de tems

après l'accouchement, que tous les vaiffeaux utérins font remplis de fang, & que
tous les trous qui font femés fur la furface
interne de la matrice, font bouchés par des
gouttes de fang coagulé, lorfqu'il n'y a
point eu de fuppreffion de lochies.

Je fuis bien éloigné de croire la théorie
que je viens d'établir, pleinement fatisfai-
fante ; auffi ne l'ai-je préfentée que comme conjecturale ; cependant je confeffe
que c'eft ma maniere de concevoir ce
phénomene ; au furplus, quelle que foit la
caufe qui le produit, toujours eft-il démontré par l'obfervation, qu'il n'y a de vaiffeaux fanguins dans la matrice, que dans
l'efpace qui eft occupé par le placenta ;
que tous les autres font exfanguins, &
qu'ils font d'un très-petit volume ; que conféquemment les parois de la matrice font
très-minces dans toute cette étendue, car
la preuve d'une de ces propofitions eft néceffairement celle de l'autre, puifque c'eft
le plus fort argument de ceux qui foutiennent le contraire. Ces principes une fois
pofés & reconnus, il ne fera pas difficile
de voir d'où viennent les eaux de l'amnios, & quels font les vaiffeaux qui les
fourniffent.

Quoique les vaiffeaux qui rampent fur
la

la furface extérieure de la matrice foient
très gros pendant la grofleffe, les filets
vafculaires qu'ils fourniffent à fa fubftance
n'en ont pas plus·de volume; il eft probable au contraire, que par leur redreffe-
ment, ils font devenus plus étroits qu'ils
n'étoient avant; ils font donc impénétrables au fang; mais ils ne font pas pour
cela imperviables à toute efpece de fluide,
il y paffe néceffairement une humeur. Il
n'eft pas vraifemblable que ce foit une matiere excrémentitielle; c'eft un fluide lymphatique, puifqu'il émane immédiatement
d'arteres fanguines : M. Littre a remarqué
que c'étoit une humeur blanche & laiteufe.
Cette matiere n'eft pas dans ces vaiffeaux
fans avoir une deftination particuliere, elle
a certainement un ufage. Les vaiffeaux qui
la contiennent viennent aboutir à la furface interne de la matrice, par des pores
fi petits, qu'on ne peut qu'à peine les appercevoir à l'œil nud; mais ces pores font
en fi grand nombre, que fi on exprime la
matrice de dehors en dedans, on voit fortir cette humeur en maniere de rofée, par
une infinité de petits pertuis. C'eft dans ces
petits orifices que font implantés les filets
tomenteux du chorion, & c'eft par le

Tome II. E

moyen de cette implantation que ces filets communiquent avec la matrice.

Cette communication ne peut fervir qu'à faire paffer au chorion les fucs qu'elle lui fournit ; ces filets font, de même que ceux du placenta, comme autant de fuçoirs deftinés à cet ufage. Le chorion reçoit donc de la matrice, des fucs lymphatiques ; mais les vaiffeaux qui apportent ces fucs, font en trop grand nombre, & par conféquent fourniffent une trop grande quantité de fluide, pour que cette membrane l'emploie toute à fa nourriture ; par l'adhérence qu'elle a avec l'amnios, elle lui en tranfmet la plus grande partie, & cette autre membrane qui eft percée à l'intérieur, d'une infinité de pores, laiffe tranfuder cette humeur dans fa cavité.

Les vaiffeaux du chorion & ceux de l'amnios font donc comme autant de filtres, à travers lefquels paffe goutte à goutte un fluide lymphatique pendant tout le cours de la geftation ; ce fuintement fe fait fans la moindre interruption pendant tout ce tems ; auffi la quantité du fluide augmente-t-elle de jour en jour, & eft-elle quelquefois très-confidérable à la fin.

Cette théorie me paroît fi fimple & fi naturelle, que je ne puis prévoir aucune

objection ; les vaiffeaux de la matrice, dans
toute l'étendue qui n'eft point occupée par
le placenta, ne contiennent qu'une humeur
lymphatique ; ils font comme dans tout autre tems d'une petiteffe extrême, peut-être
même font-ils plus petits que dans le tems
de fa vacuité ; ils communiquent avec le
chorion ; les vaiffeaux de cette membrane
font continus à ceux de l'amnios ; l'une &
l'autre de ces membranes ne contiennent
aucun vaiffeau fanguin ; enfin l'amnios eft
percé à l'intérieur d'une infinité de pores.
Quel peut être l'ufage de cette ftructure
particuliere, fi ce n'eft de tranfmettre dans
la cavité de l'amnios un fuc qui lui vient
des vaiffeaux utérins ; il me femble qu'on
ne peut en douter fans fe refufer à l'évi-
dence.

La pratique journaliere me paroit encore fournir un furcroit de preuves de
cette opinion : il arrive affez fréquemment
qu'une petite étendue du chorion fe détache de la matrice, ou que l'union du
chorion & de l'amnios fe rompt dans un
petit efpace ; ce décolement fait entre ces
deux parties ainfi défunies, une efpece de
poche membraneufe, dans laquelle il fe
fait un épanchement ; c'eft ce que les Accoucheurs appellent de fauffes eaux, parce

qu'ils nomment vraies, celles qui font contenues dans la cavité de l'amnios. Ce fluide
ainfi épanché, eft de même nature & de
même confiftance que celui qui eft contenu dans cette cavité ; il n'en eft différent,
que parce que celui dans lequel nage le
fétus, reçoit, probablement des excrétions
cutanées qu'il laiffe échapper, une teinte
qui ne lui eft pas naturelle.

Il feroit abfurde de dire que ces fauffes
eaux ont été réforbées par les pores de
l'amnios ; car outre qu'il eft impoffible de
prouver cette réforbtion, on ne peut pas
même en concevoir ni le méchanifme ni
la caufe ; il me femble qu'on ne peut pas
révoquer en doute, que ces fauffes eaux
ne viennent des vaiffeaux de la matrice ;
car pour fe placer entre fa parois & le
chorion, ou entre cette membrane & l'amnios, d'où pourroient-elles fortir ? La maniere dont fe fait cet épanchement eft fort
aifée à expliquer : le moindre effort peut
déraciner une petite portion du chorion
des pores de la matrice ; la plus légere
caufe peut auffi détruire l'adhérence des
deux membranes entr'elles, dans un petit
efpace ; par cette défunion, les vaiffeaux
de ces portions qui s'abouchoient les uns
avec les autres, ceffront de communiquer

enfemble ; alors le fluide qui vient des vaiffeaux utérins, ne trouvant plus de canaux qui lui livrent paffage, s'arrêtera entre ces deux parties décolées ; mais comme il continuera de tranfuder, il s'y amaffera peu-à-peu, augmentera le décolement de jour en jour, & au bout de quelque tems, fera un épanchement confidérable.

En affignant la vraie fource des eaux de l'amnios, je crois donner la folution d'une autre queftion, qui a de tout tems agité les Phyfiologiftes, & dont j'ai parlé plus haut. S'il eft bien certain, comme je crois l'avoir prouvé, que ces eaux foient véritablement un fluide lymphatique qui émane d'arteres fanguines, pourra-t-on leur refufer la propriété nutritive? Si plufieurs Phyfiologiftes n'en conviennent pas, c'eft faute d'avoir découvert leur fource ; mais cette fource étant bien conftatée, je penfe qu'il ne peut plus y avoir de conteftation à cet égard. D'ailleurs on trouvera dans le §. XI, de fortes preuves que ces eaux paffent à l'enfant par la voie de la déglutition : pour quel ufage entreroient-elles dans l'eftomac, fi elles n'y apportoient des fucs nourriciers?

Fin de la Differtation.

E iij

§. X. *Ces eaux font-elles nourricieres ?*
Raifons de ceux qui le nient.

Je dois à cet examen d'autant plus d'exactitude, que depuis peu, des Phyfiologiftes ont foutenu avec quelque vraifemblance contre mon fentiment, que les eaux de l'amnios n'ont aucune propriété nourriciere.

Je ne parle point des anciens, qui croyoient que dans l'homme, comme dans les animaux, il y avoit à l'intérieur de la matrice certains tubercules ; ils difoient que le fétus les fuçoit ; & même ils appuyoient ce fentiment, fur ce que dès que l'enfant eft né, & même avant de naître, il fuce le doigt qu'on lui met dans la bouche.

Il eft aifé de réfuter cette opinion. Mais en général ce n'eft que depuis fort peu de tems qu'on a commencé à nier que le fétus prend de la nourriture par la bouche.

La premiere raifon qu'on en donne, c'eft que la liqueur de l'amnios, dit-on, n'eft pas une humeur lymphatique, & n'eft qu'une mucofité ; & on dit que la mucofité n'eft pas capable de nourrir. D'autres objectent que cette liqueur eft acrimonieufe, & du caractere de l'urine.

Enfuite on dit qu'elle provient du fétus,

& qu'elle tranfude de fes arteres ombilicales, & qu'il n'eſt pas probable, comme nous l'avons obſervé nous - mêmes, qu'étant expulſée du corps du fétus, elle y ſoit reçue une feconde fois.

Que pluſieurs cauſes empêchent la déglutition ; que la bouche eſt tenue fermée par les muſcles temporaux, qui ſont très-forts, & qu'elle eſt exactement cloſe dans le fétus ; que ſa langue eſt appliquée au palais ; que le pharynx eſt fermé, l'œſophage comprimé ; & que la tête eſt penchée, & preſque tout en bas.

Que la déglutition ne peut ſe faire ſans reſpiration, & qu'aucun ſuc quelconque ne peut paſſer de l'amnios dans l'eſtomac, tant que l'air n'a point d'accès ; que c'eſt pour cette raiſon, qu'après avoir verſé du lait dans la cavité de l'amnios, on n'en a pas trouvé une goutte dans l'eſtomac du fétus ; que c'eſt auſſi pour cette raiſon qu'il ſe trouve aſſez fréquemment des fétus vivans & même en embonpoint, quoique ſans bouche & même ſans tête.

Que ce qui ſe trouve dans l'eſtomac des animaux, ne reſſemble point au ſuc de l'amnios ; que c'eſt une mucoſité, même dans les oiſeaux ; que la liqueur qu'on a trouvée dans l'eſtomac d'un veau, étoit pâle, tandis que les eaux de l'amnios étoient brunes; que cette liqueur de l'estomac n'est ni rouge ni acide, ou qu'il n'y en a point du tout.

On cite aussi l'exemple d'un fétus, dans l'estomac duquel on a trouvé de l'humeur, quoiqu'il fût sans bouche; on allegue encore une humeur gélatineuse & le méconium, qu'on trouve dans les intestins; & on prétend que tout cela vient de la bile.

On oppose que des enfans ont vécu long-tems après la rupture des membranes, même la main sortie.

Que c'est à cause de cela que les eaux de l'amnios sont en abondance dans les premiers tems; qu'ensuite elles sont en moindre quantité, en proportion du volume du fétus; qu'il y a beaucoup d'eaux quand l'enfant est languissant & malade; & qu'elles se dissipent quand il est robuste, & que par conséquent il y a peu d'eaux quand l'enfant est fort.

Qu'ainsi, les eaux de l'amnios ne sont nullement propres à nourrir le fétus, & que s'il se fait quelque pression sur l'œsophage ou l'estomac, c'est contre nature, & que cette pression n'est pas sans danger; qu'il paroît que la liqueur qui se trouve dans l'estomac, est fournie par les glandes

de la bouche, de l'estomac & des intestins ;
& quoiqu'elle ressemble à un suc nourricier, cependant l'humeur du bas - ventre,
qui assurément n'est pas destinée à servir
de nourriture, est de la même nature.

§. X I. *Réponses à ces objections.*

Je suis toujours flatté quand je trouve
occasion de défendre le sentiment de mon
maître, dont la candeur est universelle-
ment reconnue ; & cette occasion se présen-
te souvent ; comme il ne cherchoit que la
vérité, c'est aussi tout le but de mes travaux.

On a tort de nier que le fétus avale la
liqueur de l'amnios ; car nous ferons voir
en premier lieu, qu'il a la bouche ouverte
& béante ; ensuite qu'on trouve de cette
liqueur dans la bouche, dans le gosier,
dans l'ésophage, & dans l'estomac de l'a-
nimal ; enfin, qu'on a trouvé aussi dans
l'estomac & dans les intestins du fétus, des
poils & du méconium, qu'il rend assez souvent dans l'amnios ; & il n'est pas possible
de croire que ces choses aient pu y parvenir par d'autres voies, que par la déglutition.

Rien n'est si commun que de voir des
poulets se remuer doucement au milieu de
leurs eaux, & alternativement ouvrir &
fermer le bec.

J'ai vu les mêmes mouvemens dans les petits des quadrupedes, je les ai vus enfermés dans leurs membranes, qui étoient dans leur entier, & environnés de leurs eaux de toutes parts, tirer la langue, ouvrir & fermer la bouche; d'autres ont vu de même les fétus des quadrupedes ayant la bouche ouverte; on a vu la même chose dans le fétus humain.

Il nous est donc aisé de prouver premierement, que c'est sans raison qu'on dit que le fétus a la bouche fermée; que cela n'est vrai ni dans le volatile, ni dans le quadrupede, ni même dans l'homme.

On n'est pas plus fondé à nier que la déglutition puisse se faire sans respiration, puisqu'elle ne peut se faire dans le tems de la respiration; car dans l'inspiration, l'épiglotte est élevée & le larynx ouvert, & dans le tems de la déglutition, la langue est abaissée, & le larynx fermé.

C'est ainsi que ceux qui se noyent avalent de l'eau, si ce n'est pas toujours, du moins la plûpart du tems; leur estomac s'en trouve plein, & ils la rejettent par la bouche, quand ils sont tirés de l'eau; il n'est pas absolument possible que le fétus n'avale point ce qui lui vient dans le gosier, au delà de la racine de la langue.

Schacher a vu des petits chiens remuer la langue, & faire la déglutition.

Stæhelin a fait voir autrefois, que si on ouvre la gueule d'un petit chien, la pression de l'atmosphere sur l'espace vuide d'air, fait entrer du fluide dans l'estomac de l'animal, quoique mort, & que cette pression ne l'y pousse point, si la gueule est fermée; or nous avons fait voir que la bouche du fétus est ouverte.

Cette opinion est confirmée par l'expérience qu'on a faite de faire glacer une femelle pleine; on a trouvé dans les narines, la bouche, le gosier, l'œsophage & l'estomac du fétus, de la liqueur de l'amnios, qui faisoit un glaçon continu depuis les levres jusqu'à l'estomac.

Ce qui appuye encore cette opinion, c'est qu'on a trouvé une liqueur, qu'à sa nature on a reconnu pour celle de l'amnios, dans l'estomac de différens quadrupedes, comme veaux, agneaux, petits chiens, faons, lapins, cochons; & même Harvée a vu sortir de l'estomac d'un fétus humain, quelque chose de semblable à des grumeaux d'humeur muqueuse.

Il est certain que le jabot & l'estomac des volatiles, est rempli d'un lait coagulé, qui ressemble à du blanc d'œuf qui auroit été coagulé par l'esprit de vin ; ce qui est dans le jabot, est un coagulum plus mou ; ce qui est dans l'estomac, est plus caséeux.

. C'est cette même humeur semblable à du lait, que l'enfant rend par la bouche, avant d'avoir encore tété.

A présent, il n'est pas difficile de prouver contre ceux qui ne veulent pas que ce qu'on trouve dans l'estomac du fétus soit de la liqueur de l'amnios, que c'en est véritablement.

Ce n'est pas sûrement un mucus de la bouche ni du gosier ; il y a dans l'estomac trop de cette liqueur, pour qu'elle puisse être fournie par de si foibles sources ; on en a trouvé dans un veau, jusqu'à trente ou quarante onces.

. Mais ce qui prouve parfaitement que ce qu'il y a dans l'estomac est très-véritablement de l'eau de l'amnios, c'est qu'on trouve assez fréquemment dans l'estomac, des concrétions grasses & caséeuses, telles qu'il s'en trouve dans l'eau de l'amnios.

. Il n'est point rare que le fétus rende ses excrémens dans l'amnios ; le porc, le veau, l'agneau, le daim & les volatiles l'y rendent ; l'enfant même les y rend aussi, car on y a trouvé des matieres brunes, qui avoient toutes les qualités du méconium.

On trouve affez communément de cette forte de matiere dans l'eftomac ; affurément ces excrémens ronds ne prennent pas naiffance dans l'eftomac, même d'un animal adulte ; il eft donc néceffaire qu'ils foient rejettés par la voie du bas - ventre, & qu'ils ne parviennent dans l'amnios qu'après la déglutition.

Et afin de ne laiffer aucun doute dans les efprits, même les plus difficiles, je donne pour derniere preuve les poils que les veaux en fe léchant, ont mêlés avec l'humeur de l'amnios ; qu'on a trouvés dans l'eftomac, qui fe font enfuite mêlés avec le méconium & les excrémens, & qui ont été rejettés avec eux par l'anus.

Préfentement, fi l'humeur de l'amnios paffe dans l'eftomac & dans les inteftins ; fi cette humeur eft douce, vifqueufe, propre à fervir de nourriture, je ne vois pas pourquoi elle ne ferviroit pas à la nourriture du fétus.

Il y a encore d'autres raifons qui le font croire.

Nous avons dit que certains animaux du genre des quadrupedes froids, que les poiffons & les infectes ne pouvoient recevoir de nourriture, que de la liqueur de l'amnios.

Il eſt preſque néceſſaire que les volati‑
les s'en nourriſſent dans le commencement
de l'incubation, car alors les inteſtins ſont
ſi petits & certainement ſi vuides, que le
jaune ne peut les nourrir ; les vaiſſeaux
ombilicaux ne fourniſſent rien à un petit
oiſeau au moment de ſa formation, ſi ce
n'eſt ce qu'il fournit lui‑même.

Tant que le fétus humain, ou celui du
quadrupede eſt iſolé dans la matrice, il ne
peut ſe nourrir que de ſon propre ſuc ;
c'eſt pourquoi il eſt alors en plus grande
abondance ; & comme il ne peut prendre
de nourriture que par la réſorbtion que
font les veines du placenta, des ſucs de la
matrice, & par les eaux de l'amnios, il eſt
néceſſaire que dans ces animaux, ce fluide
ait eu la propriété de nourrir & de ſuſten‑
ter le fétus, qui alors n'avoit point d'om‑
bilic, ou dont les vaiſſeaux ombilicaux n'é‑
toient point encore ouverts, comme beau‑
coup d'expériences le prouvent ſuffiſam‑
ment.

Auſſi, pluſieurs Auteurs célebres, tant
anciens que modernes, ont ſoutenu que
les eaux de l'amnios étoient nourricieres ;
mais ils obſervent qu'elles ne nourriſſent
le fétus que dans les premiers tems de la
geſtation, & que ſur la fin elles deviennent

âcres, & font en trop petite quantité, en proportion de la groffeur du fétus; je ne difconviens pas effectivement qu'alors le cordon ombilical contribue beaucoup plus à fa nourriture.

C'eft entiérement comme dans les derniers jours de l'incubation, le jaune de l'œuf fournit un nouvel aliment au poulet.

J'admets encore volontiers, que même dans les premiers tems, le fétus reçoit également fa nourriture, des eaux, & des vaiffeaux ombilicaux.

Il ne me paroît pas probable qu'il fe faffe une réforbtion de ces eaux par les pores de la peau; c'eft une vieille opinion d'Alcmæon, qui a été renouvellée depuis peu; ni que ce foit par cette feule voie, ou en partie par cette voie, que le fétus prenne fa nourriture; puifque l'épiderme d'un fétus contenu dans l'amnios, eft tout couvert d'une matiere vifqueufe & caféeufe; & que fi l'eau de l'amnios pénétroit la peau, elle viendroit s'épancher dans le tiffu cellulaire qui eft deffous; & qu'enfin cette humeur eft vifqueufe, & ne paroît pas de nature à pouvoir paffer à travers la peau.

Je n'en attribue pas moins de propriétés à cette humeur; elle maintient l'œuf diftendu, & par-là le fétus peut y exercer tous ſes mouvemens, & eſt à l'abri des compreſſions extérieures ; & l'œuf à ſon tour eſt moins expoſé à être endommagé par les mouvemens violens du fétus ; elle dilate plus facilement la matrice, que ne pourroit faire le fétus ; elle facilite auſſi la ſortie de l'enfant, dans le tems de l'accouchement.

On voit aſſez cependant que tous ces avantages ne ſont qu'acceſſoires, puiſqu'ils n'ont point lieu dans les volatiles, dans les poiſſons, ni dans les quadrupedes froids.

§. X I I. *La membrane allantoïde des brutes.*

J'avois écrit qu'on trouvoit dans les volatiles un ſac membraneux, dans lequel venoit ſe rendre l'urine qui ſortoit du cloaque : c'eſt une erreur manifeſte, que je n'ai enſeignée que ſur la foi d'autrui ; car je n'y ai vu que très-difficilement, ou même jamais, l'inſertion de l'ouraque ; & je n'ai jamais bien connu la ſtructure de cette membrane. Je corrige ici cette erreur, & je l'ai déja corrigée dans un petit Ouvrage que j'ai envoyé en 1763, à la Société de Gottingue.

Il y a une cavité pour recevoir l'urine

dans

dans les quadrupedes ; je crois que c'eft
dans tous, du moins l'ai-je trouvée dans
tous ceux que j'ai ouverts ; ce réceptacle
eft grand, la plûpart du tems fort long,
à-peu-près cylindrique, mais d'une largeur
inégale ; il s'étend des deux côtés, au delà
de l'amnios, enmaniere de cornes ; il eft
plein d'une liqueur jaune, falée, même
fétide, qui ne fe coagule point quand
l'œuf a atteint fa maturité, qui reffemble
entiérement à de l'urine, & qui eft d'autant plus abondante, que le fétus a refté
plus long-tems dans la matrice ; on voit
flotter dans cette humeur, des concrétions
épaiffes, vifqueufes, & il s'y fait un dépôt
que dans le cheval on appelle *hyppoma-*
nès.

C'eft la membrane allantoïde ; elle eft
mince comme l'amnios, liffe, parfemée
de vaiffeaux : on peut aifément la divifer
en deux lames concentriques, blanches &
tranfparentes, & qui foufflées féparément,
forment comme deux facs.

Il part du milieu de l'allantoïde, & de
la cavité de fon réfervoir, un canal très-
grand, qui conduit le long du cordon ombilical, dans la veffie, de façon qu'il y a
un paffage très-libre à l'air & à l'humeur,
de la veffie à la cavité de l'allantoïde.

Tome II. F

Il eſt difficile de croire qu'on y ait vu des vaiſſeaux lymphatiques.

Cette membrane eſt ſenſible de bonne-heure, car dans une brebis, le 14e. & le 19e. jour après la conception, j'ai vu une allantoïde ſemblable à un épiploon, longue & cylindrique, tandis que j'avois beaucoup de peine à voir le fétus.

Parmi les quadrupedes, ceux qui ont une allantoïde ſont la jument, la vache, la brebis, le daim, la biche, la truie, le lievre, le lapin, le chien, le chat, même le dauphin, avec un ouraque qui vient s'y terminer ; enfin la grenouille a auſſi une allantoïde, à moins qu'on n'ait pris une autre membrane pour une allantoïde.

Ainſi, ce ne ſont pas les ſeules bêtes à cornes qui en ont.

§. X I I I. *Ce qu'on a vu dans l'homme, relativement à cela.*

Premiérement, quelquefois on y trouve l'ouraque, qui va de la veſſie juſqu'au cordon ombilical, & qui s'étend même juſqu'à une certaine diſtance ſur ce cordon ; il eſt entiérement de même que dans les brutes, ſi ce n'eſt qu'il eſt plus étroit, ſur-tout à l'endroit où il ſe joint au cordon ; cependant il eſt creux.

Il y a quelques Auteurs , fort peu à la vérité , qui difent avoir vu l'ouraque dans le cordon , & fe continuer avec lui , à la diftance de quelques pouces.

On trouve auffi quelques reftes d'une véficule, pleine d'eau ou de gelée, qui étoit à l'extrémité du cordon du côté du placenta.

Albinus a trouvé dans un embryon de fept femaines, un petit filet qui alloit le long du cordon, & fe terminoit dans une véficule qu i étoit comme un entonnoir de l'amnios ; cette véficule étoit placée obliquement du côté gauche, entre le chorion & l'amnios ; il a vu auffi un canal, qui de l'extrémité du cordon, alloit fe rendre dans la veffie.

Boehmer a vu depuis peu une véficule ovale attachée au cordon, & il penfe avec une forte de raifon, qu'on peut regarder cette véficule comme une allantoïde.

Hale a fait une ample defcription d'une veffie formée d'une membrane plus fine que l'amnios , placée entre l'amnios & le chorion, à l'endroit où ces membranes font fur le placenta, qui étoit plus étroite que cette maffe, & qui d'une de fes extrémités y touchoit, & de l'autre au fétus; il a vu cette veffie au fommet de l'œuf, unie dans les deux tiers de son étendue, à l'amnios; & il y avoit deux ouraques qui venoient se rendre à son col; il a fait représenter ces deux ouraques, droits & fort grands. Keil & Tyson assurent aussi avoir vu deux vessies, pleines d'une liqueur de différentes couleurs.

Hale ajoute encore qu'il a vu une allantoïde ovale dans un petit œuf avorté.

Munnik croit aussi avoir vu un petit sac de même dans un fétus de quatre mois.

Eglinger a dit depuis peu, que l'allantoïde est agglutinée avec l'amnios; de même qu'Albinus a dit avoir vu une membrane pleine d'une liqueur gélatineuse.

On peut ajouter à cela ces maladies dont nous avons parlé ailleurs, dans lesquelles on a vu sortir l'urine par le nombril.

On cite encore pour confirmer l'existence de cette membrane, les eaux qui s'écoulent de la matrice pendant la grossesse, & avant le tems de l'accouchement; on ne peut pas croire que ces eaux soient celles de l'amnios, car il est fort difficile que le fétus survive à l'écoulement des eaux qu'il contient; d'un côté elles lui servent d'aliment; & de l'autre, la matrice ne contenant plus d'eau, éprouveroit des compressions de la part des parties environnantes, qui feroient courir de grands risques à l'enfant.

On trouve dans les Auteurs, nombre
d'exemples de cet écoulement prématuré
des eaux, à différens termes de la groffeffe,
long-tems avant l'accouchement, même
à différentes reprifes.

On trouve ailleurs qu'il y a eu des accouchemens où les eaux fe font écoulées
en deux tems ; on a regardé comme venant de l'allantoïde, une de ces deux ef-
fufions, puifqu'il n'y a que cette membrane
qui puiffe être le réfervoir particulier de
quelque fluide.

Or, puifque les reins du fétus font fort
grands, qu'il fe trouve de l'urine dans la
veffie, & qu'on a trouvé de l'eau glacée
dans l'uretre, ils difent qu'ils ne compren-
nent pas comment l'urine peut être retenue
dans l'homme pendant tant de mois, fi elle
n'eft pas reçue dans une membrane particuliere ; & qu'il n'eft pas poffible d'expliquer pourquoi il ne fe fépare point d'u-
rine dans l'homme, tandis que dans les
brutes il s'en fépare plufieurs livres, &
qu'on ne peut pas dire que c'eft la chaleur
qui diffipe l'urine, ni affurer raifonnable-
ment qu'il ne s'en forme que peu, puifqu'il y a au moins autant de chaleur dans
un chien que dans un homme.

Que quoique la veffie ait beaucoup de

longueur dans le fétus, cependant elle n'eſt rien en proportion de l'allantoïde des animaux ; & qu'il ne ſe trouve qu'une petite quantité d'urine dans la veſſie de l'enfant.

C'eſt d'après ces raiſons, & peut - être d'autres encore, que de grands hommes, parmi les anciens & les modernes, ſont perſuadés qu'il y a une membrane allantoïde dans l'arriere-faix humain, & qu'elle ſert à contenir l'urine.

§. XIV. *Raiſons d'en douter.*

Cette queſtion eſt fort difficile à réſoudre ; mais les raiſons de douter paroiſſent plus naturelles & plus ſimples.

Dans l'homme, l'ouraque qui vient de la veſſie eſt ſi petit, qu'on ne peut pas croire qu'il puiſſe y paſſer autant d'urine, qu'il paroît qu'il en paſſe dans les brutes.

L'ouraque ſe continue à la vérité avec le cordon ombilical, mais il ne va pas loin ; car après un trajet de quelques pouces au plus, il ſe diviſe en petits filets, & il diſparoît.

Aucun Anatomiſte n'a trouvé l'ouraque au cordon, du côté qu'il s'attache au placenta ; on l'y a cependant cherché bien des fois ; Hale a fait graver une planche qui repréſente l'ouraque, autour duquel ſe contournent les arteres, beaucoup plus petit qu'il ne l'eſt ; mais cette planche eſt ſi éloignée de la nature, que toute ſon obſervation en devient ſuſpecte.

Albinus a vu le cordon dont il a parlé, & dont nous avons fait mention ; mais voyant que ſes Eleves avoient pris ſa remarque pour une démonſtration de l'exiſtence de l'allantoïde, & la donnoient pour telle, il s'eſt expliqué depuis peu, & il a déclaré qu'il ne l'entendoit pas de même, & qu'il n'aſſuroit pas qu'il y eût une allantoïde.

On ne voit pas pourquoi cette membrane ſe feroit trouvée ſeulement dans un petit fétus, & ne ſe trouveroit pas dans un qui ſeroit plus avancé.

Si l'analogie peut être de quelque utilité, de ce que ſur la fin de la geſtation, il y a beaucoup de fluide contenu dans l'allantoïde des animaux, on peut en tirer une conſéquence contre l'exiſtence de cette membrane dans l'homme ; ſi ſon uſage eſt d'être le réſervoir de l'urine, il faut certainement une grande capacité pour contenir tout ce que les reins, qui ſont alors fort grands, auront ſéparé pendant pluſieurs mois ; c'eſt ce que les moins inſtruits pourront voir, puiſqu'on découvre très-facile-

ment la membrane allantoïde dans les brutes, & que les anciens l'ont connue. Au
contraire, perſonne ne l'a vue dans l'homme ; de tous ceux qui ont fait graver la
matrice dans le tems de la groſſeſſe, d'a-
près les diſſections les plus exactes qu'ils
avoient faites, tels qu'Albinus lui-même,
Hunter, Roederer, Jenty, Boehmer, &
Noortwick, il n'en eſt aucun qui ait rien
vu de ſemblable à une allantoïde.

Qu'il me ſoit permis d'ajouter à ceci les
obſervations que jai faites ſur huit femmes
mortes pendant la groſſeſſe, dont j'ai fait
l'ouverture : il n'eſt point étonnant qu'on
trouve de deux ſortes d'eaux, ni qu'après
avoir ouvert l'amnios, & après l'avoir éva-
cué, on trouve une ſeconde veſſie, qui,
après que l'amnios eſt vuidé, reſte toute
entiere & pleine ; la membrane mitoyenne,
les feuillets de l'amnios, ſes vaiſſeaux,
tout cela ne m'a point échappé ; mais comme je n'ai jamais vu d'ouraque ſortir du
cordon, je n'ai pas vu non plus de veſſie
dans laquelle il fût aboutir.

Il faut réfléchir que l'analogie peut in-
duire à croire, mais qu'elle ne prouve point
démonſtrativement ; & il eſt conſtant qu'il
y a dans l'homme bien des particularités,
qui ne ſe trouvent point dans les animaux ;

tels font les regles des femmes, la ftructure
de la matrice & le placenta.

Il paroît que l'ouraque livre paffage à
une petite quantité d'urine, mais il peut
bien fe faire que cette petite quantité s'é-
panche dans le tiffu cellulaire du cordon,
où l'ouraque paroît fe terminer, ce cordon
étant bien plus long, d'une plus grande capacité, & plus dilatable dans l'homme que
dans tout autre animal.

Il paroît auffi que la grande facilité
avec laquelle le fang paffe dans les arteres
ombilicales, qui font très larges, empêche
qu'une grande partie de ce fang ne faffe
effort fur les vifceres du bas - ventre; &
nous fçavons que dans le fétus il fe fépare
peu de bile, & qu'elle reffemble même à
une mucofité ; on peut croire auffi avec
raifon qu'il fe fépare fort peu d'urine.

Les eaux qui s'écoulent fpontanément
pendant le tems de la groffeffe, peuvent
venir de la matrice, ou d'une hydropifie
de ce vifcere, ou d'une hydatide, & non
de l'endroit où eft renfermé le fétus, &
elles peuvent fortir d'un tiffu cellulaire; ou
elles ont pu s'amaffer contre nature entre
l'amnios & la membrane mitoyenne, entre les deux lames du chorion, ou entre
celles de l'amnios, ou entre le chorion & la

membrane mitoyenne, ou enfin par quelque fente des membranes ; quoique dans l'état naturel il n'y a point de fluide entre ces membranes, & que tous ces vuides sont remplis par un tissu cellulaire ; il peut cependant s'y épancher un fluide, comme dans le tissu cellulaire de toute autre partie du corps, comme il y en entre par la macération.

La tête du fétus peut aussi dans le tems de l'accouchement, être placée de façon, que toute l'eau contenue dans l'amnios, puisse s'écouler à la fois.

Nous avons parlé ailleurs des eaux qui sortent par le nombril (1).

Toutes ces raisons me paroissent probables, & je ne les donne que pour telles ; car je me désisterai aisément de mon opinion, s'il se trouve quelqu'un qui soit assez heureux pour trouver un ouraque qui s'étende tout le long du cordon, qui soit creux, & enfin une vésicule dans laquelle il vienne se rendre.

La plûpart des Anatomistes, depuis le renouvellement de l'Anatomie, ont nié l'existence de l'allantoïde dans l'homme.

Verheyen ayant défié Bidloo de faire voir cette membrane, ce dernier n'a osé entrer en lice.

_____

(1) Elem. Physiol. Hall. lib. 26.

§. XV. *Le cordon ombilical.*

Albinus l'a nommé fimplement l'ombilic, mais nous fuivrons l'ufage, & l'appel-
lerons cordon ombilical.

L'arriere - faix eft formé par les membranes dont nous avons parlé, qui renferment le fétus, par le placenta, & enfin par
le cordon, qui eft la principale voie de
communication entre le fétus & l'arriere-
faix, & même la mere; on le trouve dans
les quadrupedes ovipares, dans les poiffons
& dans les quadrupedes vivipares; les oifeaux ont une efpece de cordon; c'eft une
gaine formée par les tégumens du bas-
ventre, dans laquelle font renfermés les
vaiffeaux du jaune de l'œuf, ceux de la
membrane vafculeufe, & le conduit du
jaune; les plantes mêmes ont auffi quelque chofe qui reffemble au cordon.

Cette partie s'apperçoit des premieres,
dans l'embryon; car on la voit dans les
volatiles avant le cœur, & avant la couleur rouge; elle contient du fang dès la
40ᵉ. heure.

Le cordon n'eft pas tardif dans les quadrupedes; je n'ai trouvé aucun exemple
de fétus qu'on ait pu appercevoir, fans
voir auffi le cordon; je ne donne pas com-

me autorités les obfervations que j'ai faites moi-même fur le fétus; je ne les donne
que comme acceffoires; mais toujours eft-
il vrai que le cordon eft un des premiers
points qu'on puiffe appercevoir.

Un fétus de fept jours a un cordon; on
l'a vu dans un embryon, pas plus gros que
la tête d'une épingle; dans un de huit
jours, pas plus gros qu'une graine de cu-
min; & dans un autre, gros comme un
grain d'orge; dans un fétus de douze jours,
gros comme un grain de millet, on a vu le
cordon, & une ligne rouge dans ce cordon; on l'a vu de même dans un fétus pas
plus gros qu'une fourmi.

Il étoit apparent dans un lapin de dix
jours, dans un fétus de cerf gros comme la
moitié d'un lapin; je l'ai apperçu dans la
brebis, le 19e. & le 20e. jour.

Il eft dans l'ordre que le cordon paroiffe dès les premiers momens de la formation de l'animal, puifqu'il contient les
principaux vaiffeaux du fétus, & que c'eft
par fon moyen que la nourriture lui parvient; c'eft le premier tronc & l'origine
des vaiffeaux qui établiffent l'union du fétus avec la matrice; Galien a donc eu raifon de dire que de tous les vaiffeaux, les
ombilicaux fe formoient les premiers.

. Comme le cordon eft le premier formé , auffi eft-il la partie la plus forte ; il eft court, mais gros ; fouvent il a un bulbe, comme je l'ai vu, & un point rouge, que j'y ai apperçu m'a fait reconnoître une artere ; affez fouvent auffi, le bas-ventre fait tumeur à l'endroit du cordon.

Il y a long-tems qu'on a remarqué que le cordon refte court & gros jufqu'au 56e. jour.

Quand l'embryon eft très-petit, il eft égal en volume à tout l'animal, au fétus gros comme une graine de pivoine, & à celui de la groffeur d'une graine de citrouille.

De même dans les fétus longs à-peu-près d'un pouce ; dans un œuf gros comme un œuf d'oie, comme dans celui qui n'eft pas plus gros qu'une mouche à miel, & de même dans d'autres.

Il paroît que ces cordons fi grêles dont parle Ruyfch, étoient dans un état maladif; car avec un pareil cordon, l'œuf étant gros comme un œuf de paon, le fétus étoit trop petit en proportion ; à peine étoit-il de la groffeur d'une mouche à miel.

Enfin, dans l'embryon peu avancé, il n'eft point contourné en fpirale, il eft totalement fimple & droit.

§. X V I. *L'histoire du cordon.*

Il s'allonge peu-à-peu, & il est toujours plus long dans l'homme que dans tout autre animal ; il est aussi contourné en spirale, & si je ne me trompe, ce n'est que dans l'homme ; il est fillonné d'un bout à l'autre ; on n'est pas encore sûr du tems auquel se fait ce changement ; il y a des Auteurs qui prétendent qu'il est en spirale le 75ᵉ jour.

Dans le fétus que Boehmer a fait graver, qui à peine a un pouce de long, le cordon est un peu contourné ; il est de figure cylindrique ; cependant il n'est pas toujours de grosseur égale dans toute son étendue.

Dans le fétus à terme, la longueur du cordon est de 16 à 24 pouces.

On le trouve cependant plus court ; on en a vu de six pouces, de six travers de doigt, de deux ou trois travers de la paume de la main, & alors il est sujet à se casser ; il y en a de dix pouces & d'un pied.

Quelquefois au contraire, il est trop long ; on en a vu de 40 & 48 pouces.

Quand il est trop long, il peut se nouer, & ce n'est pas sans danger ; car il peut se tourner autour du col de l'enfant, quoique cependant il n'en ait quelquefois réfulté aucun accident.

On le trouve auffi quelquefois trop gros, de la groffeur de deux doigts.

Le fétus n'a qu'un cordon, même celui qui avec deux têtes n'a qu'un corps.

Cependant on l'a vu bifurqué, & fe rendre au placenta en deux branches. J'ai lu quelque part qu'il y en avoit eu deux, dans lefquels la veine étoit féparée des arteres.

Le cordon ordinairement vient s'inférer au placenta, à quelque diftance du bord, de façon que d'un côté fon infertion eft très-proche de fa circonférence, & trèséloignée de l'autre.

C'eft là l'infertion la plus naturelle; quand elle fe fait en fon centre, ce n'eft pas fans danger; car alors dans le tems de fon extraction, après l'accouchement, toute la furface du placenta oppofe une égale réfiftance; l'angle que fait le cordon avec le placenta, eft la plûpart du tems, aigu d'un côté & obtus de l'autre.

Il y a une enveloppe très-ferme, élaftique, & comme cartilagineufe; cette enveloppe ne lui eft point fournie par le péritoine, puifqu'il eft au deffous du cordon, qu'il eft continu, & n'eft point percé; ce n'eft pas non plus la peau du bas-ventre qui la fournit, puifqu'il y a à la peau & à l'épiderme un anneau très-diftinct, à travers lequel paffe le cordon.

Cependant il fe forme quelquefois une hernie en cet endroit ; le péritoine , qui d'ailleurs eft très-foible, céde, & les inteftins du fétus paffent dans le cordon.

L'autre extrémité du cordon eft continue avec l'amnios & la membrane mitoyenne ; ces deux membranes unies, le rendent plus fort.

Le cordon eft creux, mais l'interftice des vaiffeaux eft tout rempli d'une fubftance cellulaire, feuilletée, fibreufe, & comme fpongieufe, qui prend fon origine du tiffu cellulaire extérieur du péritoine ; quand la grande quantité d'humeurs qui eft contenue dans cette fubftance cellulaire, s'eft diffipée, on peut y introduire de l'air, & on voit qu'elle fe continue jufqu'à l'infertion du cordon à l'amnios , & qu'elle forme des cellules & des finuofités ; fi même on met le cordon dans de l'eau, cette fubftance réforbe l'eau, & le cordon devient mou & plus gros.

Il y a dans ces cellules une mucofité claire, gélatineufe, fans faveur, affez femblable aux eaux de l'amnios, & qui fe coagule ; on peut l'en faire fortir en exprimant

mant le cordon, & elle en fort même fpontanément, quand il y a peu de tems que la
fection du cordon a été faite ; on trouve
cette humeur dans le cordon ombilical des
animaux qui ruminent, comme dans celui
de l'homme. Elle peut pécher en quantité,
c'eft-à-dire qu'il peut y en avoir trop, ou
trop peu.

Quelques petites portions de ce tiffu un
peu plus fermes, forment des cloifons dans
le cordon: ces cloifons font plus fortes vers
le placenta, & elles ne font pas toujours, ni
dans toute l'étendue du cordon, dans la même fituation, ni difpofées dans le même
ordre.

Par le moyen de ces cloifons, il y a
dans le cordon trois efpeces de petites loges, dans chacune defquelles eft renfermé
un vaiffeau.

Nous avons dit qu'on avoit vu des enfans fans cordon, il y a cependant des
Auteurs qui doutent que cette variété
foit rencontrée.

§. XVII. *Les arteres ombilicales.*

Nous avons dit qu'il y avoit deux arteres ombilicales, cependant affez fouvent
on n'en trouve qu'une; elles font ordinairement d'un égal diametre, quoique quel-

Tome II. G

quefois il y en ait une plus groffe que
l'autre. J'ai trouvé qu'elles avoient $\frac{14}{100}$ de
pouce de diametre; d'autres les ont trou-
vées plus groffes.

Elles entrent dans la fubftance fpongieufe du cordon, & la traverfent dans
tout leur trajet, en s'y enfonçant plus profondément; quand on les a féparées par
la diffection, elles ont affez de force pour
conferver leur diametre.

En général elles font contournées en
fpirale, mais tantôt les fpirales font allon-
gées, & affez uniformément parallèles à
l'axe du cordon, & tantôt elles font en ligne droite pendant un affez long trajet,
& tout-à-coup elles fe contournent & fe
replient, reviennent même dans un fens
contraire à leur direction, & font un cercle; il y a rarement plus de trois de ces replis.

Il eft aifé de voir que ces arteres ne font
ainfi repliées, qu'afin que, quoique fort
longues, le cordon n'en foit pas plus long;
& que ce qui donne lieu à ces replis, c'eft
que la quantité de fang qui arrive dans le
cordon, n'eft pas en proportion de fon peu
de longueur; ces replis fe forment par le
même méchanifme, qu'il s'en forme dans
des vaiffeaux qu'on furcharge d'injection;
ces replis deviennent circulaires, quand le
fang arrive avec grande impétuofité dans

uné artere qui étoit en ligne droite ; &
il ne s'en fait plus, quand le fang a perdu
de fa vîteffe, par le retard qu'il éprouve
dans plufieurs replis ; enfin, au moyen de
ces replis, le cordon eft moins expofé à fe
rompre dans les différens mouvemens du
fétus, à caufe de la longueur des arteres.

La veine paffe à-peu-près au milieu des
deux arteres, mais elle eft plus près de la
furface extérieure ; les arteres ont plus de
longueur qu'elle, à caufe de leurs replis,
comme elles en ont auffi plus que le cordon
en total.

On trouve fouvent dans ces arteres,
foit que ce foit un vice, foit que ce foit un
méchanifme particulier, ce que les anciens,
& plus particuliérement Hoboken & Rouhault, ont appellé des nœuds.

C'eft ainfi qu'on appelle un endroit de
l'artere ombilicale, dans lequel elle eft dilatée & plus mince, & forme une tumeur
ronde ou piriforme, dont la portion la plus
étroite eft vers le placenta.

C'eft un petit pli de la membrane interne qui termine le nœud.

Ces nœuds difparoiffent quand on étend
le cordon, ou qu'on fouffle les arteres.

On a cru que c'étoient des efpeces de
valvules qui retardoient le cours du fang,

& l'empêchoient de retourner au fétus.

Les modernes nient que ces nœuds aient cet ufage, effectivement il eft certain qu'en injectant les arteres ombilicales, la matiere paffe aifément par l'un & l'autre côté; je l'ai fouvent éprouvé, & j'ai vu qu'elle paffoit avec une égale vîteffe au fétus & au placenta, & que l'artere fe diftendoit en forme de cylindre dans toute fon étendue, mais qu'elle étoit un peu plus ample à l'endroit de ces nœuds.

D'autres difent que ce font des varices, on les attribue à la violence qu'on a exercée en faifant l'extraction du placenta. Il me paroît que ces nœuds font, comme les replis, produits, parce que le fang porté dans les arteres avec impétuofité, trouve quelque obftacle à la liberté de fon cours.

Enfin, proche de l'infertion du cordon à l'amnios, ces deux arteres font unies par un canal de communication, & dans l'homme, & dans les animaux qui ruminent.

Il eft extrêmement rare de trouver ces arteres bouchées.

Il y a dans les quadrupedes une troifieme artere omphalo-méfentérique, qui vient de l'artere méfentérique, dont nous avons dit quelque chofe ailleurs.

Je l'ai quelquefois vue dans l'homme, mais fi petite, qu'elle fe perdoit vers le nombril, après y avoir jetté quelques rameaux, ou à l'endroit où l'ouraque prend naissance à la vessie.

Il y a trois arteres dans les oiseaux, qu'on pourroit comparer avec les arteres ombilicales, & qui sortent du corps du fétus, enveloppées d'une gaine à-peu-près pareille, pour se rendre à ses dépendances. L'artere du jaune tire son origine de l'artere méfentérique, & ses ramifications font ce réseau vasculeux, qui dans les commencemens de l'incubation se remarque sur la membrane du jaune ; cette artere a de l'analogie avec l'artere omphalo-méfentérique. L'artere ombilicale gauche est une continuation de l'iliaque gauche, & c'est pour cette raison qu'elle est beaucoup plus grosse que la droite ; elle se rend à la membrane, qui formée après l'enveloppe du jaune, se déploie comme une petite bourse, & qui couvre enfin tout l'œuf au dessous des deux membranes extérieures de la coquille, & qui est très-vasculeuse & très-pulpeuse. La droite est semblable, mais beaucoup plus petite, à peine est-elle plus grosse que la gaine ombilicale.

§. XVIII. *La veine ombilicale.*

Les brutes ont deux veines ombilicales

qui font très-diftinctes dans toute l'étendue du cordon, & qui ne fe réuniffent qu'au nombril.

Les oifeaux en ont deux, l'une du jaune va s'inférer dans la veine hépatique, l'autre vient de la membrane vafculeufe; elle va fe rendre à la veine-cave, au deffous du cœur.

Dans l'homme, il n'y en a qu'une; il eft très-rare qu'on en ait trouvé deux, ou qu'on ait trouvé cette veine bifurquée ou trifurquée; dans les anciennes Ecoles, on enfeignoit qu'il y en avoit deux.

Depuis le placenta où elle prend naiffance, jufqu'à fon autre extrémité, elle ne jette pas une feule branche, & cette autre extrémité va fe rendre au foie, & dans un finus tranfverfal du foie, qu'on appelle le canal veineux; de-là elle jette un grand nombre de ramifications dans tout le foie, par le moyen defquelles le fang fe diftribue dans toutes les parties de ce vifcere, par un mouvement d'artere.

La veine ombilicale eft d'une texture délicate, & elle s'affaiffe; elle eft très-groffe, elle a jufqu'à $\frac{10}{100}$ de pouces de diametre, de façon qu'elle a plus que le double de groffeur des arteres, & qu'elle eft aux arteres comme 9 à 4.

Les uns veulent que fon diametre aug-

mente du côté du placenta , & d'autres
prétendent que c'eſt du côté de la veine-
porte ; je crois qu'il n'y a rien de conſtant
en cela, ni d'un côté ni de l'autre.

En général elle eſt moins tortueuſe que
les arteres, dans ſon trajet à travers la
ſubſtance cellulaire du cordon ; c'eſt ce qui
fait qu'elle eſt plus courte qu'elles ; cependant quelquefois elle ſe contourne auſſi en
ſpirale, mais elle ne fait point de cercles.

Elle a des nœuds comme les arteres,
elle en a même plus ſouvent, ils ſont diſ-
tincts par une tache qu'ils ont à l'extérieur ;
les anciens Ecrivains en ont fait mention ;
ces nœuds ſont plus gros que ceux des arteres, & ils ſont comme des olives , mais
ce ne ſont pas de ſi vrais nœuds ; ce ſont
des dilatations de veine dans un eſpace
plus étendu, qui ſont terminées par un petit repli de la membrane interne de la veine ; mais on ne doit pas les regarder comme des valvules capables de diriger le
cours du ſang ; le repli que quelques Auteurs placent à l'endroit où la veine ſe
diviſe pour entrer dans le placenta , ne
fait pas non plus la fonction de valvule ;
car le ſang des veines du fétus remonte
facilement dans celles du placenta contre
ſon propre cours, j'en ai fait l'expérience

G iv

nombre de fois. Un homme célebre a cru
que ces plis se formoient par la violence
du sang ; & il me semble que c'en est une
suite , car les veines ont naturellement
beaucoup de facilité à devenir variqueuses.

C'est pourquoi en soufflant la veine, ou
en l'étendant, on fait disparoître les nœuds.

Les brutes ont aussi une veine omphalo-
méséntérique qui vient de la veine-porte ;
on la trouve du moins dans le chien , le
chat , le lion & le lapin ; on l'a même
trouvée dans l'homme.

§. XIX. *Y a-t-il d'autres vaisseaux dans le cordon?*

Nous avons examiné ce qui concerne
l'ouraque (1).

Le conduit du jaune que Needham &
Stenon se flattent d'avoir découvert, porte
dans les seuls oiseaux , un suc jaune de la
cavité du jaune de l'œuf dans les intestins ;
Harvée avoit enseigné avant eux, que c'é-
toit par l'intestin qu'étoit portée la nourriture au poulet.

On trouve des Auteurs qui disent qu'il
y a des nerfs ; dans le système de Sthal , il
est nécessaire qu'il y en ait ; car il paroît
difficile que les frayeurs dont la mere est

(1) §. 13 , p. 82.

affectée, puiffent agir fur le fétus par une autre voie.

On dit effectivement qu'il y a quelques petits rameaux de nerfs qui viennent du foie à l'anneau de l'ombilic, & que dans les vaches ils vont au delà, le long du cordon.

Mais aucun Anatomifte exact n'a vu de nerfs dans le cordon, & moins encore dans fa portion qui tient au placenta; & il eft certain que ces parties ne font point fenfibles.

Perfonne n'a confirmé qu'il y eût des vaiffeaux lymphatiques.

On n'a point retrouvé non plus les vaiffeaux nourriciers de Bidloo, fi ce n'eft Munniks.

Ces petites papilles de Warthon, qui font répandues autour du cordon dans toute fa longueur, ne font pas différentes du tiffu fpongieux du cordon, quoiqu'il les ait prifes pour des vaiffeaux lymphàtiques; Hoboken a réfuté cette opinion.

On dit qu'on a trouvé des vaiffeaux lymphatiques dans les membranes du fétus; c'eft un Auteur de poids, & digne de foi qui l'a dit; mais il eft le feul.

§. XX. *Le placenta en général.*

Il fe trouve dans les quadrupedes même

froids, & dans les poiſſons vivipares ; la nature a ſubſtitué dans les oiſeaux une autre partie au placenta, c'eſt le jaune de l'œuf ; les ovipares n'ont donc point de placenta.

Ceux qui diſent que la jument & la truie n'ont point de placenta, ne parlent que des prémiers tems de la geſtation de ces animaux, car alors il n'y a que le chorion qui tapiſſe tout l'intérieur de la matrice ; le placenta ſe forme auſſi peu-à-peu dans ces animaux ; & même dans la jument, le chorion n'eſt dans toute ſon étendue qu'un amas d'un grand nombre de vaiſſeaux, qui en font un placenta continu, & qui eſt très-adhérent à la matrice.

Dans la truie, le chorion eſt plus épais, il pouſſe des tubercules, par le moyen deſquels il eſt adhérent à la matrice.

J'ai vu des bulles gélatineuſes, ſemblables à des œufs humains.

Dans les animaux qui ruminent, comme la vache, la brebis, la chêvre, la biche, on voit naître du chorion un grand nombre de petits placentas, qui s'uniſſent à autant de petits monticules qui s'élevent ſur la ſurface intérieure de la matrice, c'eſt ce qu'on appelle les *cotylédons* ; les ramifications des vaiſſeaux ombilicaux viennent s'y diſtribuer.

L'autre claſſe d'animaux herbivores n'a qu'un placenta, comme l'homme ; les animaux de cette claſſe font le cheval, le lapin, le lievre, la taupe, le rat, le cochon-d'inde.

Le placenta du lapin reſſemble aſſez à celui de l'homme.

Les animaux carnivores, comme le chien & le chat, n'en ont qu'un, qui eſt annulaire, & qui environne tout l'amnios.

L'homme n'a qu'un placenta, fouvent même il n'y en a qu'un, quoiqu'il y ait deux jumeaux ; mais ce n'eſt pas toujours ; & il arrive quelquefois qu'on prendroit pour deux placentas ce qui n'en eſt véritablement qu'un, ou qu'on croiroit qu'il n'y en a qu'un, quand véritablement il y en a deux.

Il n'y a même quelquefois qu'un placenta pour trois jumeaux, quelquefois il y en a deux, & quelquefois trois.

Il y a très-peu d'exemples de placentas féparés comme en deux parties ; on en a vu deux, car outre le premier, il y en avoit un autre petit qui tenoit à un vaiſſeau qui lui étoit propre ; même trois, dont deux plus petits n'en étoient que les acceſſoires, & même fept, avec deux veines ombilicales.

Nous pouvons faire ici une réflexion en passant: il paroît difficile d'expliquer dans le syftême d'une ame formatrice, comment deux ou trois fétus contenus dans une enveloppe commune, peuvent avoir les mêmes droits fur les vaiffeaux fanguins.

§. XXI. *Le placenta tire fon origine du chorion.*

Nous avons fait voir que quand l'œuf eft encore tout nouveau, il eft tout garni à l'extérieur, de filets tomenteux; que quand il eft plus avancé, c'eft feulement de la partie fupérieure de l'œuf, que fortent de longs flocons; que fa partie inférieure qui retient le nom de chorion, n'eft garnie que d'un duvet fort court.

Cette différence paroît dépendre de fa différente union avec la matrice; car dans les animaux où l'adhérence eft plus foible, toute l'enveloppe de l'œuf rétient davantage la nature du chorion, & reffemble moins au placenta humain, comme on le voit dans le cheval & le cochon.

La portion de l'œuf, qui dans l'homme devient le placenta, eft celle qui prend plus exactement racine dans la matrice; vers le col, il y a moins de vaiffeaux, & ils font plus petits, & la matrice eft plus épaiffe; la portion de l'œuf qui lui répond, retient la nature du chorion.

Les vaiffeaux les plus confidérables de la matrice font entre les deux trompes; ils font formés de l'anaftomofe des fpermatiques avec les hypogaftriques, il y a de plus gros finus, & le tiffu de la matrice y eft plus lâche.

On comprend facilement que les vaiffeaux qui répondront à l'endroit de la matrice qui peut fournir plus de fucs nourriciers, deviendront plus gros, & formeront le placenta, & que les autres qui font à l'endroit où la matrice a moins de fucs, refteront petits. Or tout le placenta n'eft qu'un compofé de tiffu cellulaire de vaiffeaux & de petites gaines celluleufes de ces vaiffeaux, qui leur viennent du chorion.

C'eft pourquoi le placenta eft une portion du chorion, qui n'en differe que par l'épaiffeur; & on doit excufer les anciens, d'avoir dit que le placenta n'étoit qu'une portion du chorion épaiffie, & d'avoir attribué au chorion ce qui n'eft vrai que du placenta, c'eft-à-dire que cette membrane eft formée d'arteres, de veines, de chairs & de nerfs.

Les placentas imparfaits reftent reffemblans au chorion, car ils ne font pas plus épais que des membranes.

C'eſt donc aux environs du fond que le placenta s'implante le plus naturellement dans la matrice ; c'eſt là auſſi où on le trouve le plus ſouvent ; il commence par faire un petit cercle entre les deux trompes, il occupe tout le fond, enſuite il s'étend ſur une partie de la parois antérieure voiſine, ſur la poſtérieure, & ſur la parois latérale, de maniere qu'une trompe répond à ſon centre.

Il n'eſt pourtant pas vrai que ce ſoit toujours là l'endroit de ſon implantation ; car on l'a vu s'attacher en devant, ſur l'un des deux côtés à droit ou à gauche, & même enfin il s'attache aſſez fréquemment à la parois poſtérieure.

Enfin il s'implante quelquefois au deſſus de l'orifice de la matrice, tout près du col, & ſur l'orifice même.

Car puiſque le placenta peut même prendre racine ſur de pures membranes, comme un inteſtin, le méſentere, le colon, le diaphragme, la trompe, & autres dépendances de la matrice, il eſt moins étonnant qu'en s'attachant à la matrice, il puiſſe le faire dans toutes les parties de ſa cavité.

Enfin, il n'eſt pas fort rare que le placenta reſte caché dans une poche particuliere de la matrice, autour de laquelle tout le reſte de ce viſcere s'eſt contracté.

§. XXII. *Du Placenta.*

On le nomme ainfi, à caufe de fa figure; en général elle eft orbiculaire ; il eft
comme un vifcere fanguin, de couleur li-
vide; il eft applati, car fi on compare fon
épaiffeur avec fon diametre, on trouvera
qu'il eft mince ; fon diametre eft depuis
fix, jufqu'à huit & même douze pouces,
& fon épaiffeur n'eft que d'un ou deux
pouces tout au plus ; il eft plus épais de
quelques lignes à fon centre, & plus mince
fur fes bords ; même fon épaiffeur n'eft pas
la même dans toute fa circonférence.

Sa grandeur ne répond pas toujours au
volume du fétus, on a vu de très-petits
enfans avoir un gros placenta.

Sa figure n'eft pas toujours exactement
orbiculaire, quelquefois il eft oblong, ou
il a une extrémité pointue, ou il a une appendice.

Il a deux faces, une concave qui eft
tournée vers l'enfant, qui fait la partie fupérieure de l'œuf, & qui en eft fouvent la
moitié, même au delà ; les troncs des vaiffeaux ombilicaux ferpentent fur cette face
interne, néanmoins elle eft plus unie &
moins inégale que l'extérieure, quoiqu'il
y ait de petits enfoncemens entre les vaif-

feaux ; elle eft recouverte du chorion.

La face qui eft du côté de la matrice eft convexe ; elle eft très-inégale ; on y voit des fillons qui la partagent en tubercules affez gros, qui font des lobes à-peu-près ronds ; ces lobes font formés chacun par une groffe branche d'arteres ; quelquefois les fillons pénétrent jufqu'à la furface interne ; il y en a plus ou moins ; il y a de même de ces anfractuofités dans les placentas qui font reftés dans la matrice, & qui n'ont fouffert aucune violence (1).

Cette face extérieure eft auffi recouverte

---

(1) Un Moderne prétend que pendant toute la groffeffe, la furface extérieure du placenta eft liffe & fans finuofités, & que celles qu'on y remarque après fon extraction, ne fe forment que pendant le travail de l'enfantement ; c'eft-à-dire que leur nombre eft en raifon de celui des douleurs que la femme a reffenties avant d'accoucher ; qu'il n'y en a point quand le travail a été fort court, & beaucoup au contraire quand il a été long & pénible. Outre que cette opinion eft démentie journellement par l'expérience, comme je l'ai fait obferver plufieurs fois, on trouve autant d'infractuofités à la face externe du placenta d'une femme qui eft morte groffe, fans être entrée en travail, que fur celui d'une autre, dont l'accouchement aura été tres-laborieux. Au refte cette opinion eft trop abfurde & trop puérile, pour mériter d'être férieufement réfutée.

par

par le chorion, qui quelquefois eft membraneux & réticulaire, d'autres fois il eft purement fibreux.

Vers le bord du placenta, le chorion eft plus épais qu'ailleurs, & fon adhérence y eft auffi plus forte.

Le chorion couvre les fillons du placenta, il en pénétre même la profondeur, & en unit les lobes; cette face du placenta eft tomenteufe, pulpeufe & vafculeufe.

Le placenta eft très-mou dans fon centre.

§. XXIII. *La ftruÉure du placenta.*

Quand on n'a fait aucune préparation, le placenta paroît être fibreux, & d'une nature parenchymateufe; il eft tout rouge, plein de fang, & reffemble affez à une éponge.

Il fe trouve en quelques endroits de fa face interne, une petite quantité de fubftance jaune, qu'on prendroit pour de la graiffe.

Si on fait tremper & macérer le placenta dans de l'eau, il fe diffout en fibres rameufes, qui étoient liées enfemble par le moyen d'un tiffu cellulaire, & qui alors font féparées les unes des autres; c'eft ce qu'on appelle un placenta décharné, *placenta excarnata.*

Tome II. H

Quelques Auteurs ont dit que ce tiſſu cellulaire étoit un plexus nerveux, d'autres ont dit que c'étoit une humeur gélatineuſe, & d'autres que c'étoit une ſubſtance particuliere, carneo-ſpongieuſe.

Ce tiſſu accompagne les troncs des vaiſſeaux, leur ſert de gaine, & les ſuit juſques dans leurs dernieres ramifications; c'eſt par lui qu'un vaiſſeau eſt uni au vaiſſeau voiſin.

Il y a une autre ſubſtance celluleuſe, plus fine, qui eſt une continuité du chorion, & qui fournit une enveloppe à chaque petit vaiſſeau.

Pour ce qui eſt des glandes, les uns ont jugé par analogie, qu'il devoit y en avoir dans le placenta, & d'autres ſe ſont imaginés y en appercevoir, & même ils ont cru voir des vaiſſeaux répandus dans leur ſubſtance, & diſtinguer leurs tuyaux excrétoires.

Pour confirmer qu'il y a des glandes dans le placenta, on a coutume d'en donner pour preuve, les hydatides qu'on y trouve très-ſouvent; Gemma mettoit autrefois au nombre des avortemens, ces hydatides, qui ſont un mêlange de véſicules, & d'humeur ſemblable à un jaune d'œuf; Marcellus-Donatus parle d'une femme qui

rejetta une maſſe ronde, faite de bulles;
& Panarole, de petits œufs, qui ſont ſortis avec un fétus; on rapporte auſſi à cela
ces veſſies qui ſortent avec les vuidanges;
les hydatides qui ſont ſorties par la vulve;
& ces véſicules groſſes comme des châ-
taignes, qui ſont adhérentes au placenta.

Soixante véſicules qui ſont ſorties en
place de fétus, mêlées avec des morceaux
de chair; un nombre prodigieux de véſicules vuides, ou pleines d'une ſéroſité de couleur de ſafran.

Il y a beaucoup d'exemples d'une môle
véſiculaire, cela eſt fort commun.

Une môle aqueuſe, d'où il ſortoit chaque jour cinq à ſix livres d'une liqueur
ſemblable à du petit-lait.

Une maſſe de veſſies, aſſez groſſe pour
remplir trois bocaux.

Un placenta hydatide, rejetté même
avec un œuf; une grappe de véſicules; des
hydatides ſorties avec un fétus, ou trouvées dans le bas-ventre.

Des œufs unis enſemble par des filamens, comme une grappe de raiſin, dont
la peau étoit dure, & qui étoient remplis
de matiere albumineuſe.

Une grande quantité d'hydatides, ſorties de la matrice.

Un monceau de 6000 véficules pleines d'une humeur coagulable, qui ont été rejettées le 7ᵉ. mois.

On apporte auffi pour preuve, une môle charnue, de laquelle pendoient des véficules, qui fortit de la matrice fans fuites fâcheufes.

Des grappes hydatides, unies enfemble par le moyen d'une fubftance môle.

Une môle véficulaire d'une groffeur prodigieufe, rejettée avec un fétus ; une groffe môle pleine de véficules, tirée après l'enfant.

Des veffies forties de la matrice, qui contenoient fept à huit pintes de liqueur.

Il y a dans les Auteurs quantité de ces hiftoires, de grappes de véficules du poids de deux, trois, quatre & même neuf livres.

Ruyfch, qui pouvoit en parler d'après fon expérience, dit que cela eft fort ordinaire, & en rapporte beaucoup d'exemples.

J'ai eu auffi occafion d'en voir.

Ruyfch a même fait l'extirpation d'une tumeur pleine de cellules remplies de férofité, qui étoit à l'orifice de la matrice ; on a trouvé dans un cadavre une pareille tumeur, adhérente à la matrice dans toute fon étendue , qui même fut caufe de la mort du fujet.

Le fluide contenu dans ces véficules eſt coagulable, du moins il peut s'épaiſſir.

Il peut fe faire que quelquefois il y ait une caufe particuliere d'hydatides ; dans le cadavre d'une femme qui en avoit rejetté, on trouva le placenta tout entier ; mais je crois que cela eſt rare, ou que ces hydatides appartenoient au placenta d'un autre fétus, & qu'elles ont reſté après lui dans la matrice, ou que ce font des veines de la matrice qui ont dégénéré : il eſt sûr que la plûpart du tems ces veſlies appartiennent au placenta, & Ruyſch qui avoit tant d'expérience là-deſſus , enſeigne que les placentas, dans les premiers tems de la groſfeſſe, fe changent en maſſes charnues, & que le 7ᵉ. mois ils dégénerent en hydatides ; cependant je conferve un placenta de deux mois, qui eſt véficulaire.

§. X X I V. *Les arteres du placenta.*

Pour que les recherches qu'on fait ſur le placenta, puiſſent en faire connoître la ſtructure, il faut l'injecter, & le bien remplir par les gros vaiſſeaux du fétus , & enſuite le mettre dans l'eau.

Les arteres ombilicales , ainſi que les

veines, se divisent à quelque distance du placenta, à l'endroit où l'amnios s'insere au cordon.

Si le cordon est implanté au centre, les arteres ombilicales jettent de grosses branches, en maniere de rayons qui s'étendent vers la circonférence ; ces branches sont de grandeur inégale, si le cordon est près du bord ; & elles sont plus petites du côté où le bord du placenta est plus près du cordon.

Les vaisseaux sont apparens à travers l'amnios ; les arteres m'ont paru plus grosses sur le placenta que dans le cordon.

Après un court espace, quand la membrane mitoyenne a pris adhérence avec les troncs des arteres, elles s'avancent dans le tissu cellulaire qui unit le chorion à cette membrane, & se rendent au chorion, enveloppées de ce tissu cellulaire, que des Auteurs ont appellé leur gaine.

C'est ce tissu cellulaire qui est la chair blanche, que Fabrice dit environner les vaisseaux ; c'est aussi à-peu-près de ce tissu que veut parler Warthon, quoiqu'il semble cependant que c'est plutôt du tissu cellulaire du cordon. Noortwick le regarde aussi comme une gaine ; il paroît cependant qu'il ne se continue pas loin avec ces vais-

feaux, puifqu'on ne peut pas le fuivre au-
delà de l'adhérence de la membrane mitoyenne.

Ces arteres s'approchent en s'enfonçant
& en ferpentant, du bord du placenta;
enfuite elles s'uniffent enfemble par de
groffes anaftomofes, de même que les veines qui les accompagnent, & forment un
réfeau dont les plus groffes branches fe
rendent au fétus , & les plus petites font
du côté de la matrice ; de ce côté le placenta eft bien plus mou.

Les rameaux de ce réfeau vafculeux,
produifent dans toute leur longueur de petits rameaux, dont ils font couverts comme d'un duvet.

Et ces petits rameaux divifés & fubdi-
vifés , produifent de petits rejettons qui
percent le chorion , fe font une efpece de
gaine de cette membrane , & parviennent au placenta à travers les trous du chorion ; c'eft ainfi qu'ils l'uniffent avec lui ;
je ne dis pas que des filets celluleux ne
concourent à cette union : enfuite ils
fe plongent dans le placenta en ligne perpendiculaire, & fe divifent en rameaux
qui fe divifent auffi ; & d'un gros tronc
artériel il en réfulte un peloton vafculeux,

tel qu'on en diftingue plufieurs fur la furface convexe du placenta.

Ces rameaux font délicats, prefque lymphatiques, & fe terminent en une efpece de duvet; leurs extrémités unies enfemble par un tiffu cellulaire, forment des grains qui, quand on les fait macérer, repréfentent de petits arbriffeaux.

Il n'y a dans le placenta aucune partie où il n'y ait de ces vaiffeaux, & ils font proprement les fibres qui le compofent, dont j'ai parlé; le placenta n'eft donc formé que de vaiffeaux & d'un tiffu cellulaire; ce tiffu en les uniffant enfemble, en fait de petits faifceaux, que Ruyfch a appellé grains, ou *acini*; fi on les fait macérer, ces petits faifceaux fe déploient, & on voit par-là qu'il n'y a point de vraies glandes dans le placenta.

Ces vaiffeaux du placenta deviennent facilement hydatides; Albinus en a vu dans une conception qui n'étoit pas plus groffe qu'un œuf de poule; ces filamens devenant variqueux & fe dilatant, préparent la formation des hydatides.

J'ai vu dans le placenta d'une groffeffe plus avancée, des hydatides de deux genres; le placenta étoit femblable à du fang coagulé, & il en fortoit des pédicules longs d'un pouce, larges d'une demi-ligne, d'où pendoient des véficules blanches très-diftinctes ; du même pédicule fortoient d'autres véficules ; ce pédicule étoit creux, & fa cavité étoit continue avec celle des véficules, de façon que l'air paffoit des uns dans les autres ; ainfi, une véficule produit une branche qui fe divife & fe fubdivife, de laquelle branche & de fes divifions, pendent des véficules pareilles.

Ceci nous apprend que les véficules du placenta font plutôt des vaiffeaux dilatés, que des cellules défigurées.

Je croirois affez que ce font des veines, à caufe de leur délicateffe, & parce que ce genre de vaiffeaux eft fujet à fe dilater.

D'autres véficules naiffent fur le placenta même, fans pédicule, & font unies enfemble ; il y en a eu dont l'enveloppe paroiffoit comme du fang coagulé, & mis couche fur couche, prefque de couleur de minium ; elles étoient remplies d'une gelée qui n'étoit pas diffoluble dans l'eau : on peut croire que celles-là viennent du tiffu cellulaire.

§. XXV. *L'adhérence du chorion à la matrice.*

Il faut en premier lieu décrire cette union, & démontrer qu'en général le placenta est fortement attaché à la matrice, & faire voir ensuite comment il y est attaché; mais nous devons commencer par le chorion.

Par-tout où le chorion est sans placenta, son duvet s'attache étroitement à celui de la matrice; l'un & l'autre se ressemblent si fort, qu'à peine pourroit-on distinguer dans les lambeaux de l'un & de l'autre, quel est celui qui appertient au chorion, & quel est celui de la matrice; on trouve souvent de grands lambeaux du chorion qui ont resté dans la matrice.

On peut croire que le moyen de cette union est en partie cellulaire, & en partie fait de vaisseaux qui ressemblent à du duvet, & qui du chorion vont à la matrice, & s'y implantent, de façon que les vaisseaux du chorion sont continus avec ceux de la matrice.

C'est ainsi dans la femme; car il y a plusieurs animaux où cette adhérence est légere, comme dans la truie; & j'ai vu aussi dans la femme que le chorion se détachoit facilement ; comme les vaiſſeaux font petits , ils ne verſent point de ſang quand on a arraché le chorion (1).

En général , l'adhérence du placenta eſt plus forte que celle du chorion , & elle l'eſt plus dans certaines femmes que dans d'autres , car il y en a qu'on ne peut délivrer qu'avec beaucoup de peine & de danger ; dans d'autres elle eſt très-légere , ce qui les expoſe à l'avortement & aux hémorrhagies ; elle eſt plus forte quand le cordon eſt inféré au centre du placenta ; elle l'eſt encore davantage quand ſes ſinuoſités ſont très-profondes , & enfin l'adhérence eſt plus forte à la circonférence du placenta , & à l'endroit où le chorion s'y attache ; il y a encore des Auteurs qui prétendent que l'adhérence eſt d'autant plus forte , que le fétus eſt plus vigoureux.

Cette adhérence ſe fait auſſi par le moyen du tiſſu cellulaire , que d'autres ont dit être des ligamens , & par le moyen des vaiſſeaux qui ſont plus gros en cet endroit.

Mais on comprend aiſément que le placenta étant recouvert par le chorion dans

---

(1) Ce n'en eſt pas là la raiſon , comme on l'a vu dans ma Diſſertation , c'eſt qu'ils n'en contiennent pas.

toute fon étendue, ce font en partie les petites fibres de cette membrane qui font fon union avec la matrice, & que les vaiffeaux qui la traverfent y concourent auffi.

§. XXVI. *La fin des vaiffeaux du pla-* *centa.*

Quand les extrémités des arteres du placenta font parvenues jufqu'au commencement du chorion, il s'en détache quelques rameaux qui vont fe rendre à cette membrane, qui s'étendent même affez loin dans fa fubftance, & qui la traverfent enfuite pour fe rendre à la matrice ; peut-être y a-t-il auffi quelques petits rameaux qui vont fe rendre à l'amnios & à la membrane mitoyenne, mais cela n'eft pas encore affez certain.

Le chorion, la membrane mitoyenne & l'amnios, font plus étroitement unis au placenta en cet endroit, c'eft-à-dire à fon bord.

Enfin plufieurs arteres du placenta s'abouchent avec des veines qui dépendent de la veine ombilicale, & verfent dans ces petites veines le fang qu'elles contiennent ; c'eft par ces anaftomofes que la matiere injectée dans les arteres du placenta revient par les veines ; cependant cette expérience ne réuffit pas toujours.

· Enfin, les rameaux artériels les plus importans, font ceux qui fortent de la face externe du placenta, & qui percent obliquement le chorion, pour s'infinuer dans la fubftance de la matrice.

Je dois même faire ici mention de ce que de grands hommes penfent fur ces arteres; ils difent qu'elles entrent dans de petits pores & de petits tuyaux de la matrice, qui leur correfpondent.

§. XXVII. *Les veines du placenta.*

Il faut prendre leur origine des troncs ombilicaux; elles font fur la face interne du placenta un réfeau plus épais, que ne l'eft celui des arteres, parce qu'elles font plus groffes, en plus grand nombre, & que leurs tuniques font plus fines; elles accompagnent par-tout les arteres; chaque artériole renferme une veine dans fa petite gaine, & elles paffent comme les arteres, à travers les pores du chorion.

La plûpart de ces veines fe terminent en faifant un canal continu avec leurs artérioles, par le moyen defquels on les remplit facilement.

On peut croire qu'il y en a d'autres qui vont de même au chorion, & qui paffent à travers de fes pores pour fe rendre à la matrice.

Mais il y en a beaucoup qui deviennent des sinus veineux, mous, qui se répandent sur la surface extérieure du placenta, & contiennent du sang; ces sinus se rétréciffent en s'approchant de la matrice.

Il y a des Auteurs qui en cet endroit, y ont vu des orifices ouverts.

Il est vraisemblable que les arteres tortueuses de la matrice, qui dans les derniers tems de la groffeffe fortent de fa face interne, à l'endroit de l'implantation du placenta, s'insinuent dans ces sinus; leur faillie n'est pas fort apparente, car quelquesunes d'entr'elles n'ont pas plus d'un tiers de ligne de largeur; cependant jusqu'à préfent, personne n'a vu ces arteres dans ces sinus, ni personne ne les a fait fortir des sinus du placenta, quoique Albinus affure qu'elles font adhérentes au placenta, & qu'elles s'y inferent.

D'autres ont dit que les arteres utérines s'implantoient dans les petits pores du placenta. M. Aftruc fait entrer fes appendices veineufes dans les petits trous du placenta, pour y verfer du fang; Roederer les fait aller jufqu'à la membrane réticulaire, qui est le chorion.

§. XXVIII. *Doutes sur l'union du placenta avec la matrice.*

Perfonne ne nie, à ce que je crois, qu'il paffe quelque fuc nourricier de la matrice au fétus par le placenta ; car on ne voit pas autrement quelle feroit la voie par laquelle lui pafferoit la matiere qui fournit fon accroiffement ; c'eft pourquoi la plus ancienne opinion eft que le fétus fe nourrit par l'ombilic.

On demande quelle eft l'efpece de fucs qui paffent de la matrice au placenta : les uns difent que c'eft du fang, les autres le nient ; & cette queftion n'eft pas encore décidée, car deux hommes célebres ont depuis peu rapporté plufieurs expériences, qui prouvent qu'il ne paffe point de fang dans le placenta. Ces expériences ont été faites de bien de différentes manieres.

Roederer enfeigne ouvertement que la membrane vafculeufe de la matrice, qui naît pendant la groffeffe, s'unit avec la membrane réticulaire du chorion, de façon que les arteres & veines de l'une & l'autre membrane fe confondent, & font corps enfemble.

Il ne conclut pas delà qu'il paffe du fang de la mere à l'enfant ; car il dit que cette membrane filamenteufe ne verfe point fon fang dans les vaiffeaux ombilicaux : il avoit cependant dit autrefois le contraire ; il femble même que c'étoit d'après fes expériences.

Il remarque qu'il ne fort point de fang de la face convexe du placenta qui eft du côté de la matrice, quand le placenta eft nouvellement extrait, qu'on ne peut même en faire fortir par expreffion ; & qu'ayant rempli d'injection les vaiffeaux du placenta, on n'a rien vu s'écouler de ce côté, fi ce n'eft de l'eau qui paffoit difficilement, ou quelque chofe de très-clair qui n'étoit point du fang.

Il ne convient point que les grands orifices veineux de la matrice, rencontrent dans le placenta quelque chofe qui leur réponde ; du moins ceux qui ont écrit qu'il y avoit des vaiffeaux dans le placenta qui leur répondoient, ont dit que ce n'étoient que des grains, des prolongemens du placenta, de la largeur de fix lignes, qui s'implantoient dans les finus de la matrice ; mais il ne paroit pas naturel que de très-petites artérioles fourniffent du fang à de très-groffes veines, car fuivant les loix de l'hydroftatique, le fang y feroit continuellement en ftagnation comme dans un lac.

Enfin

Enfin, il paroît qu'il regarde ces orifices comme des finus veineux qui ont été déchirés, & c'eft à cette dilacération qu'il rapporte l'hémorrhagie qui arrive dans le tems de l'accouchement.

Il ajoute que fes expériences lui ont démontré que le mouvement du fang dans le placenta ne vient point de la mere, & que rien ne lui donne ce mouvement que le cœur du fétus, puifque les arteres du placenta ne battent plus, dès qu'on a fait la ligature des arteres du cordon; que ce font les arteres du placenta qui font du côté de la matrice qui ceffent de battre les premieres, & celles du cordon les dernieres; & qu'après la mort de la mere, les arteres du fétus ne ceffent point de battre, & qu'il lui furvit même; que c'eft pour cette raifon que fi on laiffe le placenta dans la matrice après avoir coupé le cordon, il ne s'écoule que deux ou trois onces de fang; & que quoique la mere ait perdu tout fon fang, le fétus ne perd point le fien.

Que jamais on n'a pu faire pénétrer par l'injection quelque matiere que ce fût, pas même du mercure, de la mere au placenta, au cordon, ni au fétus; ni qu'une liqueur ftyptique, injectée dans les vaiffeaux de la mere, n'a pu coaguler le fang du fétus,

Tome II.   I

quoique la matiere injectée par la matrice, s'épanche dans tout le tiſſu cellulaire du placenta.

J'ai vu de même, que de la cire injec-tée dans les veines & les arteres de la ma-trice, alloit ſe répandre dans le chorion, & dans la portion du placenta voiſine de l'en-droit injecté, & qu'elle y étoit manifeſte-ment ramaſſée en grumeaux, ſans forme particuliere.

Qu'il ne paſſe rien non plus dans la matrice, de l'injection que l'on fait au fé-tus, pas même dans la vache; que par conſéquent il n'y a point d'anaſtomoſe entre les vaiſſeaux ſanguins de la matrice & ceux de l'œuf.

C'eſt ce qui a fait dire que le ſang qui vient de la matrice ſe dépoſe dans le tiſſu cellulaire, pour être enſuite réſorbé par les petites veines du placenta.

C'eſt à-peu-près ce que Hippocrate a enſeigné, que le ſang menſtruel s'épan-choit autour du placenta, & qu'il étoit ré-ſorbé pour paſſer au fétus; on a même obſervé que M. Noortwick, au lieu de voir comme il l'a cru, le placenta adhérent à la matrice, n'a vu que le tiſſu cellu-laire.

On ajoute qu'on trouve ſouvent entre

le placenta & la matrice, des pierres, des matieres calcaires ou argilleuſes, ou des concrétions ſalines. Ruyſch parle auſſi d'u-ne membrane qui coüvre le placenta, & il penſe qu'elle intercepte la communication du ſang; il dit même l'avoir trouvée pierreuſe.

Que les vaiſſeaux du chorion ſont trop petits pour pouvoir réſorber du ſang, & qu'on trouve entre la matrice & le chorion une humeur claire & gélatineuſe.

Enfin, que le placenta appartient au fé-tus & non à la mere, & que le fétus eſt un individu particulier, & ne fait point partie de la mere.

Que le ſuc nourricier eſt pompé par le chorion, après qu'il s'eſt comme exhalé de la matrice.

§. XXIX. *Les cotylédons.*

On donne encore pour preuve, ce qui ſe paſſe dans les animaux qui ruminent; il eſt évident par ce qu'on remarque dans les *cotylédons*, que ce n'eſt point du ſang qui paſſe de la mere au fétus, mais une matiere laiteuſe.

Car dans la brebis ou dans la vache, les *cotylédons* qui naiſſent ſur la ſurface interne de la matrice dans le tems de la géſ-

tation, de très - petits deviennent grands,
& restent dans la matrice après la sortie du
fétus; il sort aussi du chorion de pareilles
caroncules, qui sont propres à s'adapter
avec celles de la matrice; elles ont des sossettes & des éminences, formées de petits
grains; les sossettes répondent aux tubercules de la matrice, de même que les éminences à ses cavités : cette engrainure se
fait si exactement, qu'on a même dit que
les cotylédons étoient maintenus unis à la
matrice par le moyen de quelque ligament;
dans les brebis, les caroncules sont mani-
sestement creuses, & c'est delà qu'elles ont
pris leur nom; il y a même des cas où elles
sont trop adhérentes, & alors si on les lais-
se, elles tombent en supuration.

Or, quand on détache avec soin ces cotylédons, on voit sortir des petites cavités
de la matrice & de celles des cotylédons,
des filets; mais il ne s'écoule point de sang;
cependant il y a quelques Auteurs qui disent avoir vu des points rouges & du sang.

Le fluide dont l'une & l'autre espece de
cotylédons est remplie, est muqueux, albumineux, d'un goût fade, assez semblable à du lait, & il s'en écoule de chaque cotylédon, jusqu'à une cuillerée.

Si on met dans l'eau les radicules des

cotylédons, on les voit former des filets &
des ramifications comme le placenta humain , & se subdiviser enfin en des filamens capillaires.

Roederer injecta les vaisseaux utérins
d'une vache, & l'injection passa à la face
interne de la matrice ; car je pense que c'est
cette partie qu'il nomme corticale : cette
face qui touche proprement les parties
du fétus , ressembloit à la tunique vil-
leuse des intestins qui auroit été bien remplie d'injection ; il y avoit un peu de matiere épanchée dans les sillons de la partie propre au fétus, mais rien ne pénétra
dans cette partie ni dans le chorion, de
même que cela arrive dans la femme. Monro avouoit cependant que le placenta des
brutes étoit coloré quand on injectoit.

C'est pourquoi on peut dire qu'il y a de
la différence entre la structure des cotylédons de la matrice & celle de ceux du
chorion, ceux-ci sont rouges, & ceux de
la matrice sont blancs dans le lapin , même dans la vache, la biche & d'autres
animaux.

J'ai répété cette expérience dans la vache.

Les cotylédons de la matrice ressembloient
à des champignons, ils étoient ovales &

circulaires ; ils étoient pleins de petits vaiſſeaux artériels & veineux , même à la ſurface qui étoit du côté de l'œuf.

Ceux qui appartenoient à l'œuf étoient formés comme de filets cylindriques, mais qui étoient grands, & ſe ramiſioient ; chacun de ces cotylédons étoit compoſé d'un grand nombre de flocons cylindriques , qui ſe réuniſſoient en un tronc commun , & ils ſe détachoient quand on les tiroit doucement des foſſettes fongueuſes & en forme de champignons , qui étoient aux cotylédons de la matrice.

Il paſſe beaucoup de vaiſſeaux ſanguins par le chorion pour ſe rendre à ces cotylédons ; delà ils fourniſſent un petit tronc artériel & veineux à chaque filet, dont les branches ſe propagent juſqu'à ſes extrémités , & fourniſſent un petit rameau à chaque flocon ; l'injection pénetre tout le filet, & le colore entiérement ; il y a plus de petites veines que d'arteres , & le flocon eſt plus coloré quand l'injection s'eſt faite par les veines.

En injectant les vaiſſeaux de la mere, il ne paſſoit rien au fétus, & de même il ne paſſoit rien à la mere, quand on injectoit ceux du fétus ; mais la liqueur injectée ſortoit facilement par les dernieres ramifications des filets : cependant il y avoit apparence que ces vaiffeaux fe déchiroient, & qu'ils ne. s'ouvroient pas fpontanément ; ces extrémités fe déchirent très-aifément, car elles font très-délicates, & font comme fi elles fortoient de petits tuyaux creux & profonds.

Quand on n'y a fait aucun changement, on voit fuinter une humeur laiteufe, des petites radicules appartenantes au fétus.

En détachant fans violence les petits placentas dans la brebis, on en a vu couler du fang.

Dans le lapin, le placenta, qui reffemble au placenta humain, eft très-plein de fang, même quand le fétus en a peu, & il eft adhérent par des tubercules, à de pareils tubercules qui font à la matrice ; j'en ai vu couler du fang, en détachant ces tubercules les uns des autres.

Pendant que je détachois dans une chienne, le chorion, qui eft filamenteux, plein de trous, & réticulaire, il s'eft écoulé une humeur féreufe, & d'autres fois il en eft forti du fang après.

Mais quoique dans quelques animaux, il fe foit écoulé du fang, je ne tire aucune conféquence de cette expérience ; je fuis convaincu par celles que j'ai faites fur la vache, avec la plus grande exactitude, qu'il a pu se faire que pendant qu'on a détaché les cotylédons du fétus de ceux de la matrice, il se soit écoulé quelques gouttes de sang du petit rameau artériel dont chaque filet est pourvu.

§. X X X. *Y a-t-il des vaisseaux laiteux qui de la matrice, vont se rendre au placenta ?*

Ce qui se passe à l'égard des cotylédons, induit à en croire quelque chose ; il s'écoule du lait quand on les sépare de la matrice, & le lait a par lui-même des propriétés, qui semblent prouver qu'il est nécessaire qu'il en passe au fétus.

C'est ce qui a fait dire à plusieurs Auteurs, que le fétus ne se nourrit point de sang ; que ce fluide est trop épais, pour pouvoir passer de la mere à l'enfant ; mais qu'il se nourrit entiérement de lait qui est filtré par la matrice, & qui va se rendre au chorion & au placenta par des vaisseaux laiteux, ou lymphatico-laiteux.

Ils en ont donné pour preuve, la matiere laiteuse qu'on voit sur la surface du placenta au moment de son extraction, & les vaisseaux laiteux qu'on a trouvés dans les mamelons du placenta.

Ils ont dit auffi qu'en exprimant le placenta, il s'en écouloit du chyle.

Qu'il y avoit des vaiffeaux laiteux ,
flottans dans la cavité de la matrice des
femmes en couches, qui étoient adhérens
au placenta avant qu'on en eût fait l'extraction, & qu'on trouvoit de petites appendices lymphatico - artérielles, pleines de lait
dans les femmes groffes.

Que ces vaiffeaux laiteux de la matrice
s'abouchent avec les orifices des vaiffeaux
du placenta.

Qu'il fort des arteres de la matrice des
tuyaux lymphatico-laiteux, qui deviennent
veineux, & qui renferment un fuc laiteux,
qu'on peut faire fortir par expreffion ; que
ces tuyaux fe dilatent dans les femmes groffes, & qu'il y a à la furface intérieure de
la matrice, pendant la groffeffe, des orifices d'où on peut auffi faire fortir par expreffion une humeur laiteufe.

Qu'il y a dans le placenta, des conduits
blancs qui partent des arteres, & fe terminent dans des veines ; que ces conduits reçoivent leur fluide des vaiffeaux de la matrice du même nom ; qu'ils pompent cette
humeur, des pores de ces vaiffeaux par
leurs propres pores; & qu'il peut y avoir
des vaiffeaux lymphatiques dans le pla-

centa, quoique les expériences de Ruyſch ſemblent prouver qu'il n'y en a pas ; que même on a vu depuis peu dans un placenta blanchâtre, des petits vaiſſeaux pleins d'une humeur claire, quelquefois noueux, & qui renfermoient une matiere ſemblable à de la chaux.

Avant cela, Warthon avoit enſeigné qu'il ſe ſéparoit du lait dans le placenta ; Harvée, dont l'autorité eſt de grand poids, a dit que le placenta fait l'office de la mamelle. Mais tous ces Auteurs ont attribué à l'homme une ſtructure qui eſt particuliere aux animaux qui ruminent ; Van-Swieten ne nie pas abſolument qu'il paſſe de la matrice à l'œuf, quelque choſe de ſemblable à du lait.

§. XXXI. *Ne paſſe - t - il abſolument rien de nourricier de la matrice, dans les vaiſſeaux ombilicaux ?*

Il y a beaucoup d'Auteurs qui croient qu'il n'y paſſe rien ; de la Corvée eſt le chef de cette opinion ; enſuite Everard, d'après ſes obſervations ſur la formation du fétus dans la lapine ; Entius, Bayle, Vanderwiel pere & fils, & Berger, ont été du même ſentiment.

Blondel nie même que l'œuf tienne jamais à la mere, & qu'il y ait la moindre anaftomofe entre fes vaiffeaux & ceux de la matrice.

Les raifons qu'ils en donnent, fe tirent prefque entiérement des cas contre nature, dans lefquels on a trouvé un vrai nœud au cordon, ou une groffe tumeur, ou les vaiffeaux ombilicaux bouchés, ou le cordon rompu, ou des enfans fans cordon, & même des fétus fans la moindre apparence de nombril.

Ils ajoutent que l'analogie le prouve, puifque dans la jument & dans la truie, difent-ils, il n'y a aucune communication entre le fétus & la matrice, du moins dans les premiers mois de la geftation.

Ainfi, fi des animaux femblables à l'homme peuvent vivre fans cordon ombilical; fi même des fétus humains vivent & parviennent à terme, quoiqu'il y ait au cordon un obftacle à ce que le fang puiffe leur parvenir, ou même quoiqu'il n'y ait point de cordon, ils penfent qu'il eft évident que la nourriture lui vient par une autre voie.

Ils prétendent donc que c'eft des feules eaux de l'amnios qu'il tire fa nourriture, & qu'il reçoit la matiere de toutes fes humeurs.

S'il étoit bien vrai qu'il fe fût trouvé des fétus fans cordon ni nombril, il feroit très-difficile d'expliquer par quel moyen ils auroient été nourris (1).

§. X X X I I. *Cependant il eſt certain qu'il paſſe quelque choſe de la mere au fetus par le nombril.*

Je n'emploie point les raiſons qu'on a coutume de donner pour le prouver, car comme perſonne ne peut nier qu'il paſſe un ſuc nourricier de la mere à l'enfant, il n'eſt queſtion ici que de rechercher par quelle voie ce ſuc lui parvient; il y a des Phyſiologiſtes qui penſent que c'eſt par des voies qui nous ſont inconnues, ou par une ſorte de réſorbtion; nous leur objecterons les raiſons que donnent d'autres Auteurs, & ils doivent admettre avec nous les phénomènes dont nous allons faire mention : car ce ſuc, ou, s'ils l'aiment mieux, cette effuſion de matiere très-fine, peut auſſi paſſer de la mere au fétus par

_____

(1) Si cela étoit vrai, on pourroit fimplement en conclure que la nature a des reſſources infinies, & que quand une voie lui manque, elle pourvoit par d'autres, à la conſervation de ſon ouvrage; mais ces faits ſont très-douteux.

des pores inorganiques, comme paffe le virus variolique, dont l'enfant eft infecté auffi-tôt que fa mere en eft attaquée, puifqu'on le voit venir au monde avec des taches de petite vérole, ou qu'il en eft attaqué dès qu'il eft né; la mere communique auffi à fon fruit d'autres maladies, comme la vérole, la jauniffe; on dit qu'on a vu les eaux de l'amnios, de couleur de fafran, parce que la mere en avoit beaucoup pris pendant fa groffeffe, & que ces eaux font imprégnées de mercure, quand la mere en a fait ufage.

Mais la perte qui fuit le décolement du placenta ne fait pas preuve, quoique quelquefois la femme perde tout fon fang & la vie, & fur-tout fi fon adhérence étoit autour de l'orifice de la matrice; car ce fang peut ne pas fortir des vaiffeaux, qui s'ouvroient naturellement fur la face convexe du placenta, mais il peut couler par des vaiffeaux qui ont été déchirés, & principalement fi ce font les finus veineux de la matrice; & il y a des exemples que le placenta eft forti long-tems avant l'enfant, fans qu'il foit furvenu d'accident.

Je ne donne point pour preuve, non plus le fang qui coule après la fortie du placenta dans les animaux; car il y a des Auteurs qui l'ont vu fortir, fans qu'il fe foit écoulé de fang.

Outre cela, comme tout ce que j'ai rapporté eft affez incertain & variable, qu'une femme attaquée de la petite vérole fouvent accouché d'un enfant bien portant, & qu'un enfant a apporté en venant au monde, des taches de la petite-vérole, quoiqu'il fût conftant que fa mere ne l'avoit point eue dans le tems de fa groffeff ; & qu'une mere attaquée de la pefte ou de la vérole, a mis au monde un enfant fain ; que Detlef a trouvé, qu'il étoit faux que l'enfant fe fût reffenti de ce que fa mere avoit bu de la décoction de garance : on peut tirer de tout cela, des raifons de douter s'il y a communication de la mere à l'enfant ; je croirois plus facilement, qu'une poule qui auroit vécu de garance, aura rendu des œufs dont la coquille étoit colorée, parce que l'œuf a fait partie de la poule, & que la garance s'unit très-facilement avec les matieres calcaires.

Et je ne prétends pas, comme quelques modernes, que la refpiration foit néceffaire pour la perfection du fang, ou qu'elle donne de la chaleur, ou que le fang eft noir dans les femmes groffes, parce que celui qui revient du fétus en altere la qualité.

Car les petits des oiseaux se préparent eux-mêmes, & sans le secours de leur me-re, un sang d'un beau rouge, de leurs sucs nourriciers.

§. XXXIII. *Preuves de ce que le fétus reçoit sa nourriture par le nombril.*

Les fétus qui sont nés acéphales, ou qui avoient la bouche fermée, n'ont pu rece-voir leur nourriture que par les vaisseaux ombilicaux ; si donc ceux-là ont pu le faire, pourquoi les autres ne le feroient-ils pas ?

Cette grande quantité de sang qui se trouve dans les vaisseaux de la matrice d'une femme grosse, sembleroit déroger à la sagesse de la nature, s'il ne passoit pas au fétus une partie de ce sang.

On ne comprend pas pour quelle raison les regles se suppriment aussi certainement dans presque toutes les femmes, même dès le premier mois de la grossesse, tems au-quel l'embryon ne prend que très-peu de nourriture, si on n'admet que la matrice transmet de ce sang dans le placenta , & que sur-tout les ouvertures des vaisseaux qui fournissent la matiere des regles, sont si bien bouchées par l'adhérence du placenta, qu'il ne peut rien s'en échapper ; car si le pla-centa n'étoit qu'appliqué à la matrice , il n'empêcheroit pas qu'il n'en fortît du fang.

C'étoit la raifon des anciens Grecs ; ils difoient que les cotylédons dans la femme, n'étoient que les extrémités des vaiffeaux qui avoient fourni les regles, & ils enfeignoient que les veines du placenta s'attachoient aux veines de la matrice, de même que les arteres du placenta aux arteres utérines.

Un phénomène qui peut encore fervir à prouver la communication du fétus avec fa mere, c'eft que quand l'enfant eft fort, il y a fort peu d'eau dans l'amnios, & que le placenta au contraire eft fort adhérent; encore une autre preuve, c'eft que quand il n'y a point de fucs dans les vaiffeaux ombilicaux, il n'y en a point dans le fétus

§. XXXIV. *Preuves plus fortes.*

Ces preuves ne font que la négative de quelques-unes de celles de l'opinion contraire à la nôtre ; quelques Auteurs ont nié que le fétus perdît fon fang par une hémorrhagie de la mere, pour nous, nous l'affurons ; car dans toute expérience, celle qui prouve a plus de force, que celle qui nie le réfultat, parce que différens obftacles peuvent retarder l'effet qui doit naturellement

ment réfulter, & on peut mettre en action des caufes étrangeres, incapables de produire un événement qui ne peut être que l'effet de la ftructure des parties.

Une chienne & une femelle de lievre pleines, ayant perdu leur fang, les petits qu'elles portoient perdirent auffi le leur.

Quand la compreffion du cordon fait périr un enfant dans la matrice, il a tout fon fang ; mais quand il meurt par d'autres caufes, il n'y en a point, parce que tout a repaffé dans les vaiffeaux de fa mere.

Une femme avant d'accoucher, avoit perdu tout fon fang d'une chûte, fon enfant avoit auffi perdu tout le fien ; une femme groffe étoit morte d'hémorrhagie, il n'y avoit point de fang dans le placenta ; on avoit laiffé à une autre femme le placenta dans la matrice, & on avoit négligé de faire la ligature du cordon, il furvint par le cordon une hémorrhagie qu'on ne put arrêter, & qui fut funefte (1) ; dans ce cas, le fang de la femme fort par la

_____

(1) Il eft hors de toute vraifemblance que cette funefte hémorrhagie fe foit faite par le cordon ; je dis plus, cela eft faux ; tous les jours les Accoucheurs fe difpenfent de faire une ligature du côté de la mere, & jamais il ne s'écoule qu'une très légere quantité de fang.

veine ombilicale, & celui de l'enfant par les arteres du même nom ; le mouvement du fang n'eft pas lent dans cette veine, car un homme de mérite dit avoir vu fe lancer avec beaucoup de force, le fang qui revenoit du placenta ; & nous ferons voir que de même très-fouvent l'enfant périt, faute d'avoir fait la ligature du cordon.

Enfin, après que le placenta eft détaché, la matrice verfe du fang avec beaucoup de force, & le placenta eft couvert de celui qui fort du fétus, quoiqu'on n'ait employé aucune violence, & que les membranes foient dans leur entier ; le fétus périt & eft vuide de fang.

On a vu, même en injectant les arteres ombilicales, la matiere de l'injection tranfuder fur la furface du placenta.

Tout cela prouve que le fang du fétus fort par les vaiffeaux du placenta, que fa furface n'eft pas fans ouvertures; que le mouvement du fang dans le placenta eft rapide ; & enfin que le fang du fétus repaffe à la mere, & s'écoule par les plaies qu'elle reçoit.

§. X X X V. *Les injections paffent de la mere au fétus.*

Cowper a vu le premier du mercure injecté dans les arteres hypogaftriques de la mere, paffer dans les veines du placenta, & dans les cotylédons du fétus (1).

Vicuffens injecta auffi du mercure dans les arteres carotides d'une chienne qui étoit pleine ; il vit qu'il avoit pénétré jufques dans la membrane allantoïde, & qu'il en étoit entré dans la veine ombilicale du petit chien ; on a vu la même chofe après une injection de liqueur colorée ; elle paffa des vaiffeaux hypogaftriques dans les vaiffeaux du placenta.

On a auffi quelquefois fait paffer de l'air des veines hypogaftriques dans les ombilicales.

Il n'étoit pas néceffaire d'avoir de pareils fuccès à oppofer aux incrédules, puifque l'adreffe d'un bon Anatomifte peut fuffire pour faire voir la même chofe.

M. Noortwick a vu qu'après avoir rempli les vaiffeaux de la matrice, ceux du chorion l'étoient auffi, & que le placenta étoit très-rouge.

Les liqueurs injectées prennent une route toute contraire à celles qu'elles femblent devoir prendre ; car fi on injecte du vif-argent ou quelque liqueur teinte, dans les ar-

---

(1) On a nié cette expérience de Cowper.

teres du fétus, l'injection paffe dans les veines hypogaftriques de la mere.

Et même, fi dans les animaux on fait paffer de l'air dans la partie d'un cotylédon qui eft du côté de la matrice, il paffe dans la partie rouge qui eft propre au fétus ; & fi on en fait paffer dans les arteres de la matrice, il va dans les cotylédons du chorion.

Ces expériences ont d'autant plus de poids, que mille caufes peuvent diminuer ou faire perdre la force de la matiere injectée dans des vaiffeaux qui font très-fins, en arrêter la progreffion, & l'empêcher de parvenir jufqu'au fétus, à travers des canaux fi étroits ; c'eft ce qui a pu arriver à Monro & à Roederer ; car on ne peut pas foupçonner d'infidélité, l'expérience dans laquelle l'injection faite dans les vaiffeaux de la mere a paffé dans les vaiffeaux ombilicaux ; nous fçavons qu'il faut très-peu de tems à une matiere telle que de la cire, pour fe figer & fe mettre en maffe fans forme, dès qu'elle a trouvé à s'échapper du vaiffeau, & qu'elle n'eft plus retenue par des parois.

C'eft pourquoi, s'il n'y avoit pas de la mere au fétus un paffage libre & continu, on ne devroit jamais attendre d'autre fuccès de l'injection, & on ne pourroit pas éviter que la matiere injectée ne s'épanchât hors des vaiſſeaux, ſi les ouvertures de la matrice ſont grandes & béantes ; ou que cette injection ne revint dans les veines de la matrice, s'il n'y a point d'ouvertures à ſa ſurface interne.

Roederer & moi avons fait paſſer de la cire dans le tiſſu cellulaire du chorion.

Pour concilier des réſultats d'expériences auſſi contradictoires, il me paroît qu'on peut dire que les vaiſſeaux qui ſont entre la matrice & le fétus, ſont ſi délicats dans le chorion & dans le placenta, qu'ils ne peuvent tenir contre la force de l'injection, & ne peuvent porter la matiere injectée juſqu'aux vaiſſeaux ombilicaux ; mais que la plûpart du tems ils ſe déchirent, & que la matiere ne va pas au delà du tiſſu cellulaire ; c'eſt ce qui nous eſt arrivé à Roederer & à moi.

Enfin, Albinus a trouvé les arteres de la matrice pleines de ſang, & il faiſoit paſſer ce ſang juſque dans le placenta, de façon que cet homme ſi attentif & ſi ſage, ne doutoit même pas que ces vaiſſeaux ne portaſſent du ſang dans le placenta.

L'opinion de pluſieurs Auteurs tant anciens que modernes, eſt qu'il paſſe du ſang

rouge & tout préparé, des vaiſſeaux de la
matrice dans ceux du chorion; c'eſt-à-dire
qu'une portion du ſang de la matrice peut
être réſorbée par les vaiſſeaux du fœtus.
Rouhaut eſtime qu'il en paſſe un vingtié-
me, car il eſt certain que la majeure partie de ce ſang revient par les veines.

Je n'oſe rien aſſurer ſur la couleur ; il
ſemble cependant, à en juger par la groſſeur des vaiſſeaux artériels, que Roederer
a repréſentés dans le chorion , & encore
plus par les planches d'Albinus, & par les
pertes ſubites qui ſurviennent dans l'accouchement le plus naturel , après l'extraction du placenta la plus heureuſe, que ces
vaiſſeaux ſont plus capables de contenir
du ſang, qu'une humeur plus tenue.

Ainſi, je crois fermement qu'il paſſe,
ou un ſuc nourricier , ou du ſang par le
nombril, cependant ce n'eſt pas excluſive-
ment par cette voie, comme pluſieurs le
croient, mais il y en a une autre, car la liqueur de l'amnios, quelle qu'en ſoit l'origine, paſſe par la bouche du fœtus, & lui
ſert d'aliment.

De même que pendant l'incubation, le
poulet eſt nourri par le blanc de l'œuf qu'il
ſuce, & par le jaune qui paſſe dans ſon petit inteſtin, dans le tems qu'il n'eſt pas en-

core capable de prendre une nourriture plus solide; il me paroît aſſez raiſonnable de croire que dans les premiers tems, le fétus reçoit plus de nourriture par la bouche, & dans les derniers, qu'il en reçoit davantage par l'ombilic.

La groſſeur de la tête ſemble le prouver, car elle eſt déja fort groſſe quand le cordon commence à paroître.

§. X X X V I. *Cependant il y a auſſi de la mere au placenta , une certaine continuité de circulation de ſang.*

Je ſuis obligé de répondre aux raiſons qu'on donne contre l'union de la matrice avec le placenta.

J'accorde volontiers que le mouvement du ſang dans le cordon ombilical & dans le placenta, dépend du cœur du fétus, & non de la ſeule force des arteres utérines ; cependant il me ſemble qu'on peut ſoutenir que la circulation de la mere peut y entrer pour quelque choſe.

Car premiérement, ſi les vaiſſeaux de la matrice ſont abouchés avec ceux du fétus, il n'y a point de doute que le ſang pouſſé par les arteres de la mere dans les veines du placenta, n'apporte avec lui, &

K iv

ne conferve le mouvement qu'il a reçu de
la mere, & que ce mouvement ne fe joigne
à celui qui refte dans le fang veineux du
placenta, après que ce fang, fuivant les
loix ordinaires des corps animés, a perdu
beaucoup de fon mouvement dans le trajet
qu'il a fait dans le placenta; & c'eft peut-
être alors que la rapidité du fang eft due
aux arteres du cordon.

Or, il eft néceffaire que ce fang foit
pouffé par la mere, puifqu'après la mort
prématurée du fétus, elle entretient la vie
du placenta qui refte, & qu'elle fournit des
eaux, comme on a vu plufieurs fois des
œufs abortifs de quelques jours, refter des
femaines, des mois, des années, attachés
à la matrice, y végéter fans s'y putréfier,
& devenir comme des dépendances de la
mere & de la matrice.

Ces fortes de placentas deviennent,
quand l'embryon eft détruit, des môles
fouvent volumineux; elles reftent plufieurs années dans la matrice, y prennent beaucoup d'accroiffement, deviennent fibreufes, & ont des vaiffeaux fanguins; le chorion s'épaiffit auffi, & reffemble à un placenta; le fait merveilleux de
Soligen fe rapporte à cela: il étoit refté
d'un accouchement précédent, une portion

de placenta avec le cordon dans la matrice ;
dans une conception fuivante , le nouvel
œuf dans lequel étoit un fétus avec fes
vaiffeaux s'attacha à l'extrémité de ce cordon, & ces vaiffeaux alloient fe rendre par
l'ancien cordon au nouveau placenta, qui
étoit rond & vafculeux ; par ce moyen, le
nouveau fétus étoit nourri par l'ancien
placenta.

Enfin , il n'eft pas abfolument rare de
voir des fétus fai s cœur; dans ces cas il
ne peut y avoir d'autre puiffance motrice
qui produife l'accroiffement du fétus, que
le mouvement du fang qui vient de la matrice.

Préfentement, s'il y a eu quelques cas
où la mere a perdu tout fon fang, fans que
le fétus ait perdu le fien ; fi nous ne nions
point l'expérience de M. Falconet , que
d'autres ont faites comme lui ; nous pouvons bien attribuer cela à la foibleffe du
fétus, qui n'a pas permis qu'il fît paffer fon
fang dans les gros vaiffeaux de la matrice ,
avec affez de force pour qu'il puiffe s'é-
couler par la plaie de fa mere ; ce fang
s'eft arrêté dans les veines de la matrice,
qui font très-amples, comme dans un lac.

Il y a eu fort peu de placentas couverts
de concrétions pierreufes, & les récits que

nous en avons ne font pas affez bien dé-
taillés, pour qu'on puiffe affurer avec confiance, que toute communication a été
rompue de la matrice avec le placenta.

Même dans les cotylédons, il paroît tout
fimple que ce font des vaiffeaux continus,
qui portent une matiere laiteufe de la mere
au fétus, puifqu'il n'y a point de cavité
dans laquelle cette humeur puiffe s'épancher, ni d'où elle foit réforbée.

Quand on fait l'extraction du placenta,
il peut s'épancher du lait fur fa furface extérieure, par la rupture des vaiffeaux, comme il s'y épanche prefque toujours du
fang.

Il n'eft pas ridicule de dire que la préparation de l'humeur laiteufe fe fait dans
la matrice, quoique je n'aye rien vu qui y
reffemble, & que d'autres, au lieu de lait,
y font venir une mucofité.

Enfin, il a pu fe faire que le chyle qui
coule un certain tems dans le fang, fans
fe mêler avec lui, foit arrivé pur dans les
vaiffeaux de la matrice, & fe foit écoulé
comme quelques Anatomiftes François ont
dit en avoir trouvé. Van-Swieten ne difcon-
vient pas qu'il paffe quelque chofe de laiteux de la mere au fétus.

Toutes les fois qu'il y a eu interruption

du cours du fluide dans le placenta, il paroît que les eaux de l'amnios ont fourni la nourriture au fétus.

§. X X X V I I. *Le placenta a-t il quelque autre ufage ?*

Les anciens, & quelques modernes, ont cru l'air fi néceffaire, qu'ils penfoient même que le fétus ne pouvoit s'en paffer; on enfeignoit autrefois, que la femence recevoit de l'air de la part de la mere, que le fétus en recevoit d'elle par le cordon ombilical, & que c'étoit pour cette raifon que la compreffion de ce cordon faifoit mourir l'enfant.

Si on veut dire un air qui eft fans élafticité, qui certainement coule avec le fang de la mere, je n'en difconviens pas; mais fi on dit qu'il paffe au fétus, de l'air développé & élaftique, j'attens qu'on affigne les caufes qui débarraffent le fang de cet air dans la matrice.

Il y a auffi quelques Auteurs qui ont dit que l'arriere-faix faifoit l'office du poumon, puifque le fang de la veine ombilicale eft rouge & vermeil, en comparaifon de celui qui coule dans les arteres; mais mes expériences ne font point d'accord avec celle-ci; dans le poulet, l'artere eft presque d'un rouge écarlate, & la veine est violette ; je n'ai jamais vu de sang vermeil dans le fétus humain, & je ne puis comprendre comment le placenta dans lequel il n'y a point très-certainement de vésicules acriennes, qui puissent renouveller l'air, peut faire l'office de poumon.

Il y a d'autres Auteurs qui prétendent que le chyle se mêle au sang dans le placenta, ou que c'est dans le placenta qu'il s'en sépare ; effectivement, le chyle se mêle avec le sang dans les vaisseaux de l'animal, pendant un long trajet ; on ne peut pas dire par conséquent qu'il ne s'y mêle pas dans le placenta, qu'on peut regarder comme le plus gros viscere du fétus.

Le sang qui nourrit le fétus n'a pas grand besoin de dépuration, puisqu'il est raisonnable de croire que ce sang est filtré dans les plus petits vaisseaux de la matrice, avant d'arriver au fétus, & qu'il n'apporte avec lui aucune partie impure, autant cependant que le sang peut en être dépouillé ; néanmoins le fétus a ses excrétions & son méconium, & les brutes ont une grande quantité d'urine.

D'autres veulent que l'usage du placenta soit de détourner le sang, pendant que le poumon, faute d'air, ne peut pas s'étendre ; mais le poulet renfermé dans l'œuf, n'a pas plus de poumons qui foient en mouvement.

Le principal ufage du placenta eft d'être l'inftrument de la filtration du fluide, qui va de la mere à l'enfant ; & il n'eft point abfurde de dire que le fang du fétus repaffe à la mere, pour être perfectionné dans fes vifceres & dans fes vaiffeaux ; car c'eft ce qui paroît être caufe de ce que les artcres ombilicales font fi groffes.

CHAPITRE II.

LA VIE DU FÉTUS.

§. I. *L'Embryon.*

JE traiterai dans ce chapitre, des principales époques de l'oſtéogénie ; enſuite j'é-
tablirai les premiers principes d'une très-
belle théorie, mais preſque nouvelle ; car
perſonne avant moi n'a entrepris de décrire exactement la maniere dont les os du
fétus prennent leur accroiſſement, ni comment les autres parties de ce petit corps
acquierent peu-à-peu leur nourriture ; nous
n'avons même ſur la formation des viſceres, que quelques raiſonnemens épars çà
& là ; à peine a-t-on parlé de celle des
muſcles, & des élémens des parties ſolides.

Pour mettre quelque ordre dans ce que
nous avons à dire, il faut répéter en peu
de mots ce que c'eſt que ce fétus, dont
nous entreprenons de décrire l'accroiſſement.

C'eſt une gelée, qui au premier aſpect
paroît informe, dans laquelle la peau n'eſt
point encore diſtincte des parties qui ſont

au deſſous d'elle ; on n'y voit point de viſceres, ni rien qui reſſemble à un os ni à
un muſcle, ni à un nerf, ni enfin un cœur
bien évident ; car nous entendons par le
corps dont nous faiſons la deſcription, un
embryon tel qu'on voit le poulet dans les
premieres heures de l'incubation.

Cependant dans cette gouttelette informe, comme d'un mucus blanc, la raiſon
humaine diſtingue une tête, une poitrine,
& démontre qu'il y a un cœur & des vaiſſeaux ombilicaux ; car quoique l'œil ne le
découvre pas, cependant lorſqu'on voit un
poulet mieux formé, l'eſprit, en rétrogradant, trouve facilement que ces parties pâ-
les·& ſans couleur, qui paroiſſent être inviſibles, étoient alors ſi molles, qu'elles
ne pouvoient avoir une forme déterminée,
ou paroiſſoient n'en point avoir ; au bout
de trente - une heures, on voit une apparence de veine, formée des branches des
vaiſſeaux ombilicaux ; au bout de quarante-
cinq heures, on voit les vaiſſeaux ombilicaux, qui ſont les troncs de ces branches ;
il eſt impoſſible que ces vaiſſeaux n'aient
pas exiſté depuis la trente-unieme heure
juſqu'à la quarante - cinquieme ; mais on
ne pouvoit les diſtinguer, à cauſe de la
tranſparence du fluide qu'ils contenoient ;

leur union avec la membrane du jaune de l'œuf, & avec la cavité même de ce jaune, démontre qu'ils exiſtoient avant la trente-unieme heure ; car ces parties ſont aſſez apparentes dans la matrice de la poule , & ſont unies avec le cordon ombilical , dès l'inſtant de leur formation.

Le conduit du jaune eſt une hernie de l'inteſtin du poulet, & cette hernie eſt continue avec l'inteſtin & la peau du petit animal.

Enſuite l'accroiſſement de l'amnios ſe fait avant qu'on puiſſe appercevoir le cordon , & cependant l'accroiſſement de toutes les parties du fétus dépend de l'action du cœur, & il ne s'en feroit point, ſi cette puiſſance motrice manquoit ; mais enfin ce fétus a vécu, avant qu'on eût mis l'œuf à l'incubation; car c'eſt la ſeule force du cœur qui a fait que l'œuf ne s'eſt point putréfié les premieres heures après, & qu'il a paru d'une très-belle ſtructure ; cette ſtructure commence à ſe perfectionner lentement & par degrés , dès les premieres heures de l'incubation.

Ainſi, il y a donc dans l'embryon encore informe, un cœur, des vaiſſeaux qui donnent naiſſance aux troncs ombilicaux, une veine cave, une veine méſentérique,

une

une artere iliaque gauche, une aorte supérieure, & ses autres rameaux, qu'on appelle conduits artériels.

Si un Observateur moderne n'a pas vu de cœur avant vingt-quatre heures, c'est que le cœur n'est alors qu'une pulpe d'une extrême mollesse, dont la figure est mal exprimée.

Il ne faut pas croire non plus qu'il n'y avoit point de vaisseaux à la tête ; car puisque la tête même est visible alors, qu'elle prend tout-de-suite de l'accroissement, que sa figure change, & qu'au bout de quarante heures, elle ressemble à trois bulles jointes ensemble ; puisque certainement il n'y a que le cœur qui puisse par le moyen des seules arteres, faire mouvoir réguliérement les humeurs dans l'œuf, & produire l'accroissement naturel ; puisqu'enfin, un peu après le deuxieme jour, vers la cinquante-neuvieme heure, on voit naître les arteres carotides, de l'aorte qui sort du cœur ; il n'est pas douteux que ces arteres n'aient existé auparavant ; l'œil découvroit dans cette tête un cerveau, fluide à la vérité.

La moëlle épiniere existoit aussi ; elle étoit continue au cerveau, & se prolongeoit jusqu'au croupion qui la terminoit, puisqu'elle devient apparente dans le même tems que la tête, c'est-à-dire au bout de douze heures ; & si elle n'étoit pas sensible avant ce tems, c'est qu'elle étoit trop transparente pour être distincte, mais l'épine du dos avoit dès-lors toute sa figure.

Les visceres sont alors entiérement cachés ; le poumon est très-petit ; le foie n'est visible que beaucoup plus tard : c'est aussi sa transparence qui le rend invisible ; on ne peut encore distinguer l'estomac ni les intestins ; il n'y a point de membres, ni de muscles, ni de nerfs, ni d'arteres, excepté l'aorte.

En place de cœur, il n'y a que le ventricule gauche avec le commencement de l'aorte, & une oreillette, qui n'est pas encore distincte de la veine-cave.

Mais on ne doit pas en conclure que ces visceres n'existent point ; car nous avons fait voir que long-tems auparavant l'incubation, quelquefois même avant l'approche du mâle, on avoit vu un petit animal, & qui étoit vivant.

Quand on se rappelle les tems auxquels chaque petite partie se forme, on voit, en réfléchissant sur l'accroissement du fétus, qu'elle avoit existé avant ; mais simplement qu'elle étoit plus petite & sans couleur, puisqu'on la rend visible, en y jettant de l'efprit de vin ou du vinaigre, & que par ce moyen on rend diftinctes fon étendue & fes bornes; & alors fans cela, elle ne paroît être qu'une goutte de vraie mucofité. J'ai fait cette expérience depuis peu fur le poumon, fur le foie, & fur toutes les parties du poulet.

Mais la raifon nous fait juger qu'il y a quelque chofe de plus, que ce que l'œil peut appercevoir.

Cette gelée qui paroît informe, vivoit cependant dans l'œuf, & même plufieurs jours avant que le coq l'eût fécondé, & avant qu'on l'eût mis à l'incubation, quoiqu'on ait été long-tems à l'y mettre; & dans l'œuf fécondé d'une chenille, elle attend plufieurs mois avant que la chaleur du printems la faffe éclore.

Si donc elle a vécu, les parties qui dans le tems convenable doivent fe développer, y étoient renfermées & cachées; car ce n'eft point une vifcofité inorganique qui eft formée; felon nous c'eft une caufe feconde, & felon prefque tous les Auteurs, c'eft un autre agent que la femence du mâle qui l'organife, & qui forme le fétus avant que l'œuf ait été couvé. On a découvert auffi avec de l'efprit de vin, les organes du papillon, enveloppés & cachés dans la chenille.   L ij

Ainsi, avant l'incubation, cette mucosité contient les visceres, les muscles, les
fibres du tissu cellulaire, ce qui doit être
irritable, les nerfs, les os & les cartilages.

L'embryon qui n'est encore que muqueux, differe en ce que dans son premier
tems, ses fibres ne sont formées que de
très-peu de substance solide, entourée d'une
très-grande quantité d'eau, ou de viscosité
molle; & c'est aussi à cet état que l'on réduit les membranes, les arteres & les visceres, en les faisant simplement macérer
pendant longtems dans l'eau. Une grande quantité d'eau suffit pour détruire peu-
à-peu la continuité des fibres, & pour réduire tout en mucosité; delà le tissu cellulaire devient une pure mucosité, les os
n'ont pas plus de consistance qu'une gelée
molle; les visceres prennent la forme d'une
glu blanche & transparente, & se confondent avec les tégumens qui les entourent;
& la peau même, bien macérée dans l'eau,
ne se distingue plus de l'humeur gélatineuse qui est au dessous d'elle, & c'est là
la premiere forme des muscles & des os
qui couvrent les grandes cavités de l'animal.

Ces parties jusque là n'ont aucune solidité ni couleur, dans aucun embryon; elles

n'ont ni faveur ni odeur; les mufcles encore trop tendres, n'ont aucune irritabilité, c'eft le cœur qui en jouit le premier; l'eftomac, les inteftins & les mufcles ne deviennent irritables que long-tems après.

Si on met dans l'eau, feulement pendant une nuit, l'embryon tel quĕ nous venons de le décrire, il fe diffout en flocons; & il fe fond à l'air, de maniere qu'il ne refte de cette mucofité qu'une petite croute.

§. II. *Le fuc nourricier.*

Il y a beaucoup d'animaux qui vivent toujours dans cet état, & plus imparfaits encore, ils font feulement doués d'irritabilité; tels font toutes les efpeces de polypes d'eau douce & d'eau falée, ces corps qu'on nomme zoophites, ceux dont on ne peut fçavoir s'ils font plante ou animal, nommés *holothuria*, les petits animaux microfcopiques, qui n'ont cœur ni vaiffeaux, & qui ne font qu'une gelée.

Mais les infectes, les poiffons, les oifeaux, les quadrupedes, & même quelques vers, font d'une autre nature; ils commencent à la vérité par être une mucofité figurée comme un ver, mais ils ne tardent pas à avoir des parties diftinctes, & à prendre de la confiftance. Il eft quef-

tion de rechercher préfentement commenc
cela fe fait, & d'examiner cet embryon, qui
n'eft qu'une gelée compofée de tant de
parties renfermées & cachées ; il faut fuivre les progrès infenfibles qu'il fait pour
parvenir à l'état de perfection, & chercher
autant que les foibles lumieres de l'homme peuvent le permettre, la caufe de ces
changemens.

Il eft tout fimple de commencer par déterminer quelle eft la matiere de ce développement d'une forme animale.

Qu'il me foit encore permis d'avoir recours à l'exemple des volatiles, parce que
nous pouvons appercevoir les humeurs qui
les nourriffent ; il eft plus difficile de déterminer la nature de ce qui paffe de la matrice
au fétus, quoiqu'on puiffe conclure que ce
font les mêmes principes que dans le volatile, puifqu'ils ont l'un & l'autre des chairs &
des os tout-à-fait femblables. Il y a apparence que dans l'homme il y a plus de matiere gélatineufe. Il ne fe fait jamais de calus
dans les femmes groffes, mais leurs fractures fe foudent après l'accouchement (1).
Le fuc alimentaire de tous les animaux eft
albumineux ; il eft de fa nature, doux, &
n'abonde point en fel, même celui dont

_____

(1) Cette affertion n'eft nullement fondé fur l'expérience.

les abeilles font la premiere nourriture de leurs petits vers ; il ne faut pas croire qu'il fermente, ni qu'il tende à la putréfaction, car tout fuc animal putréfié perd de fa vifcofité, & le blanc de l'œuf ne fe putréfie point dans l'œuf fécondé.

La premiere nourriture des volatiles eft le blanc de l'œuf ; il a plus d'étendue que le jaune, & il domine dans la plûpart des différentes claffes d'animaux, même dans les quadrupedes froids & les poiffons ; ce blanc eft entiérement femblable à la lymphe, fi ce n'eft qu'il eft un peu plus pefant.

Il fe mêle au jaune fans fe confondre ; j'ai vu diftinctement une huile jaune nager dans une férofité trouble, fans fe mêler avec elle ; & il n'eft pas douteux que c'eft fa partie la plus fubtile qui fe diffout & devient fluide ; car puifque l'amnios croît tout-d'un-coup, dès que l'incubation eft commencée, & qu'il renferme dès le 10e. jour une grande quantité d'eau, en comparaifon de ce qu'il contenoit le premier jour, & encore puifqu'il ne peut venir dans l'amnios que ce que fournit le blanc de l'œuf, car le jaune eft proprement d'une toute autre nature, il eft clair que c'eft le blanc qui fournit les eaux de l'amnios.

Il y a dans le blanc, une eau & une gelée coagulable, qui par la chaleur ou par
l'action de quelque acide, prend très-facilement la confiftance de gelée, & fe change en une gomme friable; quand la lymphe épaiffie fe diffout, ce n'eft plus qu'une
eau fans couleur, & une partie qui n'eft
point foluble dans l'eau, qui eft fixe, folide,
& comme de la corne.

La partie filamenteufe du fang, qui ne
pourroit pas circuler dans les vaiffeaux
d'un animal vivant, eft cependant produite
par la vifcofité de la lymphe; on peut en
juger en la filtrant fimplement; & de ces
filamens peuvent fe former des membranes
qui ne font point vafculeufes, mais qui
d'ailleurs reffemblent affez à de vraies
membranes.

Il y a enfin dans la lymphe un mucus léger, qui a peu de confiftance, qui cependant eft vifqueux, & ne fe coagule point.

Il y a beaucoup d'huile dans le jaune
d'œuf, on l'a obfervé il y a très-longtems;
il fe diffout prefque tout entier en une
huile inflammable; & fi on fait évaporer
cette huile, le jaune n'eft plus qu'un corps
jaune, affez femblable à de la colophane,
ou au fuccin, & qui eft dur & friable.

On trouve auffi de pareils principes dans

le fang des quadrupedes ; un corps gras qui eft rouge, de la lymphe, de la muco-fité & de la férofité ; il y en a auffi dans le lait ; ainfi, foit que ce foit de la lymphe, ou du fang, ou du lait, ou un mélange de toutes ces liqueurs qui paffent au fétus, il y aura dans le petit embryon une matiere huileufe & un principe gélatineux, mu-queux & féreux.

Puifque la lymphe eft encore plus fuf-ceptible de coagulation que le fang, & que le feu ou l'efprit de vin la réduit en gru-meaux bien plus folides ; puifque le fétus eft blanc, dès qu'il prend fa nourriture en fuffifante quantité & promptement ; puif-qu'enfin beaucoup d'animaux croiffent très-promptemement fans le fecours du fang, & qu'ils ne peuvent prendre le moindre accroiffement fans une humeur gélati-neufe, il eft probable, comme on le croit & comme on l'enfeigne dans prefque tou-tes les Ecoles, que le fuc nourricier n'eft que la partie féreufe du fang, qui eft fuf-ceptible de coagulation ; c'eft l'opinion de Barbaut & de plufieurs autres. J'ai lu qu'un chien à qui on ne donnoit à manger que des caillots de fang, ne prenoit point de nourriture.

Il y aura auffi de la matiere capable de

s'endurcir, ou terreufe, car, comme nous l'avons fait voir ailleurs (1) ; il fe trouve de cette maticre dans la lymphe, dans le fang & dans l'huile.

Il fe trouve donc dans le fuc nourricier du fétus, tous les principes néceffaires pour réparer en lui les parties folides & fluides.

§. III. *Les fluides du fétus fe forment de la nourriture qu'il prend.*

Une grande partie de ces fluides eft une gelée, ou un gluten ; il eft croyable qu'ils n'ont befoin pour lui parvenir, que d'être reçus.

Il n'y a point de fang rouge dans l'embryon, cependant il y en a certainement de bonne-heure dans l'œuf ; il eft évident que c'eft le jaune qui en fournit la matiere, puifque le fluide, qui dans les premiers tems eft contenu dans les vaiffeaux du fétus, eft très-clair, enfuite il devient jaune, enfuite rouillé, mêlé de jaune & de rouge, & les ramifications du réfeau vafculeux font jaunes, & les troncs font rouges ; enfin tout le fang devient rouge dans tous les vaiffeaux, & même d'une belle couleur de pourpre ; il eft auffi compofé de globu-

---

(1) Elem. Phyfiol. Hall. lib. 5.

les, que j'ai vus très-facilement paffer & circuler dans les vaiffeaux ombilicaux dans les nouvelles expériences que j'ai faites, & que je n'ai point encore publiées : il n'eft pas plus difficile d'appercevoir ces globules & la circulation, quand l'animal eft encore chaud, qu'il ne l'eft de voir la circulation dans la grenouille, & je confeille de faire cette expérience.

Ces changemens fe font en très-peu de tems ; car depuis 31 heures jufqu'à 36, & quelquefois 42, tout, dans le fétus & hors du fétus, eft blanc ; mais au bout de 48 heures, le fang eft rouge autour des vaiffeaux du cœur.

Ce changement commence par la veine ombilicale, car ce font les vaiffeaux ombilicaux, qui rougiffent les premiers, tandis que le fétus eft encore blanc, & même fon cœur.

On a vu le 10e. jour, la veine rouge & ramifiée dans la truie ; & dans le fétus d'une chienne, pas plus gros que la moitié d'une graine de lupin, il y avoit un point rouge & des veines ; dans une lapine ce fut le 11e. jour & le 12e., & une autre fois, encore le 11e. ; dans la chienne, le 14e. ; on a vu dans l'homme, le 12e. jour, une ligne rouge au cordon, & dans une brebis, le dix-neuvieme.

La couleur rouge vient plus tard dans le poulet, quand la saison est froide, & que l'incubation n'est pas réguliere.

Avant les couleurs, il n'y a que la transparence de la sérosité & du mucus; ensuite vient la blancheur, qui dans toute plante & dans tout animal est la marque du premier état, avant que la chaleur du soleil, la lumiere, ou les autres agens qui perfectionnent les humeurs, aient exercé leur action; c'est pourquoi les plumes & les poils de tous les animaux, tant des Alpes que du fond du Septentrion, sont blancs à cette époque.

Après le sang, on voit peu-à-peu les autres humeurs, qui sont distinctes par leurs qualités respectives; c'est l'urine qui, dans les animaux, se sépare la premiere, & s'amasse dans l'allantoïde, car ce réservoir est déja très-grand, quand les visceres ne sont encore nullement distincts.

L'urine paroît aussi dans le fétus humain, plus tard à la vérité, & elle est bien différente de celle d'un adulte; elle est séreuse, trouble, sans couleur & sans goût; dans les grands quadrupedes, elle est également douce, cependant elle est plus véritablement de l'urine, elle est salée.

Les excrémens du bas-ventre sont très-

différens de ceux de l'adulte, ils font ver‑
dâtres, ont la confiftance d'électuaire, ont
peu d'odeur, ils font un peu âcres, tantôt
ils ont de la tendance à l'acidité, tantôt à
la putridité ; mais je ne les ai jamais vus
dans le fétus, de couleur jaunâtre.

Dans l'œuf couvé, le poulet a de la
graiffe avant de fortir de fa coquille ; j'ai
négligé de remarquer le jour où elle com‑
mence à paroître ; dans le fétus humain,
elle quitte fon état gélatineux, elle eft plus
grenue que dans l'adulte, & elle eft moins
onctueufe ; dans les os du fétus la moëlle
eft rouge & lymphatique, & elle n'eft pas
inflammable, même dans le fétus humain.

La bile eft d'abord fans couleur, & dans
le poulet, à commencer du dixieme jour
de l'incubation, elle paffe par différentes
nuances de verd, & enfin elle eft jaune &
âcre au tems qu'il fort de fon œuf ; dans
le fétus humain, à peine a‑t‑elle, après
neuf mois de geftation, la moindre mar‑
que d'acrimonie ; c'eft comme la partie
huileufe du jaune d'œuf, qui eft plus graffe
que le fuc de la matrice, & qui prend plus
promptement de l'amertume.

Les humeurs de l'œil font dans le petit
poulet, les mêmes que dans le poulet adul‑
te ; dans l'homme, elles ont une teinte

rouge, & cette teinte eſt auſſi dans la bile,
dans la liqueur du péricarde, celle de la
plevre, celle du péritoine, & dans la moëlle; on pourroit ſoupçonner de là, que le
ſuc nourricier du fétus humain eſt plus
ſanguin; on apperçoit du noir dans l'œil,
ſur la fin du quatrieme jour.

Peu de tems après que les humeurs ſont
colorées, elles deviennent âcres, car toutes ces qualités que nous reconnoiſſons par
nos ſens, dépendent de ce que les parties
intégrantes des liqueurs ont plus de volume, & que les tuyaux dans leſquels elles
pénétrent ſe ſont dilatés; il eſt raiſonnable
de croire que les parties qui font la ſaveur
ſont plus groſſieres, & celles qui colorent,
plus minces.

§. IV. *Les parties ſolides ſont originairement fluides.*

Il paroît difficile de croire que des parties ſolides & des parties très-dures, les os
même, ſe forment d'humeurs fluides.

Cependant on le comprendra aiſément,
lorſque nous aurons fait voir qu'il y a beaucoup de parties fluides, & capables de ſe
diſſiper par évaporation, dans celles qui
paroiſſent ſolides, & qu'il y en a bien plus
encore dans le fétus.

En effet, les parties molles du corps ani-

mal fe diffipent prefqu'entiérement par l'é-
vaporation ; il s'en exhale les trois quarts
de la moëlle épiniere ; la fubftance corticale du cerveau, en fe defféchant lentement, de 10000 parties, en a perdu 7825,
8096, 8508 ; la moëlle allongée en a perdu
de la même quantité 7270, 8100 ; & cependant ce n'eft pas là tout ce qu'il y a de
fluide, car l'huile ne s'évapore jamais.

Il y a des vifceres qui ont perdu plus
que les autres ; le foie fur 10000 parties,
en a perdu 7192, 7664½ & 7696.

Les glandes maxillaires 7332, 7340 &
7640.

La peau 5885. Les inteftins, les $\frac{5}{6}$.

La chair des mufcles a été réduite à $\frac{1}{16}$.

Le cœur à $\frac{3}{8}$, ou de 10000 parties à
7836, 7971 & 8108 ; dans un vieil animal
il a refté $\frac{124}{77}$, ou le quart ; l'aorte defféchée
s'eft réduite à un tiers.

Dans les os, dont le poids eft à-peu-près
de 20 livres, il y a $\frac{6}{11}$ de partie terreufe ; la
portion de colle extraite dans la machine
de Papin, égale en poids les lames offeufes
qui reftent.

Enfin, quand un homme eft confumé
par le feu, s'il pefoit 150 livres, il eft à-
peu-près réduit à 13 livres, ce qui fait environ la douzieme partie de fon poids, &
la chair eft réduite à $\frac{1}{18}$ du fien.

De même dans le bois fec, il y a une affez grande quantité de fluide; car dans 19 livres de ce bois, il n'y a pas plus de 68 grains de parties folides, c'eft-à-dire environ $\frac{1}{2146}$.

On trouve le même réfultat, fi entre les parties folides & fluides du corps humain, on établit la même proportion qu'entre les arteres & les veines; car le calibre des arteres eft à leurs parois, comme 10 à 11, &, & celui des veines, comme 31 à 1.

Il y a beaucoup moins de parties folides dans le fétus; car la fubftance corticale du cerveau d'un fétus a perdu 8694 parties fur 10000, & dans l'adulte, elle n'en perd pas plus de 8096; & celle du cervelet, de 81 parties, a été réduite à 12. Les glandes maxillaires du fétus, de 10000 parties, en perdent 8469, le foie 8047, le pancréas 7863, les arteres 8278; & même les cartilages perdent quatre cinquiemes de leur poids.

La partie terreufe des os du fétus eft un peu moins que la moitié.

Les fétus qu'on fufpend dans l'efprit de vin diminuent confidérablement dans toutes leurs dimenfions.

Mais quand les fétus font auffi nouveaux & auffi tendres que ceux dont nous parlons,

lons , leur petite maffe gélatineufe difparoît prefqu'entiérement , de façon qu'il ne refte qu'une croûte légere , comme j'en ai que je conferve ; & des os de fix ou fept jours , fur lefquels je fais actuellement des expériences , s'évaporent tout-à-fait, & ne laiffent qu'un petit bourbillon gélatineux & de couleur cendrée.

Il paroît qu'on peut regarder le fétus , relativement à fon accroiffement , comme un amas de fibres , la plûpart glutineufes , & dans lefquelles il y a peu de terre prin-cipe.

La tête & tous les os du poulet , même l'os pierreux , font dans le commencement un pur gluten ; on a réduit en mucilage un jeune agneau , en le faifant cuire à petit feu.

§. V. *Il n'y a pas grande différence entre les folides & les fluides.*

On ne doit pas croire que les parties fluides & folides font de leur nature entié-rement différentes les unes des autres ; tous les élémens des corps font folides , mais ils font très-petits , & ne font prefque que des atômes , fi on peut concevoir des atô-mes phyfiques ; fi ces atômes s'uniffent à d'autres pareils , ou s'ils s'en féparent , cela dépend de caufes étrangeres, fouvent très-légeres : on croit que quand ils font abandonnés à eux - mêmes, il y a entr'eux une telle attraction, que pour qu'ils s'uniffent exactement & fermement, il n'eft befoin que d'un contact de principes, & alors aucune autre matiere ne peut plus les féparer.

Ainfi, la principale caufe de la fluidité, eft qu'il y ait une matiere très - fluide & très - mobile, placée entre des parties folides, qui ne permette jamais à ces parties folides d'être en repos, ni de s'attirer mutuellement.

Le feu eft la caufe de la fluidité, cependant quand il eft féparé des corpufcules, il permet l'attraction entre les parties, qui auparavant étoient très-fluides.

Car en Ruffie, pendant les grands froids, on eft venu à bout de fixer, même le mercure, & on lui a donné une confiftance métallique; fouvent quelques légeres différences dans le degré de chaleur, ont donné de la confiftance à des corps fluides.

L'eau feule unit puiffamment certaines terres ; le plâtre coule comme s'il étoit fluide, & bouillonne; mais il devient enfuite une pierre folide.

Dans les animaux, la force du gluten

qui unit enfemble les parties animales , & qui eft compofé d'eau & d'huile , eft très-grande en comparaifon de la terre animale ; ces particules terreufes qui nageoient dans un fluide , prendront donc de la confif-tance , fi au lieu d'une eau moins capable de les unir , il s'introduit entr'elles une hu-meur vifqueufe , que les principes terreux attirent de toutes parts , & qui à fon tour attire à elle ces principes terreux , par fa tendance naturelle à fe refferrer ; ainfi , la folidité dépend principalement d'une puif-fance à-peu-près égale au poids de la par-tie , & rien ne peut furmonter cette attrac-tion de parties intégrantes d'un corps quel-conque.

Nous avons fait voir (1) que l'addition du gluten dans les os , donnoit à leur par-tie terreufe la dureté qui leur eft naturelle , & que leur fubftance devenoit friable , quand ce gluten étoit enlevé.

Les membranes , & toutes les parties molles du corps humain , le bois même , font de la même nature ; car nous ferons voir qu'on peut en extraire le gluten , les diffoudre , & leur donner de la fluidité , en ne laiffant qu'une très-petite quantité de

_____

(1) Elem. Phyf. de Haller , lib. 1.

M ij

terre, & que toutes ces parties ne doivent leur confiſtance qu'au gluten.

La colle forte ſe fait par la coction de la peau, des tendons & des ligamens d'animal; & ce qui étoit dans l'animal vivant une très-grande partie de membranes, devient un gluten très-fort.

Les Eſpagnols font une emplâtre *contra rupturas*, de peaux d'animaux cuites.

On fait la colle de poiſſon, en faiſant cuire le poiſſon dans beaucoup d'eau pendant vingt-quatre heures; on n'en ſépare que la graiſſe, & la colle reſte.

Quand on a tiré ce gluten des pierres de l'écréviſſe, du calcul de la veſſie, en un mot de quelque ſubſtance animale, ce qui reſte n'eſt plus qu'une terre friable; & ce gluten unit ſi fortement les parties terreuſes, que douze grains de ce gluten, retiennent 104 grains de terre.

Ce gluten eſt inſipide & albumineux dans tous les animaux, même dans le ſuc des abeilles, malgré ſa douceur; & il ne doit pas avoir de parties capables de fermenter, c'eſt-à-dire diſpoſées à putréfaction; il doit ſe gonfler dans l'eau, & ne s'y délaye pas facilement, puiſqu'il eſt de nature huileuſe.

Pour que cette gelée animale reprenne

fa dureté quand elle l'a perdue, il n'eſt beſoin que d'une légere évaporation de l'eau, ou d'une diminution de la chaleur qui la tenoit en liquéfaction.

C'eſt cette ſeule cauſe qui durcit la colle, & qui réduit le gluten des poiſſons en membranes comme du parchemin. En faiſant cuire l'ortie marine, elle diminue de volume, & devient plus dure.

La ſoie s'endurcit par l'évaporation ; une eſpece de gomme fluide qui s'engendre dans les propres vaiſſeaux du ver-à-ſoie, & qui ſort du corps de cet animal, devient un fil très-fort par une légere évaporation de l'humidité : la toile des araignées n'eſt de même compoſée que d'un mucus.

C'eſt la même choſe dans tant d'autres parties d'inſectes qui étoient fluides, ou du moins molles, & qui prennent conſiſtance par la diſſipation de l'air qui y étoit renfermé.

C'eſt auſſi par l'évaporation ſeule, que la viſcoſité de l'urine ſe change en pierre dure, ou en chaux.

Ce font principalement toutes ces expériences qui nous donnent des lumieres ſur la queſtion préſente ; elles nous font voir que les principes terreux ſuſpendus dans le gluten, s'attirent mutuellement par la diminution de la quantité d'eau. La partie féreufe du fang·devient une concrétion friable, dans laquelle il ne refte que des molécules terreufes, & quelque chofe d'onctueux ; & le blanc d'œuf qui eft très-fluide, devient une gomme friable étant deffêché.

De la même maniere, la liqueur qui s'exhale de la peau du limaçon devient une coquille fragile & très-dure ; & chaque nouvelle exhalaifon qui fe fait, y ajoute de nouvelles couches.

Enfin une gelée capable de putréfaction & de fermentation, & qui eft foluble dans l'eau, prend fous l'écorce de l'arbre la nature de l'herbe, & cette herbe acquiert peu de tems après la confiftance de bois, & elle forme l'écorce.

§. V I. *Le gluten devient fibreux.*

Les corps fluides, dans leur attraction mutuelle, ont une forme fphérique, mais en prenant une confiftance folide, ils deviennent plutôt des corps oblongs, dont un diametre eft beaucoup plus grand que l'autre.

La neige prend la forme de filamens, de même que la glace qui fe forme fur une

vître; les criftaux des fels affectent une figure oblongue, & font volontiers de la nature du fpath & du quartz (1).

En tirant les fubftances gélatineufes, on
en fait des filamens, & étendues fur un ver-
re, elles s'allongent d'elles-mêmes.

Si on met évaporer une gelée dans un
vafe cylindrique, comme le font l'araignée
& le ver-à-foie, on conçoit que cette gelée s'y moulera; il eft vraifemblable que
la gelée nourriciere, en fortant lentement
de fes propres vaiffeaux qui font cylindriques, prend auffi une forme cylindrique;
je ne parle ici que de la fibre fimple & élé-
mentaire, & non de la fibre mufculaire.

On pourroit auffi fe repréfenter un gluten moulé en cylindre, entre deux artérioles.

Il eft certain qu'on prouve facilement
que dans l'homme, les fibres font formées
d'une humeur vifqueufe, ou par l'exemple
du cœur qui eft velouté, ou par celui de ce
tiffu cellulaire fibreux qui n'eft pas naturel;

---

(1) Efpeces de pierres criftallifées dans les entrailles
de la terre. Voy. Miner. de Wallerius, édit. Franç. t. I,
p. 111 & 193. Dict. de Chymie de M. Macquer, aux
mots *fpath & quartz* : & Dict. d'Hift. Nat. de M. Bo-
mare, id.

que j'ai vu très-souvent unir la pointe du cœur avec le péricarde, ou les deux extré-mités d'un tendon coupé, ou devenir fort épais pour couvrir quelque corps étranger, comme une épine enfoncée dans un tendon. Ce sont des filamens formés du sang, qui rempliffent les arteres oblitérées, soit qu'on veuille entendre ceci pour les arteres ombilicales, ou ce qui arrive contre nature aux autres arteres, ce qui est plus rare; le sang menstruel battu se coagule en mûres, & fait des môles.

Il y a cependant dans le sang & dans la férosité, une certaine matiere propre, qui devient filamenteufe, même fans moule; il y en a beaucoup plus dans le sang, mais la férosité en contient aussi.

§. VII. *Il devient tiffu cellulaire.*

Il est cependant bien plus ordinaire, qu'un suc en devenant concret, ne forme pas seulement des fibres, mais aussi des feuillets, qui étant plats, larges, de beau-coup de diverses figures, & inclinés les uns vers les autres en différens sens, s'uniffent mutuellement, en laiffant entr'eux des mailles qui contiennent un fluide; c'est à peu-près de cette espece que font tous ces ligamens qui se forment contre nature, &

qui font l'adhérence de la plevre avec le poumon, du péritoine avec le foie, avec les inteftins, avec l'épiploon, ou des inteftins entr'eux, ou avec le foie & avec l'eftomac; c'eft quelquefois la férofité qui forme ce tiffu cellulaire; quelquefois c'eft fa partie la plus épaiffe, & quelquefois c'eft le pus même; mais tout cela eft fi commun, que dès qu'il y a eu inflammation à quelque vifcere, il prend adhérence avec fon enveloppe.

C'eft ainfi que dans un nerf qui avoit été lié, les fibres pendant trente ans s'épaiffirent, & furent défunies par l'humeur qui s'épancha entr'elles, & tout le tiffu cellulaire devint femblable aux corps caverneux de la verge.

On conçoit aifément que les fucs gélatineux de l'embryon, en devenant concrets fans qu'il y ait maladie, forment un tiffu cellulaire, fi, en fuivant dans les premiers jours de l'incubation d'un œuf de poule les changemens qui arrivent au poulet, on compare l'humeur gélatineufe qui eft entre la peau & l'épine du dos, avec l'état dans lequel eft cette humeur, quand le poulet éclot à fon tems; car il y a des mufcles & de gros vaiffeaux en place de l'humeur gélatineufe; & un peu de graiffe contenue dans le tiſſu cellulaire ; on trouve dans les muſcles & entre leurs plans , des filets celluleux très-minces, & une enveloppe de même nature aux gros vaiſſeaux ; & par-tout une ſubſtance de même genre qui unit les parties, qui alors ſont bien conformées.

Je vois que M. Duhamel a dit que c'étoit une gelée fluide, qui étoit entre l'écorce & le bois, & qui devenoit écorce ; cependant il remarque que leurs plaies ne ſe réuniſſent point par le moyen de quelque ſuc, mais d'un tiſſu cellulaire, puiſque ce gluten ne ſe diſſout pas dans l'eau ; ſuivant ſon ſyſtême , il falloit que cela fût ainſi , & nous ne ſommes pas fort éloignés de ſon ſentiment.

Mais tout le monde ſçait qu'il ſort de la dure-mere & des autres membranes, de la tunique albuginée du teſticule, même des inteſtins & de la peau, de petites gouttelettes rondes, rouges & ſanguines, qui deviennent des bourgeons, & qui enfin couvrent d'une nouvelle chair la dure-mere, ou les inteſtins , ou les teſticules.

On voit même tranſuder de l'extrémité coupée d'un tendon , un ſuc qui peu-à-peu forme des lames bleues, & devient enſuite un tiſſu cellulaire dur, qui après eſt tendi-

neux, cartilagineux, enfin offeux, qui réunit comme un petit nœud faillant, les extrémités du tendon ; c'eft pourquoi pour
guérir les plaies des tendons, il fuffit de
faire tenir une fituation qui empêche les
extrémités de s'écarter, & il n'eft pas befoin
de future.

Préfentement, fi c'eft d'un fuc que fe
forme un tiffu cellulaire dans une maladie, rien n'empêche de croire qu'il fe forme
de même naturellement.

Ce n'eft qu'un vrai fuc qu'on voit dans
la tige des jeunes plantes ; & quand la
plante eft plus âgée, on voit en la place de
ce fuc, une fubftance celluleufe & fpongieufe : ou du moins y a-t-il des lames comme membraneufes, appliquées aux parois
de la tige.

Il eft vraifemblable que le tiffu cellulaire
fe forme méchaniquement ; car on voit,
même dans le pain qui n'eft fait que de pâte
& d'air, des cellules qui font un tout affez
femblable au tiffu cellulaire ; on voit,
quand on fait le mêlange d'un fluide clair
avec un autre qui eft plus vifqueux, que fi
on fait évaporer une partie du fluide clair
par la chaleur, l'autre devient encore plus
vifqueux, il fe ramaffe, & forme des lames & des fibres, dont les aires font rem-

plis par le fluide le plus léger ; & que fi la partie glutineufe furabonde, les lames font plus larges.

·Cependant je n'admets pas cela généralement ; car le tiffu cellulaire eft différent dans le corps humain, fuivant les divers ufages auxquels il eft deftiné ; il eft feuilleté dans des parties dans lefquelles, ni dans le fétus, ni par la fuite, il ne doit y avoir d'huile ni de fang ; & il eft fibreux dans d'autres, comme aux plis des arteres, entre les membranes de l'œil, où il ne doit point fe dépofer de fubftance graiffeufe, ni aucun autre fluide.

Il peut y avoir dans le gluten de l'embryon, une ébauche de tiffu cellulaire, & cà & là des points vifqueux, qui font comme le fondement des autres parties, & le centre de leur attraction ; & ces centres peuvent fe ranger en lignes ou en réfeau folide.

Le diametre des pores par lefquels le gluten fort des arteres, peut auffi contribuer à faire de ce gluten ou des fibres ou des lames ; fi ces pores font étroits ce feront des fibres, & des lames s'ils font larges.

. La pulfation des vaiffeaux voifins, la preffion des mufcles d'alentour, la réfif-

tance d'un os ou d'un cartilage , & le plus
ou moins de vifcofité du gluten qui forme
ce tiffu , enfin d'autres caufes qui nous
font inconnues , peuvent faire qu'il foit
plus épais ou plus lâche.

§. VIII. *Il devient membranes.*

Comme il y a du tiffu cellulaire dans
toutes les membranes fans exception, &
qu'en les faifant macérer feulement dans
de l'eau , elles redeviennent auffi toutes
fans exception, tiffu cellulaire ; comme auffi
dans les maladies elles deviennent molles
ou plus dures , tels que les ligamens contre
nature dont nous avons parlé ; & que d'autres s'épaiffiffent dans les écrouelles , &
qu'enfin les enveloppes les plus épaiffes &
cartilagineufes font formées du tiffu cellulaire ; on peut croire qu'elles fe forment
de même dans le fétus ; ainfi , le ventre
& la poitrine, pardevant, & plus manifeftement encore par derriere , font bornés
par le tiffu cellulaire feul ; de ce tiffu fe
forment de très-amples membranes, telles.
que la plevre, le péritoine ; & dans la tête
c'eft une mucofité qui fournit la matiere
du péricrâne & de la dure-mere.

Préfentement il eft vraifemblable que
les vifceres , après avoir acquis quelque

confiſtance, & que le cœur, le poumon, & le foie, en prenant de la ſolidité, par la preſſion qu'ils exercent ſur les vertébres qui ſont plus dures, broïent & expriment cette mucoſité, de façon que ſa partie la plus fluide étant exprimée, & les parties glutineuſes s'approchant & s'attirant mutuellement, cette mucoſité produit des membranes.

Que dans la tête, le cerveau étant plus ferme alors, & tendant toujours à s'élever par les pulſations de ſes arteres, prépare lui-même ſes membranes, à-peu-près comme on fait du papier, en faiſant une pâte avec du vieux linge battu qu'on laiſſe évaporer, & qu'on met en preſſe; il ſe forme de même des membranes, du gluten qui eſt mêlé dans le ſang, de la ſéroſité, du mucus, enfin par le mouvement qui en fait évaporer la partie fluide, de même que dans l'aorte, les carotides & les autres arteres, il ſe forme de ſang & de ſéroſité des tuniques intérieures, qui ſont comme des lames formées nouvellement, comme de la colle de poiſſon deſſéchée; il s'en forme auſſi qui ſont comme du parchemin.

Je n'admets cependant pas cette théorie.

Car nos membranes ſont parſemées de

vaiſſeaux, qui tiennent à leur ſubſtance par le moyen du tiſſu cellulaire ; il y a même des membranes qui en ont d'aſſez gros.

Ce ſeroit trop avancer, que de dire que ces vaiſſeaux ſe forment par une pure méchanique ; car, ni les obſervations faites ſur l'incubation, ni la proportion qui ſe trouve conſtamment entre chaque vaiſſeau & ſes enveloppes, ne portent à le croire ; ils ſont grands dans certaines parties, & petits dans d'autres ; leur direction eſt fixe, & ils ont toujours la même dans le même animal.

Les membranes qui ne ſont point vaſculeuſes, comme l'épiderme & la cornée ſe réparent au moyen d'un ſuc.

C'eſt d'un tiſſu cellulaire relâché & plus rempli d'humeurs, que ſe forment des fongoſités, qui ſouvent deviennent très-dures.

§. I X. *Il devient vaiſſeaux.*

Deſcartes a enſeigné autrefois que le ſang ſe faiſoit ſes membranes ; Hippocrate l'avoit dit auſſi long tems avant, & depuis peu on a renouvellé ce ſyſtême. Les fibres des vaiſſeaux qui en ſont les élémens, naiſſent d'une ſubſtance celluleuſe, & ſont ra-

menées à cet état de fubftance celluleufe ,
par la diffolution.

M. Wolf, de l'autorité duquel je fais
grand cas, a dit que les vaiffeaux étoient
formés par des globules, qui s'ouvrent un
chemin à travers la fubftance celluleufe,
& il penfe que fes expériences le démontrent évidemment; de façon qu'il croit que
les vaiffeaux n'ont d'autres membranes
qu'un tiffu cellulaire un peu épaiffi , & que
dans le principe, les globules des fluides,
pouffés par la force de la végétation, fe
font un paffage dans les intervalles qu'il
y a dans une matiere inorganique , & qu'on
ne peut pas l'expliquer autrement. J'ai
avancé auffi, qu'il fe formoit de nouveaux
vaiffeaux dans les calus; on ne fçauroit le
nier; & que le calus ne prend une nature
offeufe, que quand fes vaiffeaux font remplis d'un fluide rouge.

Cette queftion eft importante , & mérite d'être difcutée avec attention. J'obferve
donc d'abord, que dans les vaiffeaux, du
moins les gros, il y a manifeftement des
fibres mufculaires; or, il fuffit qu'il y en
ait dans les gros vaiffeaux; il y a auffi, du
moins dans quelques arteres , des nerfs;
on les voit en grand nombre s'entrelacer
autour des troncs artériels du cœur, des
vifceres

viſceres du bas-ventre , & de l'extérieur de la tête.

Je ne crois pas qu'aucun Anatomiſte ait trouvé dans un animal , de fibre muſculaire ni nerveuſe, formée nouvellement ; il ſe fait effectivement dans les plaies des muſcles , des cicatrices enfoncées ; quelquefois mê-me la peau eſt adhérente à l'os, ſi la plaie a été fort profonde; dans le partie coupée du muſcle, il ſe forme un tiſſu cellulaire blanc qui fait la réunion , mais ce tiſſu n'eſt ni rouge ni irritable.

Ou pourroit croire qu'il ſe forme de nouveaux nerfs , puiſque des parties qui avoient été longtems inſenſibles deviennent quelquefois ſenſibles ; mais on explique cela , comme on explique le paſſage du ſang dans de nouvelles arteres : les tuyaux nerveux , s'il en exiſte véritablement, ſe dilatant à l'endroit de leurs anaſtomoſes , ces endroits deviennent aſſez amples pour admettre autant de ſuc nerveux , qu'il en faut pour donner le ſentiment à la partie; perſonne n'a vu renaître de nerf ſain & pulpeux , au deſſous d'une ligature, ni après un anevryſme.

On voit à quoi tout cela tend; puiſque les arteres ont des muſcles & des nerfs, & qu'il ne peut ſe former de nouvelles fibres musculaires, ni de nouveaux nerfs, il ne paroît pas qu'une artere ait pu être formée, simplement parce que le sang se sera fait un passage à travers le tissu cellulaire.

En faisant un peu de réflexion, on ne pourra pas comprendre comment une artere qui auroit été formée de cette façon, auroit pu avoir des nerfs autour d'elle; car s'il y a quelque partie du fétus qui soit formée avant les autres, ce sont les nerfs, puisqu'ils existent les premiers, comme le prouve le volume de la tête, & celui de la moëlle de l'épine; mais dans le tems que l'embryon, son cerveau & sa moëlle épiniere sont déja existans, il n'y a point encore d'arteres, comme le prétend M. Wolf, il n'y a ni aorte ni carotides.

Voilà ce qui concerne la théorie; mais quand je me rappelle avec attention ce qui se passe dans le poulet dans le tems de l'incubation, je vois assez clairement que les arteres ni les veines ne sont point formées par le passage du fluide à travers le tissu cellulaire. M. Wolf a vu pénétrer un sang rouge, il l'a vu poursuivre son chemin peu-à-peu, depuis le cœur, jusqu'à l'extrémité la plus éloignée d'une artere; & s'il a cru que le vaisseau n'étoit pas encore formé, c'est qu'il y avoir une trop pe-

tite quantité de globules rouges ; car nous
fçavons qu'on ne peut voir les vaiſſeaux qui
ne contiennent qu'une ſuite de globules
quoique rouges ; leur membrane eſt ſi fine,
qu'on ne l'apperçoit point ; on l'obſerve
même dans les grenouilles adultes, on n'y
apperçoit que les globules ; & quoiqu'il diſe
que les vaiſſeaux dans les grenouilles n'ont
point de parois, ſûrement il n'a pas fait
attention à l'uniformité du cours des globules ſanguins, qui mettent beaucoup de
tems à faire le même trajet, & qui vont
en ligne droite & en ſerpentant.

Ainſi, les vaiſſeaux du jaune de l'œuf,
qui forment la *figure veineuſe*, exiſtoient
depuis long-tems, & avant que le ſang les
pénétrât avec ſes globules ; ce n'étoit que
la pâleur du fluide qu'ils contenoient, qui
les rendoit inviſibles ; c'eſt pourquoi on
pouvoit les appercevoir avec le microſcope, quoiqu'on ne pût les voir à l'œil nud.

Or, puiſque les vaiſſeaux du jaune de
l'œuf ſont des veines, car il n'y a aucune
artere qui faſſe la circulation dans le jaune,
ces veines tiennent donc comme toutes les
veines, leur mouvement de leurs petites
racines, & non de leur tronc.

Suivant la théorie de M. Wolf, ce de-

vroient être les plus petites veines qui se
formeroient les premieres & les troncs les
derniers, & par conséquent les petites veines, qui sont les racines des ombilicales,
devroient paroître les premieres.

Cependant cela ne se passe pas ainsi ;
j'ai souvent vu, & Malpighi l'a vu de même, la partie supérieure du réseau veineux
si imparfaite, que les rameaux inférieurs
qui étoient insérés dans le tronc circulaire, étoient très - apparens, & les rameaux supérieurs ou les radicules ne l'é-
toient nullement ; cela ne peut pas être autrement, puisque ces petites veines contiennent si peu de globules, qu'on ne peut
les appercevoir : ce seroit le contraire, si
le vaisseau ne se formoit qu'à mesure que le
sang pénétreroit.

On le voit encore plus distinctement
dans d'autres vaisseaux de l'embryon ; car
premiérement on apperçoit la veine jugu-
laire avant l'artere carotide ; ce n'est pas
qu'elle ait pu exister sans cette artere,
puisque c'est une veine qui ne peut recevoir de sang d'ailleurs ; mais c'est qu'elle
est plus grosse, & que le sang qui s'y
amasse la colore, avant que l'artere ne
soit colorée, ce qui fait qu'elle frappe la

vue, dans le tems que l'artere qui contient très-peu de globules, n'eſt point apparente à cauſe de ſa pâleur ; l'obſervation que nous faiſons ici, eſt très-manifeſte à la cuiſſe & à la jambe. Les arteres, ainſi que l'a bien obſervé M. Wolf lui-même, ne paroiſſent dans le commencement, que comme des points & des lignes ; ce n'eſt pas que les globules du ſang ſoient ſéparés les uns des autres, car ces points & ces lignes ſuivent exactement la direction du vaiſſeau qui n'eſt pas encore entiérement rempli de ſang, mais les intervales qui ſont entre les lignes rouges ſont inviſibles, parce qu'elles contiennent moins de ſang.

Il en eſt de même des vaiſſeaux du jaune de l'œuf & de *la figure veineuſe* ; car ces vaiſſeaux ſont diviſés en points & en lignes par la même cauſe.

Enfin, ſi on conſidere que les veines ont une certaine proportion avec les arteres qu'elles accompagnent, on ne croira jamais que c'eſt le ſeul méchaniſme du cours du ſang qui a formé des arteres ; car les veines ſont apparentes avant les arteres, & leurs troncs ſont plus gros, même dans la *figure veineuſe*, d'où part la veine ombilicale hépatique ; & ſi on prétend que les

veines n'ont été formées, que parce que
les arteres se font, par une force méchanique, réfléchies vers le cœur, il n'auroit
jamais pu y avoir avant cela une circulation établie; mais de petits rameaux en re-
poussant le sang, auroient certainement
fait de petites veines, qui conduites au ha-
sard, n'auroient pas plus été se rendre au
cœur, que dans tout le reste de la membrane du jaune qui est vuide, & qui n'a pas
encore de vaisseaux apparens.

Mais si, comme il semble que le prétend M. Wolf, les premieres veines ont
été formées du suc provenant du jaune,
on ne peut pas rendre raison de la circulation; on ne peut pas expliquer pourquoi
le nombre infini des petites veines qui font
la circulation, seroient venues aboutir au
jaune, plutôt que de se rendre, comme il
étoit nécessaire, dans quelque tronc veineux, auquel elles seroient parvenues sans
tant de détours; on ne peut pas expliquer
non plus, pourquoi, par la circulation, la
veine a été se rendre plutôt dans le fétus
que dans la membrane du jaune, qui est
vers la pointe de l'œuf; pourquoi cette
veine a formé un cœur, & ce cœur des
rameaux; elles auroient dû former un lac
qui se feroit aggrandi de jour en jour,

comme feroient des ruisseaux qui vien-
droient se rendre dans une vallée. Enfin, on
ne donne point la raison de ce qu'un autre
ruisseau, en sortant de ce lac, se divise en
gouttelettes, & de ce que ces gouttelettes
qui font des branches d'arteres, font ensuite des veines. Ce Sçavant ne promet
point de rendre raison, de ce que des veines qui ne viennent point d'arteres, produisent manifestement des veines, peu de
tems après leur origine, quand elles sont
distendues par une plus grande quantité de
sang.

Enfin, ce sont les veines qui paroissent
les premieres, même dans la tête de l'embryon, les arteres ne paroissent que les
dernieres. Pour nous en tenir au même
exemple, aucunes des veines fournies par
le jaune n'ont pu se rendre dans des veines; il est nécessaire que tout ait passé des
arteres dans les veines; & l'analogie nous
porte à croire que l'origine des veines est
la même dans toutes les parties, que dans
l'aire du jaune elle n'est pas différente: dans
la tête du fétus, elles viennent d'arteres.

Plus je fais réflexion sur l'état de l'embryon naissant, plus je me persuade que
toutes les parties se sont formées dans le
même tems; les arteres en même tems que

les veines, les viſceres, les nerfs qui les accompagnent, & les os.

Jamais le haſard n'auroit pu unir enſemble une artere dont l'origine eſt au
cœur, une veine continue à une artere, &
un nerf qui a toute autre origine, qui vient
du cerveau, & en faire comme des faiſceaux qui s'accompagnent dans tout l'animal ſans ſe ſéparer, ſi dès le premier inſtant de la formation, la nature n'avoit
donné aux arteres & aux veines, des nerfs
pour les accompagner.

Jamais le cœur n'auroit reçu le ſang
qu'il avoit envoyé aux parties, ſi l'artere
avoit exiſté avant la veine; l'embryon au
contraire périt, dès l'inſtant qu'il eſt privé
du *ſtimulus* que le cœur reçoit du ſang veineux; & ſi la veine eût exiſté avant l'artere, il eût été inévitable que le cœur,
dont l'irritabilité eſt extrême, n'eût fait
paſſer par l'ouverture de l'aorte, qui eſt
d'une groſſeur prodigieuſe en proportion,
la grande quantité de ſang que la veine apporte à un ſi petit embryon, & ne l'eût fait
ſe répandre dans ſon tiſſu, qui n'eſt alors
qu'un mucus léger & très-mou. Ce que j'ai
dit du développement, confirme ce que
j'avance ici.

C'eſt pourquoi je ſuis très-porté à croire

que la nature a préparé pour des cas pré-
vus, quelques fecours néceffaires pour réparer les parties qui pouvoient être réparées ; qu'elle a multiplié ces fecours,
en raifon des différens dangers auxquels
font expofés les animaux, mous, gélatineux, longs, & grêles ; comme l'é-
créviffe, le polype, le lézard & le ver ;
mais qu'elle les a diminués dans l'homme,
qui eft doué de raifon ; de façon cependant
que le tiffu cellulaire pût fe réparer, que
les parties divifées puffent fe réunir, &
les arteres fe former par le moyen d'un
gluten, ou qu'il pût fe percer des canaux,
dans un *gluten* qui auroit peu de longueur.

Mais il me paroît auffi difficile de concevoir qu'il puiffe fe former un animal
d'une matiere informe, par la feule force
de l'impulfion, que d'efpérer qu'il naîtra
un fleuve du lac de Genêve, dont les bras
reffembleront à un aigle.

§. X. *Idée de l'embryon avant fon ac-
croiffement.*

Nous parlerons de l'embryon, tel que
nous l'avons vu dans les quadrupedes, à-
peu-près un mois après l'imprégnation, &
tel que nous l'avons vu dans l'œuf, le fecond ou troifieme jour de l'incubation,

de la grandeur de deux lignes; car il eſt difficile d'avoir aſſez d'embryons humains, il n'eſt pas aiſé de ſçavoir préciſément les époques ; enfin il n'eſt pas poſſible de faire une comparaiſon entre les jours de la conception du fétus , & ceux de l'incubation. un poulet de trois jours eſt de $\frac{40}{100}$ de pouce, c'eſt-à-dire qu'il a de longueur le quarante-cinquieme de ce qu'il doit avoir , ſi on ſuppoſe qu'une poule a huit pouces de long ; mais un fétus humain qui auroit le quarante-cinquieme de la grandeur d'un adulte , auroit $\frac{160}{100}$ de pouce, & par conſéquent plus d'un demi - pouce; il ſeroit trop avancé pour notre objet. C'eſt encore une nouvelle preuve qu'un poulet , au troiſieme jour de l'incubation, équivaut à-peu-près à un fétus de quarante jours pour le degré de développement; & que vingt-un jours dans le poulet, équivalent à trois cent cinq dans l'homme.

Ainſi, pour nous en tenir à l'exemple du poulet, à la fin du cinquieme jour tous ſes os ſont cachés ſous la forme d'une gelée; les uns ſont plus parfaits que les autres, & ce ſont communément les vertébres qui ſont le plus apparentes.

Le même embryon a auſſi tous ſes vaiſſeaux, quoiqu'on ne puiſſe en voir qu'un très-petit nombre à l'œil nud ; mais la raison nous dit que dès ce tems il a pris nouriture ; que d'une goutte de femence qu'il étoit, il a pris un peu plus de volume, & que la matiere de fon accroiffement lui a été apportée par le moyen des arteres & par la force du cœur.

Par conféquent les veines étoient parfaitement formées.

Ceux des vaiffeaux qui font les plus parfaits, font ceux qui font fur les vertébres, ou qui font renfermés dans la poitrine & le bas-ventre ; & ceux qui font dans les extrémités, font plus imparfaits, c'eft-à-dire plus grêles & plus courts.

Quoiqu'on ne voie point de nerfs, la groffeur de la tête, le volume de la moëlle de l'épine, & l'état dans lequel eft le fétus plus avancé, nous font juger qu'il y en a par-tout où il y en a dans les adultes ; **on** voit les yeux prefque tout formés, mais ils font fans couleur.

Les tégumens exiftent, & il n'y a point d'obfervation fûre, que le cœur ait été fans fon péricarde ; ils font auffi fins que la toile d'araignée ; cependant le long du dos, on fépare la peau du tiffu cellulaire qui eft deffous ; il n'y a point encore de plumes dans le poulet ni de duvet.

Dans le bas-ventre, la même gaine contient le cordon ombilical & une grande partie des vifceres.

On n'en apperçoit aucun ; ce n'eft pas qu'ils n'exiftent pas encore, car dès la fin du quatrieme jour, le foie eft déja très-gros, & on auroit pu le voir, quoique bien plus petit, s'il avoit été coloré.

On diftingue auffi les véficules du cerveau, mais la fubftance de ce vifcere eft fluide.

Le cœur eft le feul des mufcles qui foit parfait & irritable ; les mufcles exiftoient cependant fous une forme muqueufe ; on en eft convaincu, fi le premier jour qu'on apperçoit les mufcles dans le poulet, on fait attention à ce qu'ont dû être les membres auparavant ; & quand on n'apperçoit encore que de la mucofité, on peut lui faire prendre quelque confiftance avec du vinaigre ou de l'efprit de vin ; car par ce moyen, des chairs qui étoient tranfparentes cefferont de l'être. Il n'y a point alors de tendons, car pendant tout le tems de la geftation, ils font mous, épais, pleins de fucs, ils different peu de la chair des mufcles, & ils n'ont ni le brillant ni la dureté que l'on remarque aux tendons des adultes.

Les membres commencent à être vifibles, mais ils font peu de faillie & font tout muqueux.

Le tiffu cellulaire eft comme une mucofité, & prefque comme de l'eau ; c'eft pourquoi, quand l'animal eft plus avancé, les vaiffeaux du foie, qui alors font plus fermes, font fi apparens le neuvieme jour, qu'on croiroit qu'ils feroient ifolés, & qu'ils ne feroient attachés enfemble que par le moyen d'une matiere prefque fluide ; on leur donne auffi plus de confiftance, par le procédé dont nous venons de parler ; les membranes font à-peu-près de même efpece ; elles font cependant un peu plus folides.

C'eft d'après ce que j'ai vu que je dis cela ; & par conjecture, j'ajoute qu'alors les fibres & les feuillets du tiffu cellulaire, dont eft compofé le corps de l'animal, ont très-peu de principes terreux, & qu'il y a entre ces principes beaucoup de gluten, qui unit les fibres & les feuillets.

Nous en avons un exemple dans les os, dont le milieu, qui eft la partie qui fe durcit la premiere, eft dans le commencement très-étroite, & fe dilate tout de fuite ; au lieu que dans l'épiphyfe, qui eft fort éloignée de ce centre, il commence à fe for-

mer un autre centre osseux ; on voit dans
les os du crâne quatre à cinq points d'ossifi-
cation, paroître dans le gluten, qui s'étendent beaucoup, & ne forment qu'un seul
os, par l'augmentation du principe terreux,
& la diminution de la partie glutineuse.

On voit de même dans la fibre muscu-
laire, dans le vaisseau & dans la membrane
des parties terreuses, qui sont comme des
îles eloignées les unes des autres, comme
par des espaces glacés.

Il est question à présent de faire voir
comment l'embryon sort de l'état que nous
venons de décrire, & comment en beaucoup de tems, & par l'action répétée des
causes formatrices, il parvient enfin à l'é-
tat de fétus parfait.

M. Bonnet regarde la fibre, en tant
qu'elle appartient à la nutrition, comme
un rézeau plus lâche dans l'embryon, dans
les mailles duquel peut se déposer le suc
nourricier.

§. XI. *Causes du mouvement du sang dans l'embryon.*

L'air paroît être la principale cause du
mouvement du blanc & du jaune de l'œuf,
puisque l'œuf est séparé de la poule ; dans
l'homme, c'est la fonction du cœur de la

mere ; c'eft lui qui fait paffer le fuc nour-ricier des arteres de la matrice , dans le placenta.

La force d'ofcillation des vaiffeaux dont parle Whytt, a moins lieu dans l'embryon que dans l'adulte, puifque l'irritabilité dont il la fait dépendre , n'eft encore fenfible que dans le cœur.

Et il eft affez évident qu'on ne doit pas beaucoup efpérer de cette force d'ofcilla-tion , même dans l'adulte, puifqu'on ne peut la découvrir avec le microfcope, dans la crévaffe d'un petit vaiffeau coupé.

L'exemple de la nutrition des végétaux pourroit porter à croire qu'il y a une certaine force de chaleur, capable de donner de l'ex-panfion, comme il arrive quelquefois , que pendant les chaleurs de l'été, le poulet a plu-tôt atteint l'état de perfection , & que les fluides du corps de l'animal ont moins de vi-vacité dans le froid ; mais nous avons fait voir que les infectes croiffent promptement fans chaleur propre ; que les poiffons vivent & croiffent fans la chaleur de l'air dans la mer boréale, entre des Ifles glaciales ; que par conféquent on ne peut pas beaucoup compter fur la chaleur ; à la vérité, il y a de la différence par rapport aux œufs cou-vés, il eft certain que l'air en eft la puif-

fance motrice; or, l'élafticité de l'air s'augmente par la chaleur, dans un endroit clos.
Il falloit une caufe motrice particuliere
dans l'animal, après qu'il eft féparé de fa
mere, qui pût mettre en mouvement le
blanc de l'œuf qui eft vifqueux, & le jaune
qui eft grumeleux; fi les infectes paroiffent
avoir befoin d'une chaleur extérieure pour
prendre leur accroiffement, on peut en
attribuer la caufe tant à la vifcofité de leurs
humeurs, que la chaleur de l'air rend plus
fluides, qu'à ce qu'ils n'ont point de cœur,
ou qu'il a peu de force; leur ftructure eft
toute autre, elle n'eft point vafculeufe.

. Une feconde puiffance végétative eft
une efpece de fuccion des vaiffeaux capillaires; car il femble que c'eft par ce feul
moyen que leurs racines & les pores abfor-
bans peuvent prendre la nourriture; c'eft
pareillement par ce feul moyen, que l'homme paroît attirer par les vaiffeaux lactés,
le chyle qui lui fert de nourriture; on fçait
que c'eft par le moyen dont nous venons
de parler, que généralement dans la nature, les fluides s'incorporent avec les folides; que les fucs qui colorent les plantes, & qui teignent le blanc des pétales,
font attirés dans les tuyaux capillaires des
plantes, fans l'action d'un cœur; c'eft auffi
par

par attraction que les humeurs animales parviennent aux membranes folides; je l'ai obfervé.

Je ne nie pas l'exiftence de cette puiffance, & je conviens qu'elle fait parvenir le fuc nourricier dans les interftices & les vuides qui fe trouvent entre les élémens; mais quand je penfe à la rapidité avec laquelle des globules fanguins ifolés, font mus dans les petits vaiffeaux, & combien ils s'écartent peu de leur route dans des vaiffeaux un peu plus gros, pour être attirés vers les parois de ces vaiffeaux; je n'ofe attribuer à cette puiffance le mouvement du fluide d'un tuyau capillaire, éloigné du point d'attraction. Je comprends qu'un élément folide attire la molécule de fluide qui eft près de lui; que cette molécule en attire une autre, & celle-ci encore une autre, & que la vîteffe diminue, en raifon de la diftance des particules qui font attirées, du centre de l'attraction, c'eft-à-dire de l'élément folide. Quand les rameaux capillaires font pleins, ils n'ont point d'attraction.

Ainfi, la vraie caufe du mouvement qui fait parvenir le fuc nourricier dans les parties, eft le cœur même; fi fa force diminue, l'accroiffement du poulet languit;

Tome II. O

les vaisseaux ombilicaux se développent plus lentement, au lieu d'être rouges ils sont pâles, & un fétus de quatre jours n'est pas plus avancé que le seroit un de deux jours, dont le cœur auroit toute son action ; si cette force est enlevée, l'accroissement cesse tout-à-coup, le fétus reste dans l'état où il étoit au moment qu'elle a cessé, & le suc nourricier qui auroit produit des vaisseaux dans les membranes, qui auroit donné au fétus des muscles & des visceres, si le cœur avoit été aussi actif qu'il auroit dû l'être ; ce suc se dissout, & n'est plus qu'une humeur corrompue & très-fétide, & cependant la force de la chaleur, de l'air & de l'attraction est restée.

Il y a dans le cœur du fétus, toute la force possible pour procurer l'accroissement.

C'est pourquoi il est plus gros & plus irritable, & se meut avec plus de vîtesse.

J'ai trouvé le cœur du poulet dans l'œuf, à la fin du cinquieme jour de l'incubation, de la grosseur de 12 centiemes de pouce, plus gros que le foie, qui en avoit 9, & que le poumon, qui est de beaucoup plus gros que le cœur dans l'adulte ; dans les premiers jours, il est de la grosseur de la tête du poulet. Ceux qui ont nié depuis

peu que le cœur du fétus fût fort gros, &
qui ont dit que c'étoient feulement les
oreillettes qui étoient plus groffes, de façon que l'oreillette droite l'étoit plus que
tout le cœur, n'ont mis en parallèle que
l'oreillette avec le ventricule gauche, dans
un embryon tout récent, & encore ont-
ils un peu exagéré ; mais ils en ont certainement trop dit à l'égard du poulet déja
éclos.

Robinfon, qui a mis en parallèle le cœur
d'un animal adulte avec celui du fétus, a
trouvé que dans un veau abortif, le cœur
étoit à la totalité du corps, comme 2628
à 427488 ; & dans la vache , comme
24528 à 6461376. La différence eft donc
comme 159 à 269. Ainfi , le cœur du fétus
eft en proportion plus grand que celui de
l'animal adulte ; ainfi, celui du fétus eft à
celui de l'animal adulte, comme 26 à 15,
c'eft-à-dire comme 5 à 3, ou dans l'homme, comme 3 à 2, fuivant le même Auteur ; M. Sauvage a eftimé la proportion du
cœur du fétus à celui de l'adulte, comme
6 à 80. Préfentement, comme le cœur d'un
adulte pefe 12 onces, & que celui du fétus
eft à 12 onces comme 6 à 80 , dans cette
fuppofition , le cœur du fétus fera de $\frac{72}{80}$,
c'eft-à-dire qu'il pefera un peu moins d'une

once. Le cœur de l'adulte fera la 200ᵉ. partie du poids de tout le corps, & celui du fétus la quatre-vingtieme, c'eſt-à-dire qu'il fera en raiſon du cœur de l'adulte comme 5 à 2.

Le cœur du poulet au bout de 120 heures, eſt à ſon corps comme $\frac{3}{12}$ à $\frac{2}{75}$, toutes choſes égales d'ailleurs, ce qui n'eſt pas; mais cette égalité n'eſt pas bien néceſſaire; le cœur d'un homme adulte eſt à ſon corps comme 12 à 800; tous ces rapports ſont comme $\frac{421871}{1728}$ & $\frac{800}{12}$, c'eſt-à-dire comme 243 à 66; ainſi, la proportion entre le cœur du poulet & ſon corps, eſt en raiſon quadruple de celle qu'il y a entre le cœur de l'homme adulte & ſon corps.

Dans mon expérience, le cœur du fétus ſera encore plus grand en raiſon du corps; mais il eſt extrêmement irritable, c'eſt-à-dire qu'il a une forte vertu contractile, & qu'il ſe met très-facilement en jeu, dans le tems que l'eſtomac, les inteſtins, & même tous les muſcles, ſont inſenſibles à tout ce qui devroit les agacer.

Il ſe meut avec une très-grande rapidité, il a preſque 140 pulſations dans une minute.

Si on eſtime à 100 les pulſations dans un oiſeau adulte, effectivement il n'y en a pas beaucoup moins, & le cœur d'un oi-

feau adulte a ⅔ de celui du fétus, il paf-
fera dans le même tems donné 700 parties
de fang dans le cœur du fétus, & 200
dans celui de l'adulte, c'eft-à-dire plus de
deux tiers de moins.

Mais il en paffe encore davantage, car
dans le cœur du fétus, tout le fang eft
pouffé par les trois racines de l'aorte; il en
paffe fi peu dans le poumon, qu'on peut
le regarder comme rien, & il n'y a pas la
moindre trace de ventricule droit.

Ainfi, dans un jeune embryon de poule,
il fortira de l'aorte prefque fept fois plus
de fang, qui ira circuler dans tout le corps
& fes dépendances, qui font les membranes; & je le répete, c'eft beaucoup davantage que dans l'adulte ; car c'eft le cœur
d'un fétus à terme que M. Boiffier a mis en
parallèle; & il en paffe bien davantage en
proportion, dans un fétus bien moins âgé.

Dans l'homme, l'aorte a deux racines;
je crois que tout s'y paffe de même.

Ajoutez à cela la molleffe de toutes les
parties dans le fétus, & la facilité avec laquelle le gluten dont tout fon corps eft
compofé, cede à l'impulfion, & on aura
affez de raifon pour croire que le cœur
furmonte dans le fétus la réfiftance des arteres, comme l'accroiffement même le dé-

montre; il la furmonte même dans l'a-
dulte, puifque c'eft par lui que le fang eft
pouffé, & qu'il l'eft fuivant l'axe de l'artere, & que l'artere s'étend fuivant la perpendiculaire; mais lorfque la contraction
eft égale à l'extenfion, elle n'égale que la
partie de forces du cœur qui augmente l'artere dans fa longueur; dans le fétus, le cœur
la furpaffe beaucoup plus, car il eft très-
fort, & les arteres font très-foibles.

§. X I I. *Caufes auxiliaires.*

J'attribue au cœur feul le mouvement
de la circulation; mais je ne lui attribue
pas celui qui fait la nutrition du fétus; car
je la regarde plutôt comme l'effet de la len-
teur du *gluten* nourricier, & de fa force
d'attraction.

Il eft évident que la nutrition demande
du retard, & qu'il faut que les petites parties alimentaires s'uniffent aux parties qui
font déja formées dans le fétus.

Ainfi, la vifcofité du *gluten* fait que les
vaiffeaux qui ne font encore que mu-
cilagineux, éprouvent de l'expanfion
& ne fe rompent pas; je me repréfente
les bulles de favon de l'immortel New-
ton; les intervales du tiffu cellulaire,
font comme ces véficules; & les vaif-

feaux, quoiqu'ils ne foient pas fphériques, peuvent cependant fe dilater dans tout fens, comme il arrive dans la verge, pourvu que le fluide par fa vifcofité, ait plus de facilité à céder près du cœur, & plus de difficulté dans les parties qui en font plus éloignées, ou qu'une partie de la preffion de tout le fluide fe dirige vers les côtés.

Cette même preffion fait que de nouveaux principes s'uniffent plus facilement aux efpeces de noyaux terreux des fibres de l'embryon, & pareillement à fa partie glutineufe, & s'incorporent avec ce qu'il y a de fait de l'embryon ; il faut donc à caufe de cela fuppofer de la vifcofité, car fans cela il n'eft pas poffible qu'il y ait de nutrition ; les animaux ne peuvent vivre feulement d'humeur aqueufe ; & fi les plantes paroiffent fe nourrir d'eau, nous fçavons que l'eau eft capable de prendre de la vifcofité ; on la voit filamenteufe, peu de tems après avoir été puifée ; en Allemagne les eaux le deviennent plus promptement que celles de notre pays.

Il eft donc néceffaire qu'il y ait action & réaction, pour produire la nourriture & l'accroiffement ; c'eft le cœur qui produit l'action, & la réfiftance qu'oppofe le fluide

à caufe de fa vifcofité, fait la réaction;
ce fluide fe moule aifément, & ne demande qu'à s'attacher.

§. X I I I. *C'eft l'artere qui charie le fuc.*

La premiere & la plus fimple fonction
du cœur, eft d'envoyer à toutes les parties
du corps de l'animal, du fang, ou une humeur nourriciere, fi elle n'a pas encore
acquis la couleur rouge; c'eft par le moyen
des arteres & des arteres feules que cela fe
fait.

Il y a un exemple qui le prouve : un
homme eut l'avant-bras coupé, même les
os, & il ne refta d'entier que l'artere ra-
diale; toutes les parties fe reparerent, le
membre recouvra fa chaleur naturelle, & le
pouls, & tout ce qui avoit péri du bras fut
réparé; c'eft auffi par le moyen des arteres
que la partie alimentaire fe dépofe dans le
tiffu cellulaire, qu'elle y eft mue, & qu'elle
s'y applique.

Car il tranfude une humeur dans ce tiffu,
par les pores invifibles des parois des arteres; fi ces pores étoient obliques, & s'ils
fortoient des arteres en maniere de petits
tuyaux allongés, la matiere qu'ils renferment pourroit être pouffée par une fuite
de l'action du cœur, jufqu'à un certain

point, perdre de son mouvement, & prendre la figure d'un filet, autant que sa mollesse & la résistance qu'elle rencontre, auroient diminué le mouvement qu'elle auroit reçu du cœur ; c'est de cette façon qu'on peut croire que se forment les fibres, & que le tissu cellulaire croît en long ; & c'est là la transudation à laquelle on a attribué la nutrition.

§. XIV. *L'artere s'allonge.*

Il est même tout simple que chaque pulsation du cœur allonge l'artere ; on en voit la preuve dans l'animal vivant, dans les plaies, & dans les arteres que l'on injecte.

Il est évident qu'une artere conique s'allonge, lorsque le sang, passant d'un calibre plus large dans un plus étroit, rencontre une espece d'obstacle à son cours ; cela arrive aussi dans une artere cylindrique, & cela est sur-tout remarquable dans une qui est bouchée, ou à laquelle on a fait une ligature ; il en est de même du cœur, qui, quand il est rempli, devient en même tems & plus large & plus long, si on en bouche la base.

C'est pourquoi plus l'extrémité d'une artere éprouvera de résistance, ou de la part des os, ou par quelque matiere coagulée,

plus elle fera courbée ou comprimée, &
plus il eft évident qu'elle s'allongera, car
tous ces obftacles font le même effet que
fi elle étoit plus ou moins bouchée.

Ainfi, une artere fimple & libre dans
fon extrémité, s'étendra & deviendra plus
longue, & allongera avec elle toutes les
parties avec lefquelles elle a des conné-
xions ; c'eft-à-dire le tiffu cellulaire, les
mufcles, les os même, & tout le membre ;
elle fe raccourcira à la vérité dans la diaftole qui fuivra immédiatement.

Cependant comme nous fuppofons que
la réfiftance eft moindre que la force d'impulfion, l'artere s'étendra plus qu'elle ne
pourra fe raccourcir, elle reftera donc plus
longue ; on peut croire que c'eft par le
même méchanifme, & fimplement parce
que les arteres font pouffées en avant, que
fe forment ces petits prolongemens de
tuyaux exhalans, & ces filets artériels
qu'on voit à la furface des cavités, & les
poils ; l'extrémité conique de toutes ces
parties ne fouffre aucune preffion, & n'a
rien de continu qui ait befoin d'impulfion
pour être pouffé en avant.

Auffi les poils, les cheveux, les ongles
pouffent-ils très-promptement.

C'eft ce qu'on voit plus évidemment

que par-tout ailleurs, dans les vaiffeux de la membrane vafculeufe qui fe forme après l'enveloppe du jaune d'œuf, & qu'on a pris pour l'allantoïde; les arteres de cette membrane font un réfeau bouché, qui fait une efpece de fac dont l'extrémité eft ifolée & n'a point d'ouverture.

C'eft pourquoi j'ai trouvé cette membrane longue de $\frac{26}{100}$ de pouce au bout de 142 heures; au bout de 166 heures elle avoit $\frac{66}{100}$ de pouce, & $\frac{120}{100}$ au bout de 190 heures; dans l'efpace de 24 heures, les arteres de la membrane ombilicale avoient plus du double de cette longueur, & dans l'efpace de 24 autres heures, encore plus du double.

Voilà ce qui fe paffe à l'égard des arteres qui font libres; car celles qui tiennent à quelque partie du corps croiffent bien plus lentement, parce qu'elles allongent en même tems la partie à laquelle elles font attachées; on en voit la preuve dans les os, les membres, & enfin dans tout le fétus; car les os, meme dans le commencement de l'incubation, croiffent dans l'efpace de 24 heures dans l'ordre fuivant, 9, $10\frac{1}{7}$, $14\frac{1}{3}$, $17\frac{1}{4}$, 26, 36, c'eft-à-dire pas tout-à-fait en raifon de la moitié; j'ai vu pareillement que l'accroiffement du fétus,

depuis le commencement du fixieme jour,
s'eft fait dans l'ordre fuivant, $85\frac{1}{2}$, 112,
$135\frac{1}{2}$, $136\frac{1}{2}$, 188, & en proportion dans
de plus courts intervales.

Cet accroiffement ne fe fait que parce
que l'artere qui étoit courbée & pliée, s'é-
tend en ligne directe, & par-là donne tout-
à-coup lieu à un grand accroiffement en
long; c'eft auffi ce qui produit le développement des aîles des papillons, qui fe fait par
l'abord de l'air & du fluide dans les vaiffeaux nerveux des aîles.

C'eft là ce qui fe paffe dans une artere
qui eft en ligne droite, & dont l'extrémité
eft libre; dans une artere coudée, les angles
des courbures deviennent plus aigus, parce
que la premiere ligne du vaiffeau s'allonge
plus que la feconde.

Mais auffi les canaux en croiffant, de
droits, peuvent devenir coudés, fi quelque extrémité d'artere a fait réfiftance;
je penfe que c'eft de cette façon que fe
forme le pli de la carotide fous le crâne,
en partie parce que le fang, en pénétrant
à travers du crâne, dans la feconde ligne
du tuyau, éprouve un choc; & en partie
parce que l'angle offeux qui fe rencontre
là, lui fait réfiftance.

§. XV. *L'artere se dilate.*

Comme il n'y a point d'artere qui n'éprouve une pression latérale, & que cette pression augmente par les replis de l'artere, par les obstacles qui se présentent, & par tout ce qui est capable de comprimer, il se fera aussi une pression sur les arteres de l'embryon, & cette pression poussera le sang perpendiculairement à l'axe. Les arteres du fétus auront aussi des pulsations, comme il est aisé de le voir dans celles qui avoisinent le cœur, & dans les arteres ombilicales ; l'artere ne s'allongera donc pas seulement, mais elle s'élargira en même tems.

Il y a beaucoup de choses qui dépendent de cette pression latérale ; c'est par elle que le suc nourricier est serré contre les parois de l'artere ; c'est elle qui force ce suc de s'échapper par les branches latérales & par les pores, pour se répandre dans les petits espaces voisins, & qui le fait pénétrer dans la profondeur de ces petits espaces, par-tout où il peut se faire adhérence.

Mais aussi tout ce qui est soumis à l'action du sang, qui tend vers l'axe de l'artere, éprouve compression ; la parois même de l'artere fera donc comprimée, &

fon épaiffeur diminuera même du triple ; les particules aqueufes feront broyées, mais ce qui eft glutineux aura fes principes plus rapprochés & plus capables de s'unir, puifqu'ils fe toucheront dans une plus grande furface, l'artere en deviendra plus épaiffe ; celles qui font aux environs du cœur éprouveront ce changement très-promptement, elles deviendront folides & opaques, tandis que dans tout le refte du petit corps elles refteront minces comme des veines ; mais on pourroit porter cela, jufqu'au point de croire que les petits vui-des formés entre les principes à demi dé-funis, s'élargiffent, & prennent la forme d'un enfoncement conique, dans l'endroit qui répond à la cavité de l'artere , & où les principes du fang ont été défunis par fon impétuofité ; que le fuc nourricier adhere plus facilement dans ces petits vui-des, puifqu'étant le lieu le plus éloigné de l'axe de l'artere, il y a moins de mouve-ment ; & qu'enfin ce fuc y eft pouffé par la force latérale, comme à l'extrémité du rayon qui part de la perpendiculaire.

Ce ne fera pas feulement la parois de l'ar-tere qui fera comprimée, mais il fe formera de petits creux dans le tiffu cellulaire des environs, la partie la plus fluide abandonnera la plus épaiſſe, & ſera repompée par les petites veines ; & ce qui ſera plus épais, ſe rapprochera de même, s'unira, & en prenant de la ſolidité, s'incorporera avec l'artere ; la mucoſité formera donc le tiſſu cellulaire.

Cette même force agira de toutes parts ſur la fibre muſculeuſe, ſur les membranes & ſur les os ; & la chair molle & gélatineuſe de l'embryon prendra peu-à-peu de la conſiſtance.

Il eſt ſi certain que les parties qui avoiſinent l'artere prennent cette conſiſtance, que c'eſt aux environs du cœur de l'embryon que ſe forme la premiere ſolidité, & que le fétus étant parfait dans ſes parties ſupérieures, a les parties inférieures (où les arteres ſont moins dilatées) toutes gélatineuſes. Berenger n'a pas ignoré cette différence.

Enfin, la puiſſance qui pouſſe le ſang ſuivant la ligne droite de l'artere, & ſuivant ſon axe, & celle qui l'éloigne de l'axe ſuivant la perpendiculaire, donnent lieu à l'effort que fait le ſang pour paſſer dans les rameaux qui partent des côtés des arteres ; cet effort produit pluſieurs effets ; premiérement, le ſang pouſſé par ces deux puiſſances combinées, pourra parvenir juſqu'à des parties, où un mouvement plus foible n'auroit pas pu le faire pénétrer.

C'eſt par-là que deviennent rouges les vaiſſeaux du fétus qui n'avoient point de couleur, & qui ne charioient qu'un fluide clair, ou qui n'avoient pas aſſez de globules rouges pour donner de la couleur; j'ai vu ce changement de couleur dans les troncs mêmes des arteres, par leſquelles le ſang ſe détourne en augmentant de vîteſſe dans ſon mouvement.

C'eſt ainſi que le fétus qui étoit d'une couleur pâle, devient-enfin très-rouge; c'eſt ainſi que les viſceres, le poumon, le foie même, qui étoient comme cachés à cauſe de leur tranſparence, deviennent viſibles.

C'eſt la même cauſe qui étend le réſeau vaſculaire. En penſant à l'accroiſſement ſubit de la membrane que mal-à-propos on appelle allantoïde dans les oiſeaux, j'ai vu avant le troiſieme jour, que cette membrane n'avoit preſque point de largeur, & qu'elle étoit comme un cordon grêle; c'eſt pourquoi le tronc artériel, & les rameaux qui ſont très-près de ces troncs, ont dû être preſque parallèles, & les angles que faiſoient les rameaux avec les troncs, trèsaigus.

Dès

Dès que le sang a pénétré dans ces vaisseaux, aussi-tôt les branches de l'artere s'éloignent du tronc, & dans la même proportion que croît toute la membrane, les angles que font les branches avec les troncs croissent aussi ; il se forme entre les branches qui sont écartées les unes des autres, des espaces blancs, & les angles deviennent plus favorables à l'abord du sang, jusqu'à ce que parvenus à quarante - cinq degrés, ils aient alors l'étendue la plus propre à laisser pénétrer le sang ; c'est le même méchanisme dans les feuilles, car quand la feuille est toute petite, ses fibres sont ramassées en un faisceau, elles s'écartent par la suite, & forment entr'elles de grands angles ; c'est de même aussi dans les os, car dans le premier tems de l'embryon, il ne paroît dans l'os qu'une tache rouge, ensuite deux, & peu-à-peu l'artere qui sembloit être unique, est une continuité circulaire de plusieurs arteres, & enfin d'un très-grand nombre. C'est à cette cause que je rapporte l'accroissement des arteres dans les tumeurs, qui de très - petites qu'elles étoient, distendent les membranes, & deviennent grosses, & qu'on ne peut pas, quand elles ont acquis tant de volume, extirper sans danger. C'est aussi ce qui

arrive à la matrice pendant la groffeffe ;
& l'expanfion des aîles, qui dans le papillon étoient pliées , eft encore du même
genre.

Ainfi , pendant que les arteres , les
veines qui leur font continues , & le
tiffu cellulaire s'étendent en long & en
large par l'impulfion du fang, & par le
mêlange du *gluten* nourricier, il fe fait,
non pas à la vérité une vraie nutrition ,
mais un accroiffement ; à chaque pulfation
tout le corps devient plus large. Ainfi, les
courbures des arteres étant moins mar-
quées , parce que la force du cœur l'emporte fur elles, l'embryon croît dans fon
entier, fuivant toutes les dimenfions; dans
l'efpace de deux heures, les viperes croiffent du double par l'effet de l'air qu'elles
ont refpiré , & l'embonpoint eft le genre
d'accroiffement le plus prompt.

Mais la nutrition eft une fuite des mêmes caufes.

L'artere étant dilatée de toutes parts ,
étant allongée & élargie, peut être regardée comme un réfeau, dont les parties folides font les filets , & les mailles font les
pores pleins de *gluten* , & même d'humeur
aqueufe ; quand ce réfeau acquiert plus
d'étendue, les mailles qui font entre les fi-

lets font plus grandes, c'eft-à-dire qu'il fe forme des vuides qui font plus grands à la face interne de l'artere, contre laquelle l'impétuofité du fang fait effort, & qui fe rompt toujours la premiere dans l'anevrifme; & ces vuides font plus petits à la face extérieure de l'artere, qui eft moins dilatée.

Le *gluten* qui eft charié dans les arteres, eft pouffé dans ces vuides par une méchanique néceffaire, par la force de la pression qui fe fait felon la perpendiculaire ; ce *gluten* remplit tout ce vuide, & rien de plus, car ce qu'il y auroit de trop feroit emporté par le cours du fang ; certainement ce fuc nourricier pouffé par la même preffion perpendiculaire, & trouvant là moins de réfiftance, puifque l'artere y eft plus mince, y pénétre, & y eft en repos, puifque la place eft tranquille & hors du torrent de la circulation ; une double force & la preffion le font s'unir aux parois qui bornent l'efpace où il eft arrêté.

Il n'importe de quelle figure foit le vuide, car le *gluten* fe moule facilement à toutes les formes.

La nature a donc voulu que la même caufe qui défunit les principes, uniffe & confolide les parties par une nouvelle matiere qu'elle fait pénétrer entr'elles.

La compreſſion de l'artere qui ſuccéde à la pulſation, peut faire ſortir l'humeur aqueuſe qui eſt dans la cavité, la rendre à la principale branche de l'artere, & épaiſ-ſir par ce moyen le *gluten* qui eſt dans cette cavité; elle peut auſſi exprimer ce qu'il y a de trop de *gluten*; au reſte elle ne peut pas empêcher que la cavité ne ſe rem-pliſſe; car ſuivant notre hypothèſe, la force du cœur ſurpaſſe la réſiſtance des ar-teres, & la force attractive facilite l'union; la contraction de l'artere eſt plus foible à l'endroit de la cavité, parce que la partie ſolide de l'artere y eſt moins épaiſſe.

Ceci ne répugne point à l'épaiſſiſſement de l'artere dont nous avons parlé; cet épaiſſiſſement ſe fait, parce que la lame interne de l'artere eſt preſſée contre l'ex-terne, & cela n'empêche pas que puiſque la lame interne s'écarte, les lames inter-médiaires n'aient auſſi des intervalles qui s'écartent, comme je viens de le dire.

§. XVI. *Cette méchanique ſe fait dans tout le corps.*

Ce double genre de nutrition & d'ac-croiſſement a lieu dans tout le corps, dans tous les vaiſſeaux grands & petits, dans le tiſſu cellulaire, duquel ſont formées toutes les parties du corps humain, ſi ce n'eſt peut-être la fibre muſculaire, & encore n'eſt-il pas bien certain qu'on doive l'en excepter. C'eſt la force d'adhéſion qui eſt plus grande dans les petites parties, & dans les grandes, celle d'impulſion.

La fibre muſculaire appartient, pour la plus grande partie, au tiſſu cellulaire; car c'eſt lui qui raſſemble les faiſceaux qui la compoſent, & il accompagne ſes plus petits vaiſſeaux; s'il y a dans cette fibre quelque choſe de particulier, qui eſt différent de ce qu'on appelle proprement le tiſſu cellulaire, il eſt probable que c'eſt parce qu'elle reçoit ſa nourriture de l'humeur qui s'exhale des vaiſſeaux & qui s'y attache. Ce qu'à de particulier la pulpe médullaire, c'eſt que ce ſont des fibres cellulaires qui l'uniſſent, & que c'eſt dans les interſtices de ce tiſſu, qu'eſt reçu le ſuc nourricier.

Cependant l'accroiſſement ne ſe fait pas également; certaines parties qui ſe développent les premieres, & qui avoient déja une certaine fermeté, croiſſent moins en proportion, que d'autres qui étoient petites & muqueuſes, qui prennent tout-à-coup un certain volume.

La tête & le cœur grandiſſent d'abord dans le tems que le bas-ventre a peu de volume, & que les membres ſont très-petits.

Après les premiers tems, les membres s'étendent conſidérablement ; du ſeizieme jour au vingtieme, la cuiſſe devient dix fois plus longue, tandis que tout ¿le fétus n'a pas à peine quatre fois plus de longueur de la tête à la queue.

Le ſixieme jour là cuiſſe n'étoit que de huit, & le vingtieme elle eſt parvenue à 75 ; la tête & le col ont pris peu d'accroiſ-ſement pendant ce tems.

Le fétus, après ſa naiſſance, croît dans les mêmes proportions ; car la tête d'un enfant prend peu d'accroiſſement, tandis que le corps approche de la taille d'un homme adulte ; & cette tête qui étoit peut-être trois fois plus groſſe que le corps, ne change preſque point, tandis que le corps & les extrémités inférieures croiſſent du double ; le baſſin augmente auſſi pro-digieuſement après la naiſſance.

Enfin, qu'il me ſoit permis de répéter, que les oſſelets de l'ouïe ſont preſque de même dans le fétus à terme que dans l'a-dulte.

Tout ceci prouve que l'accroiſſement ſe

fait en raison du moins de réfiftance, & que les parties inférieures du corps augmentent, quand les fupérieures font plus folides, & qu'elles oppofent plus de réfiftance à l'abord du fang.

Enfin, n'eft-ce pas parce que les carotides qui font en ligne droite, reçoivent le fang plus promptement, que la tête augmente fi précipitamment, & qu'elle eft fi promptement dans fon état de perfection.

§. XVII. *La promptitude de l'accroif-ment du Fétus.*

L'accroiffement de l'embryon, pris en général dans le fein de fa mere, eft prefque incroyable ; nous ignorons quelle eft fa premiere grandeur à l'inftant de fa formation ; il eft certain qu'il eft fi petit, qu'on ne peut l'appercevoir avec les meilleurs microfcopes ; & de cette petiteffe infinie, il parvient dans l'efpace de neuf mois au poids de dix ou douze livres.

Pour nous rapprocher de cette fpéculation, ayons recours au poulet dans l'œuf ; nous ne pourrons cependant pas revenir non plus à fa premiere grandeur ; dans le moment qu'on met l'œuf à l'incubation, il ne peut pas être plus grand que $\frac{4}{100}$ de pouces, car s'il y avoit plus, on l'appercevroit: ce même poulet, au bout de 25 jours, fort de l'œuf; il eft alors de quatre pouces de long. Il eft donc au premier inftant de fa formation, comme 64 à 64 millions, ou comme un à un million.

Cet accroiffement fe fait dans un ordre fingulier; il eft très-rapide dans les commencemens de l'incubation, & va toujours en diminuant de vîteffe.

J'ai fait voir ailleurs que l'accroiffement du premier jour étoit d'un à 91 $\frac{1}{8}$; ce que Swammerdam appelle ver, d'un 20ᵉ. & un 30ᵉ. de grain, dans un jour, parvient à fept grains: c'eft donc à 140 ou à 210 fois plus de volume.

Le fecond jour, l'accroiffement du poulet eft d'un à 5; le troifieme, pas tout-à-fait d'un à 4; & le cinquieme, moins d'un à 3; du fixieme jour au douzieme, l'accroiffement de chaque jour n'eft gueres que de 2 à 3; du treizieme jour au vingtieme, celui de chaque jour n'eft prefque que de 4 à 5; le vingt-unieme jour, comme 5 à 6: delà le poulet forti de l'œuf, dans les quarante premiers jours, ne croît chaque jour, prefque également, que comme 20 à 21.

Ainſi la crue du premier jour eſt à celle du vingt - unieme, comme 546⅜ à 5, ou comme 145 à 1.

Or, comme toute la crue d'une poule juſqu'à l'état adulte eſt à peu près comme deux onces (quelquefois même le petit poulet peſe davantage) a deux livres tout au plus, ou 24 onces, tout l'accroiſſement poſtérieur à ſa ſortie de l'œuf eſt comme 1 à 12 ; c'eſt-à-dire qu'il eſt à l'accroiſſement d'un ſeul jour du commencement de l'incubation comme 1 à 7¼.

Si on ſuppoſe un petit ver d'un cent-millieme de grain , & que de cette petiteſſe il parvienne en 21 jours à 960 ou 1000 grains, ce qui arrivera ſi on fait couver l'œuf tout auſſi-tôt qu'il a été fécondé, la crue de 21 jours ſera d'un à 100, 000, 000 ; & par rapport à l'homme, en prenant un petit ver de la même grandeur, & le comparant à un fétus à terme qui eſt à peu près de 105 onces ou 500000 grains, l'accroiſſement de toute la groſ-ſeſſe ſera d'un à 50 , 000 , 000 , 000 ; & cela ne doit pas paroître incroyable, puiſ-que dans l'eſpace de 18 jours, une graine de citrouille acquiert 83039 fois plus de volume qu'elle n'en avoit ; & qu'une graine de rave, en 42 jours, en acquiert 671600 ;

& je ne parle que de la graine groſſiere, & non de cette poudre inviſible qui eſt la ſemence proprement dite. C'eſt à peu près avec la même vîteſſe que croît le poulet, dont l'œuf deviendroit en 21 jours 335800 fois plus gros qu'il n'étoit dans le principe ; car c'eſt l'œuf qui eſt la ſemence ; c'eſt cependant la chaleur ſeule qui produit cet accroiſſement dans les plantes, ſans le ſecours d'un cœur. Les champignons d'une graine inviſible qui à peine peſe un centieme de grain, deviennent en trois jours du poids de dix à douze onces.

L'accroiſſement dans l'homme, comme dans l'œuf, va en progreſſion décroiſſante à meſure qu'il avance. Suppoſons que l'homme, à l'inſtant de la conception, ſoit d'un cent millieme grain, & qu'un fétus d'un mois ſoit de 30 grains, il aura acquis dans un mois trois cent mille fois plus de poids qu'il n'avoit dans le principe ; qu'un fétus de deux mois peſe trois onces, il n'en aura acquis que 48 fois plus qu'il n'en avoit, ce qui fait une décroiſſance prodigieuſe ; à la fin du neuvieme mois, il ne péſera qu'environ 105 onces ; ce n'eſt pas quinze fois plus par mois. Un enfant de trois ans a à peu près la moitié de la grandeur d'un adulte. En prenant donc pour le poids d'un adulte 150 livres ou 2250 onces, toutes chofes égales, l'enfant de trois ans péfera 281 onces, ce qui eft moins que le huitieme de l'homme adulte, c'eft-à-dire qu'il péfera par comparaifon avec fa péfanteur, au tems de fa naiffance, comme 105 à 281, environ comme 5 à 14; enfuite, des 22 années fuivantes, il acquiérera la péfanteur de 2250, & il en aura huit fois plus qu'il n'en avoit à cette époque. L'accroiffement de l'homme fera donc dans le premier mois, comme un à 300000; dans le fecond, comme un à 48; & dans chacun des autres mois, comme un à 15. Il fera dans les trois premieres années de la vie partagées également, comme 164 à 281; & dans les 22 années fuivantes, comme 281 à 384; & l'accroiffement du premier mois à celui du dernier, fera comme 300000 à $\frac{28}{456}$ ou 136, 800000 à 28; ou 4885717 à un; & tout l'accroiffement de l'homme eft comme 108, 000, 000, 000 à un.

Et la caufe en eft évidente.

Pareillement le cœur eft plus gros dans le premier tems, en proportion du fétus; car il eft développé le premier, & prend enfuite moins d'accroiffement.

Et il y a apparence que fon irritabilité

qui eſt extrême dans les premiers inſtans de la formation du poulet, diminue.

Maintenant, ſi tout le ſyſtême nerveux d'un enfant nouveau-né, eſt en raiſon de la moëlle de l'épine ou du volume de la tête, comme il eſt raiſonnable de le croire, il ſera huit ou neuf fois plus grand que dans l'adulte, c'eſt-à-dire qu'il ſera en raiſon de celui de l'adulte comme 216 à 27 ou comme 9 à 1 : c'eſt pour cela que le ſentiment eſt plus vif dans le fétus, même dans les enfans ; le bruit les effraie facilement, & les fait tomber en convulſions ; le vin, par ſon acrimonie, les étourdit ; la moindre choſe les fait pleurer & crier ; le mouvement du cœur eſt plus vif ; enfin la morſure d'une puce, qui ne fait qu'une légere impreſſion ſur la peau d'un adulte, excite une tumeur dans un enfant.

Quoiqu'il n'y ait point d'expérience qui prouve que l'irritation méchanique des nerfs de la huitieme paire & de l'inter-coſtale cauſe du trouble dans le cœur ; quoique des auteurs célebres prétendent que le cœur eſt inſenſible ; cependant il eſt évident, même par l'effet que produiſent les affections de l'ame, que l'action des nerfs augmente, diminue & ſupprime le mouvement du cœur.

Ainſi, ſi le cœur de l'enfant eſt d'un ſentiment plus vif, une petite quantité de ſang excitera encore plus promptement en lui une entiere contraction, & qui ſera plus forte en raiſon de ſa plus grande irritabilité.

Les expériences que j'ai faites ſur le cœur du poulet ſont d'accord avec cette théorie. J'ai vu que ſes pulſations étoient plus vives, qu'il s'irritoit très-facilement; que la chaleur ſeule ou d'autres cauſes rappelloient aiſément ſon mouvement; qu'enfin il ne le perdoit pas dans l'eau froide, puiſque je l'y ai vu ſe mouvoir pendant 24 heures. Les arteres du fétus battent donc plus ſouvent & plus fortement dans le même eſpace de tems que dans l'adulte.

Encore une autre cauſe de ce que l'accroiſſement ſe fait plus facilement dans le fétus, c'eſt que ſes vaiſſeaux ſont en plus grand nombre.

Cette opinion n'eſt pas celle de quelques modernes, qui veulent qu'il manque au fétus beaucoup de vaiſſeaux, qui naiſſent après peu à peu; principalement des vaiſſeaux ſécrétoires, & des filets tomenteux qu'ils penſent ſe former de nouveau. J'ai répondu ailleurs à ceci; & en général tout cela revient à ce qu'il y a dans l'adulte des vaisseaux qui ne sont pas encore apparens dans le fétus, c'est-à-dire qu'il n'y passe pas encore assez de sang pour leur donner la couleur qui est nécessaire pour les rendre apparens.

Au reste on peut même le prouver par expérience.

Les visceres du fétus sont, en proportion de son corps, plus grands, plus rouges & plus sanguins. Dans l'enfant nouveau-né toutes les glandes sont gonflées, la peau est rouge dans toute l'habitude de son corps, même dans la meilleure santé, de même que les visceres, la cornée, quelquefois même la rétine, & enfin il a en général plus de sang.

Ruysch assure qu'on peut remplir entiérement d'injection les os d'un jeune sujet; que par ce moyen on les rend tout rouges, ainsi que la moëlle, & que cette injection ne réussit jamais dans l'adulte; & Ruysch est assurément celui qui avoit le plus d'expérience en ce genre; ainsi, comme il étoit très-curieux d'un succès brillant dans ses expériences, il avoit coutume de ne prendre que de jeunes sujets dans les hommes & dans les animaux, toutes les fois qu'il avoit dessein de rem-

plir exactement les vaisseaux. J'ai moi-
même éprouvé souvent, en injectant, qu'il
y avoit un nombre prodigieux de vaisseaux dans les intervalles des fibres osseuses du crâne & des autres os ; & que dans
les yeux, dans la moëlle de l'épine, &
par-tout où il y a des vaisseaux très-fins,
l'injection pénetre mieux & est bien plus
belle dans les jeunes sujets. Il est presque
ordinaire dans le fétus, que les vaisseaux se
remplissent de sang rouge spontanément,
& qu'il n'est pas fort aisé de les vuider.

Car au reste si on veut suivre de l'œil
l'aorte du fétus & celle de l'adulte,
quoique les vaisseaux soient fort petits
dans le fétus & grands dans l'adulte, cependant on trouvera qu'ils sont en bien
plus grand nombre dans le fétus que dans
l'adulte, & on trouvera même souvent
cette artere rouge dans le fétus. Si on injecte le périofte, on voit se former des
réseaux, tandis qu'il n'y a que très-peu
de vaisseaux dans cette membrane dans
un adulte, & qu'on les apperçoit difficilement.

Joint à cela qu'on ne peut pas dire qu'il
se forme de nouveaux vaisseaux, il y a au
contraire beaucoup de vaisseaux dans le
fétus qui disparoissent évidemment, &
quelques-uns même qui font considéra-

bles, comme les vaiſſeaux ombilicaux, &
d'autres canaux qui lui ſont particuliers :
il y en a auſſi d'autres petits qui ſont en
très-grand nombre ; on voit une quantité
prodigieuſe de vaiſſeaux, principalement
dans les os du poulet & dans le crâne humain, & on peut en ſuivre le trajet entre
les fibres & les lames oſſeuſes. Il ne reſte
pas la moindre trace de tous ces vaiſſeaux
dans l'adulte, car ce ne ſont que des ſillons
dans les jeunes ſujets, & dans l'adulte le
ſuc les remplit, & il efface les intervalles
des lames oſſeuſes & des fibres. Il y a
beaucoup de vaiſſeaux à la fontanelle qui
diſparoiſſent avant l'adoleſcence : il y en
a de même dans les follicules des dents.

J'ai fait voir dans la ſubſtance des cartilages du poulet une infinité de vaiſſeaux
pleins d'un ſang rouge, que perſonne, à
ce que je crois, n'avoit fait voir avant
moi ; & j'ai tellement rempli d'injection
les croûtes cartilagineuſes de la rotule &
des épyphiſes du fémur, & quelquefois
de celles du tibia, même ſans beaucoup
de difficulté, que ces cartilages reſſem-
bloient à des ſuccins tranſparens par le nombre de vaiſſeaux rouges qu'on voyoit répandus dans leur ſubſtance ; on ne peut pas
réuſſir de même dans les adultes.

Ainſi

Ainſi, puiſqu'il ne ſe forme point de nouveaux vaiſſeaux, qu'il s'en efface beaucoup de ceux qui étoient formés, il ſuit qu'il y a plus de vaiſſeaux dans le fétus que dans l'adulte.

Ils ſont même plus gros en proportion des muſcles & des os, comme le cœur eſt plus gros ; & enfin ils ſont beaucoup plus lâches.

Ils tranſmettent aiſément au fétus le fluide qui lui eſt envoyé, & ce même fluide tranſude facilement, même quelquefois trop, des arteres dans la cavité des inteſtins, dans le tiſſu cellulaire, dans les grandes cavités, & à travers la peau, ce qui eſt très-rare dans l'adulte. Enfin comme l'humeur qui ſe trouve dans les grandes capacités du fétus eſt rouſſeâtre, & qu'elle eſt ſans couleur dans l'adulte, il faut que les pores du fétus, à travers leſquels tranſude ce fluide, ſoient plus larges. On voit de même le dedans de la main humide dans les enfans, & il eſt ſec dans l'adulte.

Perſonne ne peut douter que tous les vaiſſeaux ne ſoient plus tendres & plus extenſibles dans le fétus que dans l'adulte, en raiſon de l'action du cœur ; j'ai vu bien exactement que dès le premier inſtant

Tome II.   Q

qu'on peut voir le cœur du poulet, il eſt
fort & capable d'un grand mouvement , &
qu'alors il eſt difficile de faire ceſſer ſon
mouvement ; & dans ce même temps les arteres, même celles qui avoiſinent le cœur,
ſont fines & tranſparentes, & n'ont point
de conſiſtance : peu-à-peu l'aorte devient
blanche & ſolide du côté qu'elle eſt près
du cœur, car dans le reſte de ſon trajet
elle eſt auſſi délicate qu'une veine.

Ainſi dans le fétus tout eſt réuni pour
rendre dans un eſpace de temps donné
l'accroiſſement plus conſidérable ; le cœur
eſt plus gros, plus vigoureux, plus irritable, & ſes pulſations ſont plus fréquentes:
les arteres ſont en plus grand nombre ,
par conſéquent il y a plus de voies pour
faire paſſer le ſuc nourricier dans tous les
points du corps de l'animal ; elles ſont
plus groſſes, de façon que leur dilatation
eſt grande, elles font effort ſur les parties
ambientes , & elles ont une tendance à
s'allonger ; enfin elles ſont plus lâches &
plus délicates, par-là elles ſe prêtent plus
facilement à l'abord du ſang qui doit les
pénétrer, & par-là auſſi dans le temps de
la ſyſtole, il y a moins de retard au progrès de l'accroiſſement.

§. XVIII. *La configuration.*

Mon grand foin dans l'ouvrage difficile que j'ai entrepris, est d'éviter d'ennuyer le Lecteur par des redites ; j'aurois dû dire dans l'histoire du développement ce que je vais dire actuellement, mais pour ne pas répéter la même chose, je l'ai transporté ici.

Il ne s'agit point de l'accroissement du fétus, mais de la configuration des grandes parties, des viscères, des os, des muscles ; il s'agit aussi des causes méchaniques qui font prendre la figure humaine à un embryon, qui dans son principe n'étoit qu'un petit ver à grosse tête.

Il y a plusieurs causes qui concourrent à produire ce changement ; j'en ai cité quelques-unes, & je vais en proposer d'autres dont personne n'a parlé ; je pense qu'il y en a d'occultes, & il y en a d'autres qu'il feroit trop long de rapporter.

Pour mettre quelque ordre dans ce que nous allons dire, nous rapporterons toutes ces causes à l'expansion, à l'attraction, à la pression, enfin aux changemens qu'éprouvent les fluides.

La principale cause de l'expansion est, comme nous l'avons dit, le fluide que le

Q ij

cœur envoye aux parties par le moyen des
arteres ; c'eſt à cette cauſe que nous rap-
portons l'extenſion que nous avons déja
expliquée de la membrane vaſculeuſe du
fétus , qui n'étant d'abord qu'une poche
extrêmement petite , devient l'enveloppe
de tout l'œuf ; l'accroiſſement journalier
de la *figure veineuſe* , par le moyen duquel
elle s'étend de plus en plus vers la pointe
de l'œuf ; l'impulſion des parties fluides
colorées & terreuſes , d'où s'enſuit l'oſſification qu'il faudra expliquer plus ample-
ment ; le développement des membres
qui étoient cachés & comme repliés ſous
la peau, & leur allongement ; la formation
des os dont nous parlerons dans l'inſtant,
& la ſolidité du tiſſu cellulaire.

Mais ſans parler de l'air & de la chaleur,
il y a encore d'autres cauſes d'expanſion.

Ainſi les parties molles , ſoit qu'elles
ſoient grandes, ſoit qu'elles ſoient petites,
ſont étendues par le fluide qui vient s'y
dépoſer.

L'eſtomac & les inteſtins prennent de
l'expanſion ; l'eſtomac eſt petit quand on
mange peu , il s'étend & devient très-
grand quand on prend beaucoup de nourriture , ou que l'air le diſtend.

C'eſt ainſi que la matrice eſt diſtendue

dans la groffefie par le fétus & par le fang qui y abonde (1), que la verge augmente de volume par la fréquence de l'acte vénérien, & qu'elle diminue dans la continence; & que dans l'embryon la véficule du fiel eft vuide & fort petite, & qu'elle s'allonge dans l'adulte.

C'eft ainfi que l'amas de fubftance adipeufe dans le tiffu cellulaire donne de l'embonpoint ; que cet amas fait gonfler les mamelles des femmes ; que l'air dilate le poumon qui étoit très-petit ; que le criftallin, en s'épanchant dans les cellules, fait probablement étendre le corps vitré, je dis probablement, car je n'ai jamais vu le corps vitré autrement que dans l'état d'expanfion. C'eft ainfi que les yeux s'étendent en long, ce qui rend myope, ce qui vient auffi d'avoir la tête trop fouvent baiffée ; c'eft ainfi que la veffie de cylindrique

---

(1) Il ne faut pas prendre à la lettre ce que dit ici l'Auteur ; car ce n'eft affurément pas le fétus qui dilate la matrice pendant la groffeffe ; ce n'eft pas non plus le fang qui vient à la matrice qui produit fa dilatation, mais c'eft l'abord continuel du fluide dans lequel nage le fétus, qui en augmentant toujours en quantité, force les parois de la matrice à s'écarter ; quelle que foit la caufe de cette dilatation, la parité qu'établit l'Auteur, n'en eft pas moins jufte.

devient conique, & s'élargit par le bas-fond, ce qui est fur-tout très-ordinaire dans les femmes.

Enfin quand une chryfalide fe change en papillon, quand il fort un petit animal volant d'une *larve* fans mouvement, & qui paroît inanimée, ce grand changement fe fait par la vertu expanfive de l'air, qui allonge les vaiffeaux des ailes qui font re-pliées, & qui développe les ailes ; l'air eft fi fort, & a tant de célérité, qu'il forme un emphyfême dès l'inftant que les vaiffeaux qui le contenoient font rompus.

Les changemens qui arrivent au cœur tiennent auffi en partie de l'expanfion ; dans le premier temps, le poulet & le qua-drupede auffi fans doute, n'ont qu'un ventricule au cœur, qui paroît donner naiffance à l'aorte; ou plutôt il n'en paroît qu'un, parce que le droit eft fi petit, qu'on ne peut l'appercevoir, & le fang paffe avec tant de facilité de la veine cave dans l'oreillette gauche, qu'il ne touche pref-que pas au ventricule droit, c'eft ce qui fait croire qu'il n'y a qu'une oreillette.

Mais comme le canal de l'oreillette eft caché dans les fibres du cœur, & que la longueur de l'oreillette droite eft par-là diminuée tout-à-coup, l'ouverture du trou ovale fe rétrecit peu-à-peu, & il paffe par ce trou moins de fang venant de la veine cave.

C'eft pourquoi comme il fe perd par le trou ovale une moindre quantité de fang qui vient de la veine cave, il en arrive davantage dans le ventricule droit, & cette quantité le dilate, c'eft ce qui fait qu'au bout de 96 heures, on commence à l'appercevoir, & il eft tout formé au bout de 108 heures.

Il fuit auffi de-là que l'artere pulmonaire reçoit plus de fang, ainfi que le poumon, puifqu'au bout de 178 heures, il eft encore très-petit, & n'a prefque que $\frac{10}{100}$ de fa grandeur, & qu'alors comme il reçoit plus de fang de l'artere pulmonaire, en quatre jours, il double de longueur, & a huit fois plus de volume.

Je ne fçais pas affez s'il y a quelque autre caufe de configuration qui tienne de l'expanfion, mais certainement elle en dépend fuivant les opinions reçues ; les membres dont on a habitude de fe fervir plus fréquemment, & chacun des mufcles qu'on exerce le plus fouvent deviennent plus gros ; le pouce de cette fille qu'on trouva dans les forêts de Lorraine, étoit d'une groffeur prodigieufe.

Les femmes ont les membres foibles & grêles, parce que la vie sédentaire qu'elles mènent ne donne point de force aux muscles ; les cerfs qui sont renfermés dans des pâturages étroits ont les jambes rachitiques ; & le rachitis est la maladie des peuples qui ont des métiers où on travaille assis, comme les Anglois & les Hollandois.

§. XIX. _L'attraction._

L'attraction est le grand instrument de la nature ; elle agit puissamment aussi dans le développement du corps animé.

Premierement, dès que le tissu cellulaire a acquis quelque solidité, c'est la force d'attraction qui fait toutes les flexions ; car suivant son différent degré & suivant la solidité de l'appui, elle fait tourner les vaisseaux & les plans des muscles vers les parties vers lesquelles elle les attire ; on peut rapporter à cela le pli de la carotide sous le crâne ; celui de la vésicule du fiel, qui d'abord est ovale & droite, & qui ensuite prend la figure d'une tête de petit oiseau avec son bec ; les coudes de l'intestin colon & du cæcum, qui font que la portion gauche de la fin du cæcum disparoit presque entierement, tandis que la portion droite est considérablement dilatée , & que ce qui étoit l'extrêmité du cæcum n'eſt plus qu'une petite appendice ; c'eſt par ce moyen que les os qui ſont à côté les uns des autres , & ceux qui ſont ſeuls , ſont unis peu-à-peu par le tiſſu cellulaire , & font corps , comme la mâchoire ſupérieure , de même que l'inférieure ; ſi cette attraction a été très-foible , les os de la mâchoire ſupérieure reſtent ſéparés , & il y a une fente au palais ; ce vice eſt ordinairement accompagné d'un bec de lievre.

Il y en a un exemple bien ſenſible dans le cœur, preſque la moitié de l'oreillette, qui eſt encore ſeule , à cauſe de la grandeur du trou ovale , eſt placée hors du cœur, dans le temps qu'on apperçoit pour la premiere fois le point ſautillant ; cette même partie de l'oreillette ſe retire tout-à-coup dans la ſubſtance du cœur, par le moyen, à ce que je penſe, d'un tiſſu cellulaire ; & enſuite le ſixieme jour, étant rentrée dans le cœur, il y en a une très-petite portion de découverte, & le trou ovale devient plus petit par l'attraction de l'oreillette vers le cœur.

C'eſt auſſi de cette maniere que les troncs des groſſes arteres du cœur viennent ſe retirer dans ſa ſubſtance.

Et par la combinaiſon de la force d'ex-

panſion & de celle d'attraction, le cœur
du fétus, dont les parties n'avoient aucune
union entr'elles, & qui reſſembloit à un
canal tortueux, devient un organe muſcu-
leux à deux ventricules & deux oreillettes.

L'attraction des muſcles opere, auſſi des
changemens dans les os ; c'eſt évidemment
l'attraction du muſcle maſtoidien qui donne
naiſſance au ſinus & à l'apophyſe maſtoide ;
ce muſcle attaché à la table externe du
crâne par le moyen du périoſte, entraîne
cette table extérieure, tandis que l'intérieure eſt retenue par la dure mere, & par
cette attraction, il rend plus grandes les
petites cellules diploiques.

On doit croire que c'eſt la maſtication
& l'action du muſcle pterigoidien externe
qui dilate pareillement le ſinus maxillaire
ſupérieur, puiſque le principal os de la mâchoire ſupérieure eſt comme caché ſur les
côtés & en arriere.

Ce ſont auſſi les muſcles qui allongent
dans les différentes parties du corps les
épines des os & toutes leurs apophyſes,
& qui courbent les os par leur attraction,
comme il eſt clair que c'eſt cette cauſe qui
courbe le peroné ; en en mot ils les courbent entiérement quand quelque vice dans
le ſuc oſſeux leur conſerve ou leur rend
leur premiere molleſſe.

C'eft par ce moyen, que dans l'exemple rapporté par M. Mery, la clavicule, les cô-tes, l'épine du dos & les os longs fe font podigieufement courbés.

Les os dans leur entier prennent auffi une direction particuliere par la force de l'at-traction ; on corrige peu-à-peu la courbure des pieds en dedans fi on ramene ces parties dans le fens contraire à leur pente vicieufe, par les moyens qu'indique l'art, & on voit au contraire que les Tailleurs ont les jambes courbées, à caufe de la fituation vicieufe qu'ils prennent en travaillant ; un grand homme a remarqué qu'à force d'être affis, l'épine du dos fe courboit ; j'ai vu le même effet arriver pour avoir porté des fardeaux.

§. XX. *La preffion.*

Cette force a auffi beaucoup de puiffance ; je rapporte à l'augmentation de l'irritabilité des mufcles du bas ventre & à la compref-fion de la gaine conique de l'ombilic, qui augmente de jour en jour, la rentrée des in-teftins & du jaune d'œuf dans le bas-ven-tre ; cependant je ne difconviens pas que la preffion de l'air n'y contribue.

C'eft cette caufe qui fait que le fétus qui étoit divifé en deux corps, & qui avoit une très-groſſe hernie d'inteſtins, devient un poulet agile & en état de ſuivre ſa mere.

C'eſt par cette cauſe que les teſticules deſcendent peu-à-peu dans le ſcrotum. On pourroit croire auſſi que l'accroiſſement du poumon & la reſpiration peuvent en être cauſe ; cependant comme très-ſouvent les teſticules ſont deſcendus dans le ſcrotum avant la naiſſance, on ne peut attribuer cette chûte qu'a l'action des muſcles du bas-ventre.

Les tégumens de la poitrine prenant peu-à-peu plus de ſolidité, repouſſent auſſi peu-à-peu dans cette cavité le cœur qui en étoit dehors & en travers, & par-là ſa pointe eſt en bas & ſes vaiſſeaux arté-riels en haut.

Le poumon eſt gonflé conſidérable-ment par l'air qui le pénetre ; cette aug-mentation du poumon allonge la poitrine, rend l'étendue du bas-ventre plus courte, & diminue l'accroiſſement du foie, des reins & des capſules atrabilaires : c'eſt ce qui fait que dans le fétus la poitrine a très-peu d'étendue en long, & qu'elle en a beaucoup dans l'enfance & dans l'adulte.

Les muſcles qui ſont placés ſur les os, ne permettent pas aux os de s'accroître dans l'endroit où ils se gonflent souvent dans leur action, & ils font dans ces endroits de profondes dépreffions ; la preffion qu'exercent fur les parties latérales de la tête les mufcles temporaux, font que de ronde qu'elle étoit dans le fétus, elle eft applatie fur les côtés en droite ligne ; tous les os longs, qui dans le fétus font cylindriques, deviennent des prifmes plus ou moins réguliers, fuivant le plus ou moins de force des mufcles, & le plus ou moins de réfiftance qu'ils leur oppofent ; tels le tibia, le peroné, le radius, le cubitus, les os du métacarpe, ceux du métatarfe, les doigts, enfin le fémur & le cubitus ; mais il paroît que les endroits par où paffent les tendons font moins comprimés, & groffiffent, de-là vient qu'à l'extrêmité des os longs il y a de groffes & larges épiphyfes.

On change auffi par art la forme de l'accroiffement des os, & on les dirige à fa fantaifie. Dans l'Amérique, les peuples qu'on appelle *têtes plates*, renferment la tête des petits enfans dans une maffe d'argile, pour la rendre plate, ce qu'ils regardent comme un agrément, & ce n'eft pas fans danger pour les enfans ; cette preffion rend les os plus minces & très-durs.

La réſiſtance des parties voiſines fait auſſi prendre une forme aux parties du corps animé ; c'eſt ce qu'on appelle ſe mouler.

J'ai vu très-manifeſtement cette réſiſtance dans le fétus ; il y a à ſon poumon des eſpeces de dentelures à égale diſtance les unes des autres, qui ſont formées par la preſſion que font les côtes ſur ce viſcere ; ſon cœur avec ſa pointe ſe fait une vraie loge entre les lobes du foie, & ces deux viſceres ſe figurent réciproquement ; comme auſſi toutes les autres parties du bas - ventre ſont figurées par le foie & concourent à lui faire prendre ſa forme.

On croyoit autrefois que les mains & les genoux du fétus accroupi dans la matrice lui formoient le viſage ; enfin nombre d'autres parties font prendre forme à celles qui les avoiſinent.

Mais il ne faut pas croire qu'il n'y a que les parties molles qui ſont figurées par les parties dures ; puiſque très-ſouvent les parties les plus molles changent la figure des plus dures, & que les pulpes les plus délicates font ſur ces parties des impreſſions très-marquées ; ce ne ſont pas ſeulement les arteres de la dure - mere qui creuſent des ſillons ſur la face interne des

os du crâne, en l'emportant par leurs pulfations fur la force expanfive du fuc nourricier, & en ne permettant pas à l'endroit
où elles font réfiftance dans leurs batte-
mens de prendre de l'accroiffement ; mais
de même le nerf radial laiffe une trace
fur l'humérus, & l'artere vertébrale creufe
un canal profond dans fon trajet fur l'at-
las ; le cerveau fait fur la face interne du
coronal, à l'endroit où il concourt à former l'orbite des empreintes, femblables à
fes anfractuofités, enfin la moëlle alongée
marque fa fortie de l'apophyfe cunciforme,
par un léger enfoncement ; toutes ces
marques ne fe font pas dans le temps que
l'homme n'eft que fétus, puifque leur
étendue prouve qu'elles ont été faites par
des vaiffeaux d'adultes, & qu'elles ne paroiffent pas encore dans le fétus ; mais il
paroît en général que toutes les fois que
le fuc nourricier arrive avec plus de force
dans quelque partie, qu'il y eft apporté
par de plus groffes arteres, & qui par conféquent en fourniffent davantage, la partie qui en eft voifine, qui reçoit moins
de ce fuc & plus lentement & par de plus petits vaiffeaux, eft forcée de céder à la force
fupérieure, & fe moule fur celle dont les
vaiffeaux font plus gros & plus forts.

Les mufcles même deviennent tendons par
la preffion, puifque fans exception tous les
mufcles deviennent tendineux par l'endroit
où un autre mufcle fort les touche ; &
que très-fouvent deux mufcles deviennent
tendineux du côté où ils fe touchent mutuellement, parce que, comme on fçait, ils
ont de leur nature peu de vaiffeaux, que
leur tiffu cellulaire eft très-ferré, & leurs
fibres font plus menues.

La preffion même ramollit les os ; il eft
très-ordinaire de voir un fungus ou quelque
autre tumeur comprimer un os du crâne ou
un autre os, & ramollir même cet os dans
l'adulte à l'endroit de fa preffion ; c'eft ainfi
que dans l'hydrocéphale les os font mous &
tranfparens ; un anevryfme a produit le
même effet.

§. XXI. *La force de dérivation & de révulfion.*

Ce qui concerne cette matiere tient un
peu du fyftême, cependant il me paroît
qu'il y a beaucoup de vraifemblance.

J'appelle force de dérivation, l'augmentation qui fe fait dans une partie du corps
animal, quand une autre partie qui eft
nourrie par la même artere que cette premiere, perd entierement cette artere par
quelque

quelque caufe que ce foit, ou du moins
qu'elle reçoit moins de fucs ; ce qui arrive
quand on a fait la ligature de l'artere
brachiale, à l'endroit où elle paffe fur le
brachial interne, prouve bien que le fang
change merveilleufement fa route, & qu'il
paffe en grande quantité dans de très-petites arteres, quand le gros tronc a péri ;
car toutes les fois qu'un homme échappe à
la gangrene, que la vie & la chaleur reviennent à la main, & que les pulfations de
l'artere s'y font fentir, comme cela arrive
affez communément ; alors le fang, dont
la ligature a intercepté le cours, eft dérivé
dans une des trois arteres récurrentes, dont
j'ai fait la defcription ailleurs, & remplit
cette artere, de maniere qu'il s'établit une
nouvelle communication.

Je crois que c'eft de cette maniere que
le baffin & les extrémités de l'enfant prennent de l'accroiffement après fa naiffance ;
on fait la ligature des arteres ombilicales, le
cordon dans lequel elles alloient fe rendre fe
feche en très-peu de temps, comme s'il avoit
été cautérifé ; par cette caufe le fang qui fait
effort fur le tronc de l'artere iliaque, vient
fe rendre avec plus de violence dans l'iliaque externe, qui alors eft libre, & ce fang
en y paffant la dilate continuellement.

Tome II. R

On voit croître alors les cuisses, les jambes & les pieds, qui sont très-délicats & peu formés ; & ce nouveau suc nourricier en se distribuant dans toute l'extrêmité inférieure d'un fétus, qui avant nageoit dans un fluide, & d'un enfant qui ne pouvoit se soutenir, fait un animal bipede qui marche, & c'est par-là seul qu'il peut être le roi des animaux.

La même chose arrive quand quelque rameau n'a pas entierement péri, mais que le fluide y passe difficilement ; car alors suivant la regle que confirment nos expériences, le sang détourné par la résistance de ce vaisseau, vient se rendre en total dans l'artere qui est libre.

C'est ainsi que cela arrive quand on passe de l'enfance à l'âge de puberté ; quand les deux extrêmités inférieures sont aussi parfaites que les supérieures, que les épiphyses osseuses & les croûtes cartilagineuses sont devenues très-minces, il ne se fait que très-peu ou point d'accroissement des membres qui sont devenus très-solides ; car alors le sang détourné par la grande résistance de l'artere iliaque externe fait effort sur l'interne ; les visceres jusques-là s'étoient moins développés, & étoient très-délicats, parce que le rameau externe étant plus droit , avoit porté aux parties auxquelles il fe diftribue une plus grande quantité de fang ; par-là les parties de la génération fe développent dans l'un & l'autre fexe , la matrice s'étend , les regles coulent , la femence fe forme , & la verge prend plus de volume.

Je crois en trouver un autre exemple dans le poulet pendant l'incubation ; tant qu'une grande partie de fon enveloppe n'a aucuns vaiffeaux fanguins apparens, que cette partie en a moins de confiftance , & qu'elle eft difpofée feulement à recevoir le fang qui y eft pouffé , le fang paffe plus facilement dans la membrane du jaune & dans l'autre tunique vafculeufe de l'œuf ; c'eft pourquoi la membrane du jaune croît rapidement la premiere, & enfuite après elle, la membrane ombilicale ; le fang de l'aorte vient donc s'y rendre en abondance comme à l'endroit qui lui fait moins de réfiftance.

Mais quand le cercle du jaune s'eft étendu jufques près du blanc & jufqu'aux dernieres bornes de la membrane du jaune ; & quand la membrane vafculeufe eft tout autour de l'œuf, & que le réfeau des vaiffeaux fanguins eft de toutes parts affez grand pour ne pouvoir plus augmenter que difficilement , alors ces membranes offrent moins de réfiftance. C'eft pourquoi le poumon , qui jufques-là étoit prefque réduit à rien , croît alors bien prompte-ment, & les vifceres du bas-ventre fe for-ment, la bile fe fépare, l'eftomac & les inteftins prennent beaucoup d'accroiffe-ment , les vaiffeaux du rein qui étoient jaunes deviennent rouges, ils ferpentent , & on les apperçoit à l'œil nud ; & le dé-veloppement du poumon change la figure du cœur.

La révulfion fait tout le contraire de la dérivation ; car le fang ne va plus fe ren-dre dans une partie quand il fe préfente trop de réfiftance à fon cours , ou que le paffage lui eft entierement fermé.

La tête du poulet prend moins d'ac-croiffement quand les membres inférieurs commencent à grandir, & que le fang rem-plit la membrane ombilicale.

La révulfion fe fait parfaitement quand on fait la ligature de l'artere d'une partie qui doit diminuer, ou qu'on la comprime entierement ; elle fe fait cependant auffi quand le fang y abonde avec plus de diffi-culté qu'il ne faifoit auparavant.

Dans l'incubation, quand la membrane vafculeufe a occupé tout l'œuf, que fes vaiffeaux font parvenus à leur dernier

degré de diftenfion , & que cette enveloppe ne peut plus être étendue au-delà
de ce qu'elle l'eft, que fes vaiffeaux ne peuvent plus être dilatés , non-feulement il fe
fait une dérivation vers le fétus, mais les
vaiffeaux de la membrane vafculeufe ne
font plus d'aucun ufage & s'obliterent entierement.

Je foupçonne que c'eft de cette maniere
que dans certains animaux, des parties de
leur corps diminuent & difparoiffent même,
ce qui eft fort commun ; quand la grenouille devient parfaite elle fe dépouille de fes na-
geoires & de fa queue, de même quelques
infectes volatiles quittent leurs aîles ; mais
je ne donne cette opinion que comme une
conjecture.

§. XXII. *Caufes qui dépendent des humeurs.*

Une plus grande quantité de fuc nourricier donnera lieu à de la dérivation, & une
moindre à la révulfion ; c'eft cette abondance qui fait qu'il y a des enfans qui font
très-grands & très-gros ; & c'eft parce que
d'autres en reçoivent peu & qu'ils font mal
nourris , qu'ils font minces ; fi de plus
ils fouffrent quelque compreffion dans la
matrice , ils y font comme écrafés ; j'en ai

vu, & d'autres en ont vu auffi, qui n'étoient pas plus épais qu'un parchemin.

Les différens vices des humeurs font que la dépravation des fucs nourriciers produit différens effets; la mere ou la nourrice communiquent à l'enfant le vice fcrophuleux ; ce vice augmente le volume de la tête & du foie, & il engorge les glandes d'une lymphe coagulable & blanche.

Le vice vénérien fait des ravages fur les os d'une autre maniere, il ronge la peau, & produit des ulcères qui fe renouvellent.

Mais en général, pour revenir à notre fujet, les humeurs du corps conforment différemment les parties folides fuivant leur différens caracteres.

Il y a dans le fuc artériel d'un homme fain des particules terreufes, qui donnent aux os leur dureté ; dans quelques hommes ces particules ne fe trouvent pas, de-là leurs os reftent ou deviennent mous ; de même on dit que dans le pays marécageux des environs de Comore, les œufs n'ont point de coquilles, tant il eft vrai qu'il eft néceffaire qu'il fe trouve une matiere calcaire dans les humeurs de la poule ; on dit auffi que dans ces mêmes endroits les cornes des pieds des animaux ne font pas dures.

La tranfpiration qui fe fait par exhalation , ou naturellement, ou par des pores inorganiques, rend dures des parties qui étoient très-molles ; l'épiderme ne peut fe former que d'une humeur glutineufe, de laquelle l'air a enlevé tout ce qu'il y avoit d'aqueux ; c'eft par l'exhalation que les ailes des infectes qui étoient molles & aqueufes prennent un peu de dureté , & leur donnent la faculté de voler , & que peu de temps après leur développement, elles rendent encore un fuc qui ne s'en échappe plus après ; c'eft auffi par l'exhalation que la partie calcaire de la coquille de l'œuf, qui fort des papilles de la matrice fous la forme d'un *gluten*, s'endurcit fous les yeux de l'obfervateur ; que les œufs de limaçons deviennent fragiles à l'air, de mous qu'ils étoient ; que ceux des papillons qui font mous deviennent auffi fragiles tout auffi -tôt que les femelles les ont rendus, & qu'enfin s'endurcit la coquille des limaçons, qui n'eft compofée que de petites membranes.

C'eft la même caufe qui endurcit le *gluten*, puifqu'il eft certain que les coquilles de limaçons ne font produites que d'une humeur vifqueufe qui vient de l'animal.

Quoique la principale caufe foit dans

R iv

l'attraction des parties terreuſes ; car le calcul de la veſſie & celui de la véſicule du fiel ſe forment au milieu d'un fluide, ainſi que les écailles des huitres & des au- tres coquillages d'eau ; la réſorbtion peut faire ici l'office de la tranſpiration, ſi du mêlange d'élémens il n'y a que l'eau qui ſoit pompée dans les petits vaiſſeaux, & que les particules qui ſont mutuellement attractiles ayent la liberté de s'unir. La ré- ſorbtion contribue beaucoup à la viſcoſité du *gluten*, à ſa ſolidité, & à la formation du tiſſu cellulaire.

Enfin toutes ces cauſes peuvent être dif- féremment combinées & s'aider mutuel- lement ; j'ai fait voir que les forces d'ex- panſion, de dérivation, d'attraction & de preſſion, concouroient à la formation du cœur ; nous allons faire voir dans l'inſtant que dans celle des os il y a de l'expanſion, une nature particuliere de ſuc nourricier & d'autres cauſes.

§. XXIII. *La formation des os.*

Quoique, ſi je ne me trompe, je ſois le premier qui aie ſuivi avec le microſcope la formation des os dès le commencement de l'exiſtence de l'animal, cependant je dois en parler avec beaucoup de circonſpection, un de mes collegues, homme qui a très-bien mérité de la patrie, n'est pas d'accord avec moi sur ce point de la formation du fétus.

Tous les os dans le principe sont gélatineux : je l'ai reconnu dans les os longs, même dans l'os pierreux, & dans tous les autres os du corps animal.

Dans les os larges, cette substance gélatineuse est comme une membrane ; elle paroît telle dans le crâne & dans les parois de la poitrine, qui sont si mous pendant quelques jours, qu'on a prétendu qu'il ne s'y trouvoit aucun os. (On a vu ce qui devoit devenir os dans un embryon, presque entierement dissous.) Ensuite quand les enveloppes de la poitrine commencent à être apparentes, les côtes avec la plevre, le sternum, & les muscles qui remplissent les deux cavités du sternum, & qui sont assez forts dans le volatile, paroissent n'être qu'une membrane très-fine, dans laquelle d'une part le sternum, & de l'autre vers le dos, les côtes, deviennent cartilagineux avec le temps.

Dès que les os longs sont apparens, ils ont leur forme bien exprimée ; c'est-à-dire, les os de la cuisse, de la jambe, du tarse, des ailes ; quand on les cherche le sixieme

jour entre les chairs, on trouve avec affez
de peine l'os de la cuiffe & les autres, formés d'une gelée tranfparente, ils font
mous & flexibles, ils peuvent fe fendre
dans tous leurs points, ils font uniformes
dans toute leur étendue, fi ce n'eft qu'ils
ont une tête fphérique & des condyles
entierement de la même figure que dans
l'animal adulte; il y a feulement ces différences, qu'ils font tous fans couleur, fans
filets, fans lames, fans trous, que la moëlle
n'eft pas de même que dans l'adulte, &
qu'ils font d'une ftructure alvéolaire. Ce
même os de la cuiffe, abandonné à lui-
même, fe deffeche comme du *gluten*, &
reffemble à une petite écorce cendrée.

Dans l'homme, l'os temporal eft auffi
cartilagineux, & principalement fon apophyfe maftoïde.

Peu de temps.après, on voit dans le milieu de l'os long, quoiqu'il ne paroiffe
pas encore de fang, une petite portion
opaque, qu'on voit, en la regardant avec
attention, traverfée de lignes, qui ont leur
direction fuivant la longueur de l'os & qui
féparent par-tout de petites éminences; on
découvre d'abord ces lignes avec le microfcope, enfuite on les apperçoit à l'œil
nud; dès que cette opacité exifte, la molleffe

de l'os est déja diminuée de beaucoup, il a alors un peu d'élasticité, il se restitue quand on le fait ployer, & peu de temps après si on veut le ployer, il se casse dans son milieu, ou ses épiphyses se détachent de chaque côté ; ces épiphyses alors, & encore long-temps après, quittent facilement le corps de l'os, quoique même dans ce temps elles paroissent si exactement adaptées à l'os, qu'on ne peut pas distinguer avec le microscope la ligne qui sépare l'un de l'autre ; quand cette portion opaque s'est desséchée, elle se soutient & représente la moitié d'un cylindre osseux, mais elle n'est pas totalement opaque, car il reste beaucoup de points & de sillons entre les lignes. Quand les os sont élastiques, je crois qu'on peut les regarder comme des cartilages auxquels ils ressemblent beaucoup ; le *gluten* devient cartilage, & le cartilage devient os.

Vers le dixieme jour, les gros vaisseaux qui nourrissent le fémur sont parfaits, & font un canal rouge continu.

En même temps les lignes qui sont répandues suivant la longueur de l'os croissent ; l'opacité augmente, de maniere que l'os jaunit de plus en plus, & à la fin du dixieme jour il paroît raboteux ; il paroît même

des inégalités fur la portion de l'os qui eft
encore cartilagineufe ; dès que la portion
qui étoit opaque eft defféchée, elle eft
vraiment offeufe, & elle fe foutient en
forme de cylindre creux ; il n'en eft pas de
même de celle qui eft cartilagineufe, car
quand elle eft defféchée, elle eft toute
ridée.

L'os commence à devenir rouge à la
fin du onzieme jour, & la portion qui
a été opaque la premiere, l'eft auffi la premiere ; c'eft ce qui fait paroître plufieurs
points rouges d'abord fur le tibia, tandis
qu'il n'y en a qu'un fur le fémur, mais
peu de temps après il en paroît d'autres
fur cet os.

Ces points bornent de côté & d'autre
la portion du fémur & du tibia, qui alors
eft toute rouge.

A la fin du douzieme jour, ou un peu
plus tard, il paroît dans ces deux os une
ligne de points rouges, à laquelle va fe
joindre la portion rouge de l'os, & on voit
manifeftement le trajet de l'artere nourriciere depuis le point où elle entre dans fon
canal, jufqu'à la moëlle qui eft rouge auffi.

Alors on apperçoit des lignes de vaiffeaux paralleles, qui vont fe rendre dans la
cavité de l'os.

Et cette cavité eſt très-diſtincte ; vers le milieu, l'os eſt plus épais , & formé de lames ſpongieuſes, qui rendent le tuyau plus étroit ; il eſt plus large vers l'épiphyſe, parce que dans cet endroit il n'y a qu'une lame oſſeuſe.

Le périoſte interne eſt alors apparent, il eſt délicat & vaſculeux, il doit devenir l'enveloppe de la moëlle.

Il y a alors les deux tiers de l'os qui ſe ſoutiennent & qui ſont vraiment oſſeux.

Si on le dépouille alors , on apperçoit entre les ſillons & dans les pores un nom-bre prodigieux de vaiſſeaux qui ſont pres-que rouges, & qui font comme une pluie de ſang ; ce qui n'eſt dans ce temps que des points, devient de petites lignes quand l'os eſt plus avancé.

Pour lors les fibres oſſeuſes s'étendent à travers ce qui n'eſt encore que cartila-gineux, juſqu'à l'épiphyſe, en forme de li-gnes blanches.

Preſque à la fin du quatorzieme jour, on voit de longues arteres qui proviennent de l'artere nourriciere, former un cercle vaſ-culeux, qui augmente de plus en plus en quantité & en longueur ; elles ſont ren-fermées dans la cavité de l'os, & leur di-rection eſt parallele à l'axe, elles produisent aussi des rameaux ; elles passent entre les lames qui sont élevées , & elles viennent finir en bas, à l'extrêmité de la portion osseuse.

Il se forme aussi une éminence dans le tuyau osseux qui part de l'épiphyse, & vient saillir dans la cavité, & il part de la largeur de l'os de toutes parts des lames qui descendent dans la cavité & qui sont comme spongieuses.

Vers le quinzieme ou seizieme jour, tous ces vaisseaux sont très-pleins de sang.

L'os lui-même est presque dans sa maturité ; de longs vaisseaux descendent en droite ligne jusqu'à l'extrêmité de l'os, entre les lames osseuses qui grandissent toujours ; la partie cartilagineuse devient alors une lame très - fine, qui s'articule avec l'épiphyse en s'adaptant réciproquement l'une à l'autre par de petites éminences.

La partie de l'épiphyse qui regarde le milieu de l'os est osseuse.

Il y a dans la cavité médullaire des lames qui sont toujours en grand nombre , qui partent de celles qui composent la propre substance de l'os ; ces lames sont très-courtes. Elles s'allongent à mesure qu'elles approchent des épiphyses ; celles qui font dans l'intéreur font plus le réfeau que celles qui font à l'extérieur.

Ainfi les lames entre lefquelles paffent les vaiffeaux des cercles vafculeux & celles qui partent des parois de l'os, forment la fubftance alvéolaire interne de l'os.

Mais les membranes de cette fubftance alvéolaire procedent du tiffu cellulaire qui fuit les vaiffeaux des cercles vafculeux & de la fubftance cellulaire, qui de l'extrêmité de l'os pénetre dans la cavité médullaire, en maniere de promontoire, comme en rétrogradant.

Le tiffu cellulaire qui arrive avec le vaiffeau nourricier concourt auffi à former l'enveloppe de la moëlle.

Enfin l'os atteint fa perfection ; les lames intérieures prennent de la folidité ; des vaiffeaux qui paroiffoient n'être que des points & des lignes, fe recouvrent peu-à-peu de lames, tellement qu'on ne les apperçoit plus, à moins d'arracher quelque lame ; les cercles vafculeux font auffi cachés par l'enveloppe qui les couvre, & tout l'os devient fragile & dur.

§. XXIV. *L'épiphyfe.*

Dans les premiers temps l'épiphyfe fait partie de l'os, car on ne voit aucune ligne de féparation , elle paroît ne faire qu'un même corps avec l'os, & c'eſt de l'os que lui viennent ſes principaux vaiſſeaux.

Cependant dès les premiers jours l'os ſe replie pour donner une aſſiette plus favorable à l'épiphyſe, elle s'en ſépare, & elle attire à elle le périoſte qui lui devient plus exactement adhérent.

Enſuite l'épiphyſe , par le moyen des petites éminences & des petits enfoncemens qui ſont ſur ſa ſurface & qui la rendent toute inégale, s'unit ſi bien avec l'os, qu'il n'y a aucune lame du périoſte entre eux.

C'eſt pourquoi l'épiphyſe s'unit toujours aſſez tard avec le corps de l'os, & ne lui eſt jamais parfaitement unie, quoiqu'il ne reſte point de ligne intermédiaire; on voit même quelquefois dans l'adulte les épiphyſes ſe détacher du corps de l'os par maladie.

Nous prenons ici l'épiphyſe environ au dix-ſeptieme jour de l'incubation , on la trouve alors cartilagineuſe & n'ayant rien d'organiſé.

Vers ce temps les lignes vaſculeuſes de la principale portion oſſifiée ſont parvenues juſqu'à l'extrêmité de la partie oſſeuſe qui eſt recouverte d'un mince cartilage.

C'eſt

C'eft auſſi dans ce temps que les vaiſſeaux des lignes du cercle vaſculeux ſont en
très-grand nombre, j'y en ai découvert
juſqu'à quarante-trois; & ils ne font pas
ſeulement le tour du cercle pour parvenir
à l'endroit où ſe borne la partie oſſeuſe,
mais ils rempliſſent toute l'aire circulaire,
de leurs diviſions; on croiroit que dans
cet endroit il y a quelque choſe qui réſiſte,
car on voit que les extrêmités des vaiſſeaux
ſont en forme de maillets.

Vers le commencement du dix-huitieme
jour, quelques-uns de ces vaiſſeaux percent
la lame qui termine l'os & ſa croûte cartilagineuſe, & il en pénetre deux ou trois
dans l'épiphyſe.

Et peu-à-peu ils augmentent ſi fort en
nombre, que l'extrêmité de l'os qui regarde l'épiphyſe devient un hémiſphere
cribleux & vaſculeux, & eſt percée par
une infinité de vaiſſeaux.

Ces vaiſſeaux viennent de l'artere nourriciere, & vont ſe rendre à l'épiphyſe, en
paſſant par les ſillons cellulaires internes de
l'os; ils ſont pleins de ſang rouge, quelquefois ils ſont tranſparens; ils traverſent preſque entiérement le cartilage de l'épiphyſe
de toutes parts; ils ſe courbent, & de leurs
courbures partent de petits rameaux droits.

Tome II. S

Mais il y a encore d'autres vaiſſeaux qui
vont ſe rendre à l'épiphyſe plus tard à la
vérité ; il y a une certaine artere, qui en
ſe détournant ſur le côté, aux environs du
condyle, dans une eſpece de puits de l'épiphyſe, s'enfonce dans ſa ſubſtance cartilagineuſe.

Les vaiſſeaux des deux genres s'abouchent dans ce cartilage, ils forment un
réſeau dans l'intervalle des condyles, &
le rempliſſent entierement de vaiſſeaux
rouges.

Enfin vers le temps où le poulet ſort
de l'œuf, il ſe forme un noyau dans l'é-
piphyſe, c'eſt-à-dire, un grumeau blanc
oſſeux, celluleux, & qui eſt communément rond.

Peu-à-peu ce noyau eſt tout couvert
d'arteres, qu'il envoye de toute ſa ſurface
cartilagineuſe, dans le cartilage de l'épiphyſe, parfaitement de même que fait
l'hémiſphere vaſculeux de la principale
portion oſſeuſe.

Ces vaiſſeaux paroiſſent naître de l'artere du centre, qui aura paſſé par le puits
de l'épiphyſe.

Ce noyau eſt toujours plein d'alvéoles,
qui dans le milieu, près du centre, ſont
plus larges ; elles ſont plus petites à la cir-

conférence ; ces alvéoles fuivent le trajet des vaiffeaux.

Tout le noyau croît en même temps, & il ferre le cartilage de l'épiphyfe, tout de même que la fubftance offeufe de la principale partie de l'os change peu-à-peu le cartilage, en cette croûte qui fert de borne à l'os, du côté de l'épiphyfe ; & il continue de croître jufqu'à ce qu'il ait occupé tout l'efpace où étoit l'épiphyfe, & qu'il n'en refte plus rien, fi ce n'eft la croûte cartilagineufe qui fe trouve dans la cavité articulaire ; & alors l'os eft parfait.

Il y a d'autres os dans lefquels il y a deux noyaux, le refte en eft de même.

§. XXV. *Formation méchanique de l'os long. Le fuc offeux.*

En général, il y a dans le fang une matiere propre à produire les os, qui fe répand très-fréquemment dans l'intérieur du tiffu cellulaire, & entre la furface convexe de la membrane intérieure des arteres & l'extrêmité concave de la membrane vafculeufe ; cette matiere eft d'abord caféeufe, enfuite elle devient calleufe & comme un cuir, enfin elle devient femblable à une écaille offeufe.

S ij

Cette matiere prend peu-à-peu de la folidité, elle paffe comme les os de l'état de matiere gélatineufe, à celui de cartilage, & enfin elle devient dure.

Mais bien des chofes démontrent principalement qu'il y a dans les os un *gluten* d'une efpece particuliere ; on en tire des os & de l'yvoire par l'ébullition & l'évaporation ; il a une confiftance de gelée, & a le même goût que la gelée de viande; fi on le mêle avec des cendres, il reprend fa folidité; il eft fi vifqueux, qu'une livre d'os de bœuf donne deux livres de gelée ; la corne de cerf en donne le quintuple de fon poids ; les os de pieds de mouton en donnent huit ou feize fois leur poids ; l'eau qui eft unie à la gelée faite d'os, en augmente la pefanteur. Cette gelée eft de nature alkaline & fufceptible de putréfaction, & fi on la conferve elle s'évapore & ne laiffe qu'une petite croûte ; elle donne dans l'alembic par le moyen du feu un fel alkali volatil ; fi on la prépare à la maniere de Papin, elle devient comme un fromage mou, pourri, & même les vers s'y mettent ; quand on a enlevé toute cette gelée les os deviennent friables, il en eft de même du bois.

C'eft ce *gluten* qui tranfude des articulations des mains & des pieds de goutteux, & qui peu de temps après forme des tophofités qui fe trouvent comme des croûtes entre les ligamens.

C'eft cette même vifcofité, qui en s'attachant aux dents, devient le tartre.

Elle eft auffi le fuc offeux qui s'échappe des pieces d'os fracturées; on voit fon progrès à chaque panfement, & elle répare les déperditions que l'os a fouffertes; il eft certain qu'on a vu fortir du *gluten* de la fente d'un os, qui s'y attachoit en forme de croûte; & on a vu auffi fortir prefque de tous les points d'une fracture, un mucilage qui foudoit les pieces fracturées.

Ces gouttes comme fanguines, qui tranfudent en maniere de rofée, font le commencement du cal; peu-à-peu elles s'endurciffent comme du marbre. On voit fortir du diploë un *gluten* qui foude les fractures du crâne, & on en voit s'échapper des cellules offeufes qui concourt à former le cal, avec une pareille gelée qui vient des tendons; le fuc qui tranfude des membranes du tibia n'eft d'abord qu'une mucofité, il devient enfuite du *gluten*, après un calus, & enfin la déperdition de la fubftance offeufe s'en trouve entiérement réparée.

C'eſt un ſuc oſſeux qui s'épanche ſur le
périoſte qui fait les exoſtoſes ; dans le bois
qui a beaucoup d'analogie avec les os, c'eſt
ce qui forme l'écorce & le corps ligneux.

On a vu les pieces d'os qu'on avoit fracturé entourées d'un ſuc rouge ; ce ſuc ſe
fige peu-à peu, devient cartilage & enſuite
os ; en a obſervé auſſi que la ſoudure des
os ſe fait par le moyen d'une matiere de
conſiſtance de boullie, jointe à des molécules calcaires.

Un Médecin a vu dans un ſteatome ce
ſuc fluide, mou, calleux, & enfin oſſeux.

Enfin les expériences de M. Detlef
ont fait voir que les pieces fracturées, &
principalement la moëlle fourniſſent un
ſuc qui s'épanche de tous côtés ; que ce
ſuc ſe condenſe peu-à-peu, & devient une
gelée tremblante, qui enſuite en paſſant
par différens degrés de conſiſtance, forme
un cartilage.

Que dans ce cartilage il naît des noyaux
oſſeux comme dans l'épiphyſe, que ces
noyaux groſſiſſent peu-à-peu, que par l'augmentation de leur volume, ils conſument
le cartilage, deviennent un os celluleux,
comme il en naît un ou deux dans une épiphyſe.

Qu'on trouve même pluſieurs marques

de ce suc : on en a trouvé d'épanché &
formant comme un champignon aux environs des vertebres d'un homme âgé de
cent ans ; j'ai vu de ces croûtes dans les
vertebres , & ailleurs ; on voit manifestement que c'est un suc en liberté qui coule
en maniere de stalactite (1) , & qui devient concret ; on a trouvé plusieurs fois
tout le canal médullaire plein de ce suc
endurci.

On a vu une exostose formée par un
suc épanché de l'os du tarse. Il y a dans
les collections d'os, des crânes dans lesquels on voit des réparations de perte de
substance ; on a vu dans des fractures des
excroissances osseuses formées par une sura-
bondance de sucs ; & même des cartilages
d'articulations recouverts d'une lame plâ-
treuse & unie, qui y est adhérente. Boehmer a vu des croûtes informes sur des os.
Les vertebres & d'autres os se sont ankylo-
sés par ce suc qui les a soudés ensemble. On a guéri une ankylose universelle
par la répercussion de l'humeur ; on a vu
la tête du fémur soudée dans la cavité co-
tyloïde, deux os du tarse aussi soudés en-

---

(1) Les Minéralogistes appellent stalactites des con-
cretions terro-aqueuses.

semble. C'eft l'ankylofe des os du carpe
& du tarfe qui rend les chevaux roides,
& la maladie que les Maréchaux appellent
Epervin, eft une exoftofe, faite d'un fuc
gélatineux. Il arrive quelquefois quand
les os ont été dépouillés de leur cartilage,
que les fibres offeufes végetent & s'uniffent enfemble.

Ce même fuc épanché entre deux dents,
les a foudées enfemble ; il a rempli l'alvéole
& le canal de la dent.

Un trou qu'une balle de plomb avoit
fait à la trompe d'un éléphant a été rempli par ce fuc, qui eft devenu concret.

Ce même fuc remplit fi manifeftement
dans le fétus, les paffages des petites arteres dans le crâne, & même dans les os
longs, que ce qui avoit été un enfoncement entre deux éminences, eft applani,
parce que le fuc a rempli le vuide.

Les futures, qui n'étoient d'abord que
des intervalles membraneux, & qui enfuite uniffent folidement deux os qui fe répondent, font tellement effacées dans le
crâne des vieux animaux, qu'il n'en refte
pas le moindre veftige.

Enfin on a l'obfervation d'un crâne humain pétrifié qui pefoit 12 livres, les narines & le conduit auditif étoient bouchés

par un fuc épanché, & les dents étoient foudées enfemble. Un anatomifte de nos jours a vu les côtes d'un fétus offifiées par l'épanchement d'un fuc plâtreux.

Nesbit a vu dans les vaiffeaux même des os, des particules dures & calcaires qui réfiftoient au fcalpel, & depuis peu Walter en a vu de même. Il eft certain qu'il y a plufieurs hommes, dans le fang defquels ce principe abonde, puifqu'il y en a qui ont ou les vertebres ankylofeés, ou des calus offeux aux arteres & au cœur, & qu'on trouve quelquefois des calculs dans les glandes fchirreufes.

Enfin comme on enleve aux os leur fermeté en les privant de leur *gluten*, on l'enleve auffi en enlevant la terre calcaire; j'ai fouvent fait cette expérience avec le vinaigre, & j'ai vu les os s'amollir très-promptement par cet acide; & il y avoit des parcelles comme falines, brillantes & anguleufes qui fortoient de tout l'os, & j'ai vu naître des cryftaux bien manifeftes de l'union de la portion terreufe de l'os avec le vinaigre; ces mêmes os, en fe defféchant après, deviennent ridés, & ils ne reprennent point leur dureté à l'air; les os qu'on met dans certaine liqueur pour les faire cuire, s'amolliffent; le petit lait aigre a la

même propriété, ainſi que le chou aigre
& les eaux ſpiritueuſes.

Quand on a enlevé la terre cretacée de
l'os par le moyen de l'acide, alors tout
l'os qui de l'état de cartilage avoit acquis la nature oſſeuſe par le moyen des
particules terreuſes, revient derechef cartilage, quand on enleve ces particules ; ſes
fibres & ſes lames deviennent élaſtiques, &
on peut les couper comme auparavant ; il
y revient auſſi des vaiſſeaux qui ſe diſtri-
buent dans les lames, pour nourrir l'os ;
ce qu'il y a de plus étonnant, c'eſt que
cette ſubſtance s'enflamme au feu.

Enfin ce parenchyme, car c'eſt ainſi
qu'on a nommé cette ſubſtance, privé de
ſa partie terreuſe, reprend ſa nature offeuſe, ſi on lui rend ſa matiere cretacée
avec de la colle de poiſſon.

La vapeur de l'eau ſeule peut faire ici
la force de l'acide, elle donne aux os une
conſiſtance de chair, les rend mous &
bons à manger ; les os de porc s'amoliſſent
dans l'huile.

Les ſubſtances alkalines peuvent auſſi
produire le même effet, telles ſont l'eau
de chaux & le ſel alkali.

De même dans l'eſtomac des animaux,
même dans celui des chiens & des poiſſons,

les os s'amolliſſent ſans le ſecours d'un acide, les lames oſſeuſes ſe détachent, & la terre cretacée ſe ſépare de l'os & paſſe avec les excrémens ; la corne des pieds des animaux qui vivent dans des endroits marécageux eſt très-molle.

Aſſez ſouvent des maladies ramolliſſent auſſi les os ; la carie, comme je l'ai vu moi-même, & le ſpina-ventoſa les ramolliſſent, au point qu'ils reprennent une conſiſtance de cartilage , & qu'on peut les couper ; je l'ai vu dans la partie inférieure du peroné & dans le tarſe ; on a vu le tibia & le peroné ramollis ; dans un ſujet c'étoient les os d'une ſeule jambe, & dans un autre c'étoit le crâne.

Cependant il y a beaucoup de cauſes capables de réduire tous les os du corps humain dans les enfans & les adultes, à différens degrés de molleſſe, & qui ont pu les rendre friables comme le parenchyme du foie , & enfin cartilagineux ; d'où il eſt arrivé que cédant à la force ſupérieure des muſcles fléchiſſeurs qui les entraînoient, ils ont été affectés de différentes courbures, & que la taille en a été conſidérablement diminuée & réduite à trois ou quatre pieds, & enfin à dix-huit pouces.

J'ai vu moi-même toutes les côtes fléchies de chaque côté à une certaine diſtance du ſternum avec ſymétrie, de façon que le ſternum & la partie extérieure de la poitrine faiſoient une forte ſaillie en-devant, & que la partie extérieure étoit fort en arriere ; elles n'étoient pas à la vérité friables, mais elles étoient flexibles, & leur ſurface étoit comme tendineuſe : il en étoit des côtes dans ce cas à-peu-près comme des os du crâne dans l'hydroce-phale, qui ſont devenus preſque cartilagi-neux, & le crâne mou & plein de ſang.

Il eſt croyable que dans ce cas il y a eu quelque eſpece d'acide qui a enlevé la par-tie terreuſe de l'os ; on a remarqué dans le diabétés, quelquefois même dans l'état ordinaire, un ſédiment plâtreux dans les urines, & dans la ſueur quelque choſe d'onctueux.

Le rachitis a ſouvent été la ſuite de ce ramolliſſement contre nature des os ; car tous les os ſe courbent facilement quand ils ſont mous.

De même que dans le ſcorbut, les os ne ſe conſolident point, le calus déja formé ſe diſſout, & on trouve dans cette mala-die les os rouges & mous, & les épiphyſes gonflées. Dans le ſujet de l'obſervation de M. Petit, il y avoit carie. Le vice cancé-

reux a rendu les os mous & comme ver-
moulus. Il y a un exemple de ce ramolliſſement après une maladie lente, produite par un abcès au méſentere ; on a vu
dans une fievre étique les côtes & le ſternum devenir cartilagineux , & même tous
les os ſe ramollir ; telle étoit la maladie de cette lionne, dont les os ſe diſſol-
voient en mucilage dès l'inſtant qu'on les -
mettoit au feu. (1)

L'uſage du mercure peut auſſi ramollir
le calus, puiſque par ſon moyen on a pu
étendre un os fracturé , qui avoit été mal
réduit.

Cependant il y a eu bien des hommes
dont les os ſe ſont ramollis ſans qu'il y eût
la moindre apparence de carie ; chez les
Arabes, il y a eu le Poëte Sathih, fameux
par la molleſſe de ſes os.

Les os peuvent être affectés d'un vice
tout contraire ; ils peuvent être extrêmement fragiles, de façon qu'une médiocre
action des muſcles puiſſe les faire caſſer.

On a ſouvent vu auſſi le virus rachiti-
que ou vénérien leur donner cette fragilité ; on a vu le fémur ſe courber & ſe
fracturer dans une convulſion , de même

(1) Eph. nat. cur. déc. 1. an. 2. obſ. 5.

un bras fe fracturer fpontanément en tu.
vaillant ; un homme s'eft caffé l'hume-
rus en jouant à la boule, & un autre dans
un mouvement de projection.

Il eft probable que dans ce cas le *gluten*
des os s'étoit diffipé & qu'il ne reftoit plus
que les parties terreufes ; quelquefois cependant l'os eft tellement diminué, qu'il
ne refte plus que fa furface extérieure.

Un Bateleur, dont les capfules articulaires étoient fort lâches, avoit les os tendres & friables.

§. XXVI. *Le fuc offeux eft formé de particules groffieres.*

J'ai peut-être pris trop de peine à parler
de ce fuc, que perfonne ne nie abfolument être formé d'un *gluten*, dans lequel
il y a beaucoup de parties calcaires; cependant pour terminer une difpute que je tâ-
cherai de faire ceffer, il étoit néceffaire
que je fiffe voir, qu'on tire cette efpece
de fuc des os, qu'on le voit dans les plaies,
& que quand l'os a perdu fa nature offeufe,
c'eft ce fuc qui la lui redonne ; mais j'ai
encore quelque chofe à dire.

Les particules terreufes que ce fuc apporte aux os font fi épaiffes, qu'il ne peut
paffer qu'à travers des vaiffeaux rouges ,

& qui font fi dilatés, qu'on voit qu'ils charrient un fang rouge ; car comme je l'ai fait voir dans un autre endroit, l'artere ne fe colore pas quand il n'y a qu'une feule fuite de globules qui la parcourt.

Il y a une parfaite reffemblance entre ce que l'on remarque dans le poulet à l'incubation, ce qui arrive dans le calus qui fe fait après une fracture, & dans l'endurciffement des os du corps humain, quand de cartilages ils deviennent vrais os ; & enfin ce qui arrive quand un animal fe nourrit d'un aliment qui a la couleur de fang.

Premierement dans les os longs d'un poulet renfermé dans l'œuf, la molleffe de l'os eft toujours en proportion de fa tranfparence ; & de même fa dureté eft proportionnée à fon opacité.

Tant que tout l'os eft tranfparent, il eft auffi tout flexible, & il eft fi mou qu'on peut plier le tibia & en faire un cercle ; & dans ce temps on ne voit aucune diftinction de parties, ni aucune fibre.

Dès qu'il y a quelque opacité dans l'os, il y a auffi un peu d'élafticité & de réfiftance, & il fe foutient ; alors il y a quelque ébauche de fibres.

On voit enfuite paroître fur tout l'os,

à mesure qu'il se colore, & sur le cartilage, des rides qui sont le commencement
des fibres ; le dixieme jour l'os est d'un
jaune foncé, tel qu'est le sang du fétus
avant d'être d'un beau rouge, peu après
cette couleur jaune se change en rouge,
& en même temps on apperçoit les arteres
nourricieres.

Dans ce même temps l'os se forme, &
on apperçoit des sillons dans lesquels on
voit ramper des arteres rouges ; la substance alvéolaire se forme à l'intérieur, de
façon que chaque artere marche entre
deux éminences, & l'os se perfectionne.
Tout cela commence lorsque les arteres
commencent à paroître, & s'accroît à
mesure que les arteres profitent, de maniere
que rien de cartilage ne devient os, &
qu'en général rien dans l'os ne prend une
forme parfaite & distincte, sans que le sang
l'ait pénétré. Le dix-septieme & dix-huitieme jour, temps auquel les vaisseaux
sont de la longueur de l'os, & qu'ils ont
pénétré l'épiphyse, l'os est dur & fragile.

L'épiphyse est de la même nature : elle
n'avoit été jusqu'au dix-huitieme jour
qu'un cartilage très-simple, alors les vaisseaux rouges commencent à la pénétrer ;
c'est ce qui fait que ces vaisseaux augmentent

tent, font en grand nombre, fortent de l'hémifphere vafculeux pour percer l'épiphyfe, vers la fin du vingt-unieme jour, & les vaiffeaux extérieurs pénctrent auffi l'épiphyfe ; c'eft auffi ce jour-là que le noyau offeux commence à y paroître, quelques jours après il en paroît un fecond toutes les fois qu'il y a deux éminences à l'extrêmité de l'os : & ces noyaux font tous pleins de vaiffeaux qui entrent dans leur fubftance & qui en fortent.

La fubftance alvéolaire offeufe du noyau fe perfectionne en même temps, & peu-à-peu le cartilage de l'épiphyfe difparoît, & elle devient toute entiere alvéolaire.

C'eft le même ordre dans la formation du calus, & ce font à-peu-près les mêmes époques ; car dès qu'il y a eu fracture, les pieces fracturées fournifient auffi-tôt un *gluten* vifqueux, qui eft coagulable à l'efprit-de-vin, d'autant plus facilement qu'il eft plus ancien. Au bout de cinquante heures il a un peu de confiftance, & eft tremblant, enfuite il fe prend en gelée, devient plus ferme, & reffemble prefque à une membrane ; il eft blanc le fixieme & le feptieme jour, il devient cartilage élaftique le neuvieme, le dixieme & le onzieme,

Tome II. T

de même qu'on voit ces progreffions dans le fémur & le tibia du poulet.

Les points rouges, qui font les ébauches des noyaux offeux, paroiffent dans le calus le neuvieme & le dixieme jour ; c'eft auffi à cette époque qu'on apperçoit les arteres nourricieres dans le tibia du poulet, ou un jour plus tard, c'eft peut-être parce que la couleur de la garance marque plus que les globules rouges ; mais le calus devient plus rouge à mefure qu'il eft plus ancien.

Les vaiffeaux rouges font apparens dans le cartilage du calus le douzieme jour, c'eft auffi ce jour là qu'ils paroiffent dans le poulet ; l'offification fe fait plus promptement de la partie inférieure vers la fupérieure, de même dans le poulet les vaiffeaux de la partie inférieure des os font ordinairement plus confidérables.

Les noyaux qui fe forment dans le calus reçoivent ces vaiffeaux, & alors ils prennent la nature offeufe.

Le calus devient de même rouge à mefure qu'il s'offifie ; il a un plus grand nombre de vaiffeaux que l'os, il eft plus rouge ; & enfin il devient plus dur, comme tout le monde le fçait.

On voit auffi quelquefois dans l'homme les grands cartilages du larynx s'offifier ; pour que ce changement fe faffe, il eft néceffaire que les vaiffeaux de ces cartilages ayent auparavant été dilatés, & qu'ils ayent reçu plus de fang ; enfin leurs cellules offeufes, qui étoient très-blanches, & qui fe font endurcies depuis peu, font manifeftement remplies d'un fuc fanguin, je l'ai remarqué plufieurs fois.

Enfin on favoit depuis long-temps que la garance avoit la propriété de teindre l'urine ; mais depuis qu'on a remarqué que les os des cochons ; qui fe nourriffoient des épluchures de cette plante chez les Teinturiers étoient très-rouges, cette obfervation a excité la curiofité des favans, c'eft ce qui a fait que dans toute l'Europe on a fait des expériences fur cette racine ; il y a eu en Angleterre, Belchier, en France, M. Duhamel, & depuis peu M. Fougeroux, en Italie, M. Bazzanni, en Allemagne, MM. Bochmer, Ludwig, Delius, Steinmeyer. Mrs. Duntzius & Rungius mes éleves m'ont préparé le fquelette d'une poule qui étoit tout rouge, & enfin M. Detlef a fait des recherches fur cet objet avec beaucoup d'induftrie ; il a refté pour conftant qu'il n'y avoit que cette racine qui teignît les

T ij

os ; que le cartame & le guesde n'avoient
pas cette propriété , comme il n'y a que le
suc de l'indigo qui passe dans les vaisseaux
lactés , & non la garance ; cependant presque toutes les especes de *galium* qui ont de
l'affinité avec la garance ont la même propriété ; cette racine teint plus facilement
les os dans les jeunes sujets, & plus lentement dans les vieux.

On a observé que pendant que les os
se teignent en rouge , il y a une poussiere
très-fiue, mais très-manifeste, qui se dépose
dans le tissu cellulaire osseux, & qu'il y a
des croûtes rouges qui entourent les parties blanches de l'os ; il y a de même quelques os plats, sur lesquels on remarque
une quantité de vaisseaux qui sont comme
si on les avoit injectés, c'est ce que nous
avons vu M. Delius & moi.

Mais de toutes les parties animales , il
n'y a que les os qui se teignent ; ce ne
sont ni les cartilages, ni les tendons , ni
les membranes, ni les ligamens, ni le périoste , ni aucune humeur animale , ni le
lait, quoiqu'on ait dit que le lait se tei-
gnoit aussi.

Les os prennent une teinture d'autant
plus forte , qu'ils sont plus durs & plus
épais.

Tous les os prennent donc la couleur rouge, même les petits grains cachés dans les cartilages avant qu'ils s'ossifient ; c'est en s'ossifiant, à ce que je pense, que le cartilage du bec de certains oiseaux , les anneaux de la trachée artere, ou toute la trachée artere & le larynx ont été teints.

On voit aussi teintes de cette couleur les parties qui se font ossifiées contre nature, comme les tendons d'animaux ossifiés, les écailles ossifiées de la sclérotique des oiseaux, enfin les noyaux du calus quand ils ont acquis la nature osseuse, mais pas auparavant ; on a vu aussi teinte en rouge une concrétion de goutte dans une poule.

Quand le calus est parfaitement osseux, il est plus rouge que l'os , comme il est aussi plus dur.

Si on suspend l'usage de la garance, les os redeviennent blancs , & même la couleur rouge diminue peu-à-peu dans les os d'un squelette exposé à l'air.

Toutes ces expériences prouvent donc que de toutes les humeurs du corps humain, le suc osseux est le plus grossier, puisqu'il ne peut être charié que par des vaisseaux parfaitement rouges.

Elles prouvent aussi que les vaisseaux des os font très-amples , puisque ce n'est

que par eux que le fuc colorant de la garance peut être dépofé, & non par ceux
d'aucune autre partie qui font fans couleur
& plus fins.

Enfin elles démontrent qu'il y a tant
d'affinité entre la teinture rouge & la partie terreufe des os, que c'eft cette partie
qui reçoit principalement la couleur de la
garance & qui en eft teinte.

C'eft ce qui fait que les calus & les cartilages fe teignent dans le temps qu'ils s'offifient, & qu'en enlevant d'un os teint la
partie cretacée, on en enleve auffi la couleur.

N'eft-ce pas pour cette raifon que les
poiffons ne font que cartilagineux, leur
cœur eft petit, & ils ont peu de vaiffeaux
fanguins & très-peu de fang, ils n'ont point
les vaiffeaux affez gros, où ils n'ont point
affez de matiere terreufe pour former des
os, & pour faire prendre à des cartilages
une vraie nature offeufe.

C'eft pourquoi la baleine a de vrais os;
ce poiffon a le cœur gros, les vaiffeaux
grands & beaucoup de fang.

§. XXVII. *Le cartilage.*

Quoique le cartilage foit en quelque
façon un commencement d'os, & qu'à

l'occafion des os, nous ayons dit bien des chofes qui regardent le cartilage, il nous refte cependant des chofes qui ne font pas inutiles à ajouter.

La ftructure du cartilage eft beaucoup plus difficile à connoître que celle de l'os ; dans le commencement de fa formation dans le fétus, il n'y a aucune diftinction de parties ; il y en a fort peu dans le larynx & dans le cartilage des côtes, qui fuivant les loix ordinaires de la nature, ne s'offifient jamais, ou du moins ne le font que très-tard. Il paroît que la plus grande partie du cartilage eft formée comme d'un tiffu cellulaire plus dur, & qui s'enleve par écailles ; il y a à l'intérieur des parcelles qui font entourées d'une matiere d'une autre couleur.

Je n'ai point vu dans le cartilage de fibres ni de lames, je ne nie pas cependant qu'il n'y en ait ; on en voit manifeftement dans ces filets dont eft hériffé l'intérieur des os de la baleine ; en effet les intervalles qui font remplis par les vaiffeaux qui pénetrent à travers les croûtes cartilagineufes des os, paroiffent fibreux, cependant il n'eft point affez certain qu'il y ait dans cette ftructure quelque chofe de plus que des fillons vafculeux qui divifent le cartilage ; car les cartilages font percés &

T iv

traverfés de toutes parts par des vaifleaux qui ne font fenfibles que dans le temps qu'il fe change en os , foit qu'on prenne pour exemple les épiphyfes, ou les cartilages du larynx.

Il eft encore plus difficile de démontrer des lames que des fibres dans les cartilages , même dans les plus gros, à moins qu'on ne veuille prendre pour des cartilages les mouftaches des baleines , ou qu'on employe quelques procédés que je n'ai pas éprouvés.

Les cartilages different des os en ce que les liqueurs acides ne font fur eux aucune impreffion, qu'ils ne font pas facilement affectés de carie, qu'il ne s'en détache pas de feuillets quand ils font léfés, qu'ils ne fe reffentent point du ramolliffement général des os, qu'ils fe diffolvent facilement & entiérement dans l'eau chaude , qu'ils font moûs & élaftiques, & qu'on peut les entamer avec le fcalpel, que la garance ne les teint point, & que quand le cartilage eft confommé, il ne fe régénere point.

Comme il fe forme des offifications contre nature, il fe forme auffi des cartilages ; les tendons qui éprouvent un grand frottement, comme le long péronier du côté qu'il touche à l'os cuboïde, deviennent facilement cartilagineux ; ce tendon dans l'adulte est très-souvent un cartilage ovale & applati. Les tuniques des kistes comme dans l'ovaire, dans la glande thyroïde, la rate & ailleurs, & souvent celles de l'aorte deviennent aussi cartilagineuses ; enfin les muscles & les nerfs.

La plûpart des cartilages dans le corps humain sont des commencement d'os, & quand l'homme est devenu adulte, il n'en reste plus qu'une croûte mince qui termine l'os.

Quelques-uns peuvent s'ossifier, cependant ne s'ossifient que rarement, comme les cartilages des côtes, du larynx & des vertebres ; ces derniers ont plus d'affinité avec les ligamens.

Présentement si on demande comment les cartilages se forment & comment ils se détruisent, on peut croire qu'ils se forment d'un *gluten* épaissi, & ils se dissolvent manifestement en *gluten* ; il est probable que ce *gluten* se charge d'une médiocre quantité de matiere calcaire. C'est pour cette raison qu'une grande abondance d'humeur conserve dans l'état cartilagineux des parties qui devroient s'ossifier ; c'est pourquoi aussi les cartilages qui terminent les os longs & qui font humectés, ne s'offifient pas; l'épiglote s'offifie rarement.

Il peut fe former des cartilages contre-nature, quand il y a eu inflammation dans une membrane ou un tendon qui a fait tranfuder le *gluten*, comme on a vu ce *gluten* tranfuder de la plevre ou du péricarde, par l'inflammation des ces parties. Il paroît que ce font des couches répétées de ce *gluten* qui forment le cartilage ; on a vu la rate devenir cartilagineufe par l'endroit où elle touche la derniere des fauffes côtes.

L'épanchement même feul de ce fuc engendre un cartilage ; cela eft arrivé dans le tiffu cellulaire qui environne la plévre, & dans les grandes arteres ; le bol & les remedes aftringens caufent l'ankylofe.

Il paroît que le cartilage devient os quand il y a une plus grande portion de matiere calcaire, qui fe dépofe dans les interftices que laiffent les fibres entr'elles, & qui s'unit avec elles.

Ou cela fe fait tout fimplement par l'abondance de cette matiere calcaire, comme dans le cartilage des côtes des vieillards & dans le larynx ; ou par la dilatation des vaiffeaux qui pénetrent dans l'intérieur des cartilages, de façon que ceux de ces vaiffeaux qui ne donnoient paffage qu'à une matiere

fine & tenue, deviennent capables de recevoir du fang, & reçoivent auffi par la même
caufe de la terre calcaire ; c'eft ce qui
arrive dans les cartilages qui s'offifient
naturellement.

La reffemblance du cartilage offifié avec
un os, induit à croire qu'il y avoit dans le
cartilage, dans l'état naturel, des fibres
& des lames, & une ftructure alvéolaire,
quoique tout cela foit caché par un *gluten*
calleux qui remplit les intervalles des fibres, des lames, & des alvéoles ; & que
cet état differe fi peu de la nature cartilagineufe, que l'œil ne peut l'en diftinguer.

§. XXVIII. *Comment fe forment les os*
cylindriques.

Soit qu'il y ait dans les os une difpofi-
tion particuliere qui foit favorable à la
ftructure qu'ils doivent avoir, foit, comme
il eft plus probable, que dans le principe les
rudimens de l'os exiftent entiérement, mais
plus mous & imparfaits, je penfe que probablement c'eft de la maniere que je vais
dire, que d'un *gluten* il fe forme un os
parfait.

Il fe diftribue donc des arteres fans couleur dans l'os qui n'eft encore qu'un *gluten*,
comme elles doivent fe diftribuer dans l'os

parfait; or dès qu'une nouvelle force fait entrer dans ces arteres des particules plus grossieres, ce qui arrive dans le poulet contenu dans l'œuf vers la fin du sixieme jour, que le cœur est parfait, que les membres prennent plus d'accroissement, & qu'il y a des taches sanguines dans les vaisseaux des extrêmités qui pénetrent jusqu'aux ergots; alors les vaisseaux des os de ces extrêmités font distendus, & il passe d'abord dans l'artere nourriciere & dans ses deux plus grosses branches, qui font proches du milieu de l'os, ainsi que dans leurs ramifications, une humeur jaune, mêlangée de quelques globules, tandis que les autres branches de la même artere restent sans couleur; ainsi du sixieme jour au dixieme, il se forme sur l'os des sillons par la pulsation des arteres qui font droites, qui refferent le *gluten* dans un espace plus étroit en proportion qu'elles se dilatent; de-là vient la l'opacité, & une certaine portion terreuse qui se dépose dans le *gluten*, donne de l'élasticité & de la fermeté.

Vers le onzieme jour, les arteres étant alors plus dilatées, reçoivent du vrai sang, & ce sang passe de l'artere nourriciere dans les vaisseaux droits, qui en traversant le tissu cellulaire interne du canal médullaire, vont se rendre à l'épiphyse.

Il paroît auffi des vaiffeaux, qui placés dans toute l'étendue de l'os en lignes prefque paralleles à l'axe, forment de plus en plus des fibres qui font des lames féparées par ces vaiffeaux.

Ainfi l'opacité, la fragilité & la rougeur s'étendent également du centre de l'os vers l'épiphyfe de chaque extrêmité, à mefure que s'étend l'artere nourriciere avec fes rameaux, dans lefquels le fang pénetre toujours plus profondément.

Alors les plus gros vaiffeaux encore délicats des cercles vafculeux, pofés les uns entre les autres, transforment les éminences en petites lames; & la dilatation des vaiffeaux qui defcendent à travers toute la partie offifiée, & dont le fang n'a pas encore trouvé un paffage libre jufqu'à l'épiphyfe, force quelques lames de s'élever dans le canal médullaire, d'abord du milieu de l'os, enfuite de toute fon étendue; c'eft ainfi que fe forme la fubftance alvéolaire.

En même temps le tiffu cellulaire devient rouge, à caufe du grand nombre de vaiffeaux dont ce canal eft rempli, & alors il commence à fe faire fecrétion d'un fuc médullaire gras & rouge.

Outre cela, quand les arteres du cercle

vasculeux sont parfaites, c'est-à-dire, que jusqu'à l'extrêmité de l'os elles sont remplies de vrai sang, tout ce qui étoit cartilagineux est alors devenu osseux par le moyen des particules concretes comme graveleuses que le sang y apporte, & ces particules en font un os dur & fragile.

Le dix-huitieme jour, le sang qui passoit plus difficilement à l'épiphyse, & qui par cette difficulté distendoit les arteres à l'extrêmité de l'os, en forme de tête de clou, s'ouvre enfin un passage à travers les pores de la lame cribleuse, & apporte ce qu'il faut de sang dans ce qui est encore cartilagineux.

Les vaisseaux extérieurs qui sont à l'extrêmité du membre font le même office.

Tout se fait pareillement dans l'épiphyse par les mêmes causes ; de toutes parts l'artere nourriciere fournit des vaisseaux qui sortent de la surface percée du noyau, & qui charient une provision de matiere terreuse.

Cette matiere terreuse forme le commencement du nouvel os dans le centre de ce noyau, aux environs de l'entrée de l'artere nourriciere ; & la pression des vaisseaux la rend alvéolaire ; cette substance alvéolaire s'étend peu-à-peu dans ce qui est cartilagineux, jufqu'à ce que toute l'épiphyfe foit elle-même devenue offeufe,& qu'elle s'uniffe à l'os par l'épanchement du fuc terreux ; jamais cependant l'union de l'épiphyfe avec l'os n'eft également ferme ; la portion cartilagineufe des côtes fe détache facilement du refte de l'os, cela arrive même dans certaines maladies.

J'ai vu tout ce que je viens de décrire, & on peut aifément le voir comme moi à l'aide d'une lentille fort convexe ; la raifon enfeigne le refte : fçavoir que les particules terreufes s'adaptent aux fibres *glutineufes*, & que ces fibres acquièrent d'autant plus de dureté qu'elles font vifqueufes, & abforbent facilement les parties terreufes.

Enfuite à mefure que l'animal continue de vivre, ces mêmes particules terreufes s'épanchant dans les petits vuides que laiffent entr'eux les vaiffeaux, compriment davantage les artérioles qui font déja comprimées & retrécies par l'os à mefure qu'il prend plus de folidité, en écrafent plufieurs, & forment par-là une fuperficie continue, fuivant l'ordre dans lequel font rangées les fibres. Cette matiere terreufe fe dépofe continuellement & ne ceffe qu'à la mort, c'eft ce qui fait que les os deviennent de plus en plus pesans, terreux & fragiles; que le nombre de leurs vaisseaux diminue de plus en plus, & qu'ils se soudent plus difficilement; c'est ce que les Chirurgiens ont observé depuis long-temps. Les os des jeunes sujets ne donnent par la calcination que quelques onces de cendres, ceux d'un bœuf en donnent à-peu-près la moitié de leur poids; un os encore mou se dissout presque entièrement.

Le calus est une imitation d'os; car le *gluten* qui transsude des vaisseaux & des fibres de l'os fracturé & des vaisseaux médullaires déchirés, prend spontanément consistance & devient un cartilage, comme ce même *gluten* forme naturellement un cartilage; il s'ossifie ensuite quand il a des vaisseaux assez dilatés pour que de vrai sang puisse le pénétrer & apporter le suc terreux, & cette terre forme les points osseux que la garance teint en rouge, dont chacun devient un noyau osseux, qui reçoit & envoye des vaisseaux jusqu'à ce qu'il ne reste plus rien du cartilage & que tout soit ossifié. Cependant le calus est toujours un corps inorganique, celluleux & spongieux ou solide, parce que le suc osseux n'est point doué naturellement de la faculté de faire

par

par son union avec le suc terreux, un tout
bien ordonné.

§. X X Î X. *Dans l'homme.*

Il y a fort peu de différence entre la
maniere dont se forment les os des quadrupedes & ceux des volatiles, c'est aussi à-peu-
près de même dans l'homme. Nous com-
mençerons par les os longs, c'est-à-dire, l'humérus, le cubitus, le radius, le os du métacarpe, ceux des doigts, de la main & du
pied, le fémur, le tibia, le peroné, le calcaneum; le métatarse & l'os hyoïde.

Tous ces os ont de commun entr'eux,
que dans le principe ils sont geléo, ensuite
cartilage; de-là il se forme un cercle dans
le milieu, qui s'ossifie le premier, & qui en
croissant peu-à-peu, s'étend en s'ossifiant
vers les épiphyses, & enfin réduit en une
croûte mince le cartilage qui lui obéit.

On voit aussi plutôt ou plus tard, dans
l'épiphyse de la plûpart des os, des noyaux
de chaque côté; ces noyaux par leur propre accroissement changent en os ce cartil-
lage, qui par la suite termine la vraie substance osseuse, est reçu dans la cavité articulaire, & s'attache à l'os par une surface
inégale.

Ces os ont aussi des vaisseaux nourriciers,

des arteres & des veines qui les accompagnent ; ces vaisseaux descendent obliquement dans la moëlle, par un canal qui leur est propre, vers le milieu de l'os.

La plûpart du temps ils se divisent comme dans les volatiles, en deux branches, dont chacune va se distribuer à une épiphyse.

Ils fournissent aussi des vaisseaux longs placés entre les lames & les fibres de l'os ; il y en a cependant quelques petits qui viennent du périoste, ce qui n'est pas de même dans le volatile, car il ne passe dans le volatile aucun rameau dans l'os, qui vienne de cette membrane.

Il y a enfin quelques petits vaisseaux, qui du canal médullaire, passent dans les pores de l'os, en revenant par les sillons & les intervalles qui se trouvent entre les lames ; c'est de cette maniere que de petits vaisseaux passent de la dure-mere au crâne.

Il y a d'autres vaisseaux pour nourrir les épiphyses, ils sont en grand nombre, ils se plongent dans les *puits* de la substance alvéolaire ; leurs rameaux qui sont très-fins font une espece de dessin sur le périoste & sur le tissu cellulaire ; on prétend qu'ils ne s'anastomosent point ; je pense qu'on est induit à le croire, parce qu'ils sont fort courts.

J'ai souvent vu dans l'homme, les vais

feaux fuperficiels des cartilages naître du cercle qui entoure l'épiphyfe ; quand l'épiphyfe eft encore cartilagineufe, les vaiffeaux font moins apparens, cependant on en trouve des traces.

Dans l'homme, la fubftance de l'os dans fon principe eft de même que dans le volatile, poreufe, blanche & tendre ; elle devient fibreufe quand les interftices des pores font dévenus continus en ligne droite ; & enfin ils font formés de lames, quand le fuc ofleux a rempli une partie des fentes qui y font ; les fibres ofleufes, comme celles des parties molles, fe détournent de côté & fe mêlent en forme de réfeau ; & chaque fibre eft un faifceau d'autres plus petites fibres.

Les os humains ont auffi leur lames qui fe prolongent dans la cavité médullaire ; elles font froncées, percées de trous & réticulaires ; & enfin il y a aux extrêmités de l'os, des réfeaux très-fins de filets ofleux autour de grandes aréoles ; les volatiles n'en ont pas de pareils.

Il n'y a auffi aux épiphyfes qu'une feule lame, qui couvre un tiffu cellulaire.

Le *gluten* & le fuc terreux font de la même nature.

Ceci s'accorde avec les meilleures ob-

fervations que nous avons éparfes fur la
formation des os humains, qu'on a faites
en fuivant l'accroiffement de l'os depuis
fon état gélatineux jufqu'à fa parfaite formation ; quoique dans l'homme on ne
puiffe pas de même obferver dès les premiers temps de la formation, & qu'on ne
foit pas à portée de déterminer de même
les époques.

Ainfi ce qui eft vrai de l'arrangement
des vaiffeaux dans la formation des os dans
les volatiles, l'eft de même dans les quadrupedes, & même dans l'homme.

§. XXX. *Les os plats.*

Quoique ces os paroiffent d'une autre
nature, & qu'ils n'ayent point de cavité
médullaire, ni d'épiphyfe, ni de noyau,
ni enfin de cercle central, comme les os
longs, cependant ils ont de commun avec
eux ce qui eft de plus important.

Le coronal, par exemple, n'eft dans le
fétus des brutes, même dans le fétus humain, qu'une membrane molle & flexible;
enfuite c'eft une multitude de points offeux, étendus fur une membrane, fort dif-
tans les uns des autres, & dont les intervalles font remplis d'une matiere molle.

Ces molécules deviennent un réfeau de

fibres, poreufes, écartées & ifolées, qui
de tous côtés s'étendent vers la circonférence. Toutes ces parties font flexibles dans
le principe, & cependant ne font pas un
vrai cartilage ; enfuite elles reftent flexibles
au bord, & prennent plus de folidité au centre, & on voit manifeftement que le tout
eft compofé d'une portion membraneufe
& d'une autre déja offeufe ; car les os même
fe ployent jufqu'à ce qu'ils foient très-minces ; c'eft à-peu-près le même état que celui
auquel les ramenent les maladies : car on
a vu dans le crâne d'un hydrocephale des fibres offeufes éparfes dans des membranes,
tandis que tout le refte étoit flexible &
tranfparent.

Toutes ces fibres partent d'un centre
commun pour fe rendre à la circonférence ;
c'eft dans ce centre qu'entre la principale
artere nourriciere, ou quelquefois plufieurs
artérioles.

C'eft au centre, comme il eft raifonna-
ble de le croire, que l'épanchement de la
matiere calcaire forme, autour de l'entrée
de l'artere, les premieres lignes du réfeau
offeux, ainfi que les premiers points de
dureté.

Et il eft évident que le fuc offeux s'é-
panche & fe raffemble tellement au cen-

tre, qu'il remplit & met de niveau les intervalles qui font entre les points offeux,
& les fentes qui font entre les fibres ; c'eſt
pourquoi c'eſt au centre que ſe forme cette
eſpece de noyau dur, parce qu'il y a beaucoup de vaiſſeaux blancs qui font effacés,
& beaucoup de ſuc terreux.

L'artere centrale envoye des rameaux à
la circonférence , le long des vuides qui
font entre les fibres ; ſi on les découvre
avec force, on les arrache ; les fibres s'a-
longent auſſi de plus en plus , en même-
temps que les artérioles ; & les rayons offeux
s'avancent, en accompagnant les rameaux,
juſqu'à ce qu'ils ayent parcouru toute l'aire
membraneuſe de leur os.

L'os s'unit, ſe durcit & s'amincit plus
promptement dans les endroits où il ſouf-
fre preſſion, comme au-deſſus de l'orbite.

A l'extrèmité de l'os plat la plus éloignée du centre du mouvement, il n'y a
dans le commencement qu'une ſeule lame
offeuſe, & elle eſt intérieure ; mais plus
on approche du centre, plus on trouve de
lames appliquées les unes ſur les autres, de
façon que la ſurface eſt comme écailleuſe,
à cauſe de l'inégalité du nombre des lames ;
il y a plus d'épaiſſeur dans le milieu, comme
dans les os longs, & il ne reſte qu'une lame

près de l'épiphyfe ; on voit auffi à l'extérieur de l'extrêmité de l'os, plus de fibres
diftinctes, rangées en maniere de dents de
peigne, dans le temps que tout eft épais &
très-dur dans le centre ; & enfin la furface
eft comme déchiquetée, & il y a des points
membraneux qui s'élevent verticalement
entre les lignes offeufes ; ces fibres dures
font plongées dans la membrane & paroiffent fe terminer en fe continuant avec les
fibres membraneufes.

J'ai vu fans peine dans le fétus humain
& dans celui du chien, qu'elles étoient
rameufes.

Dans le temps même que le fétus eft à
terme, il refte des intervalles membraneux
entre les os qui font unis enfemble.

Il y a cependant des endroits où ces
fibres réunies font une forte d'épaiffeur
comme cartilagineufe, c'eft du côté qu'elles regardent l'os voifin ; c'eft le commencement du diploé , c'eft-à-dire, du tiffu
alvéolaire de l'os plat qui fe forme peu-à-
peu entre les tables de l'os ; je l'attribue à
la diftenfion que caufent les arteres dans
l'intérieur de l'os plat, ce qui en forme des
cellules, comme cela arrive dans le noyau,
lorfque les deux furfaces extérieures s'endurciffent à caufe de la preffion qu'elles

V iv

éprouvent, & que leurs vaiſſeaux ſont obli-
térés.

Enfin quand deux os oppoſés ne peuvent prendre de l'accroiſſement ſans ſe faire
réſiſtance l'un à l'autre, les fibres de l'os
qui eſt à droite s'entrelacent dans celles de
celui qui eſt à gauche , comme s'entrelacent les doigts quand on joint les mains,
juſqu'à ce que les extrêmités de l'os, étant
arrêtés par la réſiſtance de l'os oppoſé, ceſſent de s'étendre ; c'eſt ce qu'on appelle
·des *futures* ; elles diſparoiſſent preſque entiérement à l'intérieur, parce que les deux
os ſe confondent plus promptement à l'intérieur, & qu'il y arrive une plus grande
quantité de matiere calcaire.

Il y a quelques intervalles des os du
crâne qui ſont remplis d'un vrai cartilage;
comme vers la ſelle turcique en dedans, &
en arriere; entre l'os ſphénoïde, le vomer
& les narines ; entre l'os pierreux & l'os
ſphénoïde ; & auſſi à l'os coronal; ces cartilages ne s'oſſiſient jamais, ou du moins
rarement, principalement ceux qui ſont à
l'union de l'os ſphénoïde & de l'os pierreux;
au reſte, j'ai vu ces cartilages remplis de filets oſſeux , de même que dans les os longs.

Le péricrane interne & externe envoyent
un grand nombre de vaiſſeaux qui paſſent
dans les ſillons de l'os, & la dure-mere en

fournit de plus gros, qui ont leur canal propre dans le crâne ; il y a un petit vaisseau nourricier qui passe à l'extérieur du coronal près de son centre, il vient d'une artere de l'orbite.

Les vaisseaux du sinciput sont intérieurs & en grand nombre ; il y en a aussi à l'extérieur des os temporaux, outre l'artere mastoïdienne, & à l'intérieur à la racine de l'apophyse zygomatique.

§. XXXI. *Les os courts. Les os composés.*

On peut mettre dans cette classe beaucoup d'os du fétus ; non-seulement on y comprend les os du tarse, du carpe & la rotule, mais même les parties des os composés, que la nature a coutume de multiplier & de faire très-petites, & qui ont plusieurs centres & plusieurs arteres centrales ; de même qu'il y a des visceres qui sont composés de plusieurs parties de différentes figures, & des parties molles très-étendues qui ont plusieurs troncs d'arteres, comme par exemple, l'estomac, le foie & la dure-mere.

Les os courts sont donc ceux qui concourent à former l'occiput, l'os moyen du sphénoïde, les os de la mâchoire, ceux qui composent le sternum, le corps des verte-

bres, les os pubis, l'ifchion, & les os féfa-
moïdes.

Les autres os compofés font faits d'os
plats & courts comme l'omoplate, les temporaux, le fphénoïde & les vertebres ; l'os
facrum n'eft prefque formé que d'os courts.

Le calcaneum, quoique fort court, a
un noyau comme les os longs.

La clavicule au contraire croît fans
noyau comme les os courts ; il en eft de
même des os du métacarpe, du métatarfe,
& des doigts.

Les côtes ont un diploé prefque de même
que les os plats ; on peut mettre auffi au
nombre des os plats ceux du nez, l'os un-
guis, le vomer, les apophyfes latérales des
vertebres, l'aphophyfe coracoïde, les ailes
du fphénoïde, &c,

· Les os compofés , & cependant fans
épiphyfe & fans addition d'un nouvel os ,
font chaque os de la mâchoire inférieure ,
le principal os de la fupérieure, l'os du
palais, l'os de la joue, le marteau, l'en-
clume & l'étrier.

Pour abréger, je dirai que les os courts
font de même nature que l'épiphyfe d'un
os long ; d'une confiftance de gelée ils
paffent à celle de cartilage, & il y en a
plufieurs qui confervent cette confiftan-

ce, même jufqu'au temps de la naiffance,

Il y a dans ce cartilage un grand nombre de vaiffeaux, la plûpart nourriciers, qui fe plongent à travers les *puits*, & vont fe rendre au noyau, qui confume peu-à-peu tout ce qu'il y a de cartilagineux, de façon qu'il n'y refte plus que les croûtes articulaires ; il y a dans l'os pierreux du fétus des grumeaux offeux, très-petits, femblables à des grains de fable.

Les os compofés fuivent la nature des parties dont ils font compofés ; ainfi le grand os du baffin, qui dans l'adulte eft d'une feule piece, eft compofé de trois dans le fétus ; l'os ilium, fuivant la nature d'un os plat, a une artere centrale à l'intérieur, & une autre à l'extérieur, & fes fibres partent de ces arteres du centre à la circonférence en forme de rayons, outre cela à fa circonférence & à fes articulations, il eft recouvert d'une forte croûte cartilagineufe, renfermée entre deux périoftes ; il en eft de même de l'omoplate, dont le bord ne s'offifie entiérement que tard, & prefque jamais en total.

Cette même croûte cartilagineufe qui eft entre deux os pubis, devient auffi dure qu'un os ; cependant elle acquiert cette dureté plus fenfiblement dans le refte de l'union des os ifchion & ilium ; au refte, comme les os longs s'uniſſent à l'épiphyſe, ces os s'uniſſent avec les petits os voiſins, & ne font plus qu'un ſeul os quand la lame intermédiaire eſt devenu très-mince, que beaucoup de ſuc oſſeux a rempli les pores de la lame cribleuſe, & qu'il a rendu unie la ſurface inégale de l'un & l'autre cartilage.

Ainſi tout bien examiné, la marche de la nature eſt la même par-tout ; dans tous les os elle fait d'un *gluten* un cartilage, de ce cartilage un centre oſſeux, & de ce centre elle fait partir des fibres & des lames qui s'étendent de toutes parts, & qui enfin ſans le ſecours d'un gros vaiſſeau, deviennent un tiſſu alvéolaire ou un tuyau plein dans ſon milieu d'une ſubſtance médullaire, dont l'extrêmité eſt alvéolaire ; dès le principe, il y a dans le fétus une diſpoſition à former ce tuyau, car la mâchoire inférieure a une artere très-conſidérable, & cependant cet os reſte alvéolaire dans l'adulte ; de même la clavicule eſt un os long, cependant ſa ſtructure eſt alvéolaire.

Je n'ajoute que peu de choſe à l'égard des dents ; leur partie oſſeuſe n'a rien de différent des autres os, l'autre portion qui eſt pierreuſe ou l'émail, eſt formée par un ſuc particulier qui devient concret manifeſtement.

§ XXXII. *Le périofte.*

Après avoir examiné la formation & l'accroiffement des os, il fera facile de déterminer quelle eft la part que prend le périofte à cet accroiffement.

Le périofte eft cette membrane qui environne l'os de toutes parts ; il me paroît néceffaire de rechercher fa premiere origine, car il me femble que ce qui a donné lieu à l'erreur de quelques hommes célebres, c'eft qu'ils n'ont eu en vue le périofte que dans l'animal adulte.

Ainfi dans le fétus, dans le temps qu'il n'y a encore qu'un *gluten* en place d'os, il il y a un périofte d'une fineffe arachnoïde qui entoure tout l'os, & non feulement la principale partie, qui ordinairement eft diftincte de l'épiphyfe, mais les épiphyfes même.

Alors cependant, tout le temps que le poulet refte dans l'œuf & le fétus dans la matrice, il eft très-peu adhérent à l'os ; j'ai fouvent emporté le périofte tout entier du fémur ou du tibia d'un poulet dans cet état, comme fi je l'euffe déchauffé, fans même déchirer une fibre en le féparant.

Ce n'eft pas la même chofe à l'égard de l'épiphyfe : le périofte commence à être

adhérent à l'os proche l'endroit où elle doit
commencer, jufque-là c'étoit au centre de
l'os, alors c'eſt à cet endroit; enſuite à
l'épiphyſe; & il eſt ſi adhérent à l'un & à
l'autre, qu'en voulant l'arracher on ſépare
l'épiphyſe du corps de l'os, auſſi-tôt que
de cartilage il a commencé à devenir os;
il eſt auſſi plus épais à l'endroit où ſe borne
l'épiphyſe & ſur l'épiphyſe même ; c'eſt
donc le périoſte qui attache enſemble l'os
& l'épiphyſe; il s'endurcit & s'épaiſſit avec
le temps, & il eſt plus exactement adhérent à l'épiphyſe, à l'endroit où l'épiphyſe
s'unit à l'os, & enfin à tout l'os. Je n'ai
jamais vu qu'il fut devenu cartilagineux
dans le poulet.

Il ne pénetre jamais dans cet endroit de
l'union de l'épiphyſe à l'os; je ſuis trop certain d'avoir vu pluſieurs fois un grand nombre de vaiſſeaux paſſer de l'os à l'épiphyſe,
à travers cet endroit; & à travers la lame
cribleuſe qui le recouvre, & qu'en coupant
l'os on coupoit ces vaiſſeaux; or s'il y avoit
eu un périoſte dans cet endroit, tous ces
vaiſſeaux auroient dû paſſer par les trous
du périoſte & le détacher, même l'arracher avec eux dans le temps qu'on les dé-
range.

Quand on a ſéparé l'épiphyſe de l'os qui

tiennent peu l'un à l'autre, fi on met l'os tremper dans l'eau, on n'y découvre à l'endroit de cette limite jamais de membrane.

Le périofte s'alonge au-delà de l'épiphyfe pour former la capfule articulaire ; c'eft le périofte qui unit dans le fétus les deux os de la mâchoire & d'autres.

Pendant tout ce temps les tendons s'inferent au périofte, & n'envoyent feulement pas un filet à l'os ; car en féparant le périofte de l'os même dans un fétus humain, j'enlevois tous les tendons, & il n'y avoit pas une fibre qui lui parvint.

A mefure que l'os acquiert de la dureté, le périofte devient de plus en plus épais, & plus manifeftement celluleux, de maniere qu'à l'endroit où fe borne l'épiphyfe, on peut enlever plufieurs de fes feuillets cellulaires, & qu'en le faifant fécher comme un parchemin, il s'en va en lambeaux.

Pendant tout ce temps, à la vérité, le périofte eft blanc dans le volatile, & je n'y ai pas vu un feul vaiffeau rouge, ni même après plufieurs femaines d'incubation, ce qui prouve bien que fes vaiffeaux font fort petits ; dans le fétus humain un peu grand, il a des vaiffeaux affez apparens dont j'ai décrit ailleurs les petits troncs dans les os longs ; il en part de petits rameaux qui s'infinuent dans les fentes de l'os , cependant ils font beaucoup plus petits que les vaif-feaux des *puits* dans les os courts , ou ceux dit crâne ; & encore beaucoup plus petits que les vaiffeaux nourriciers ; les rameaux principaux qui paffent entre les lames offeufes , ne viennent point du pé-riofte , ni les-cercles vafculeux dont nous avons parlé ; car comme nous l'avons dit , c'eft l'artere nourriciere qui les produit.

Tous ces vaiffeaux reçoivent des gaînes celluleufes du tiffu cellulaire du périofte , dans lequel les couches extérieures de ce tiffu viennent fe terminer, & ces gaînes tapiffent les petites cavités des alvéoles.

Dans le poulet qui eft forti de l'œuf, le périofte eft fi adhérent à l'os, qu'on ne peut l'en détacher fans le déchirer.

Enfin le périofte eft épais dans l'homme adulte, & il pénetre dans tous les *puits*, toutes les fentes & dépreffions des os, & il alonge avec lui les tendons qui lui font inférés , fi bien qu'on a cru qu'ils avoient leur infertion à l'os.

Cette membrane cependant eft toujours de nature celluleufe , & il n'y a point un certain ordre de fibres, ni même de fibes longues, fi ce n'eft des fibres étrangeres qui lui viennent des tendons. M. Fouge-

roux

roux avoue qu'il ne connoît pas la ſtructure du périoſte, mais il la connoîtroit ſi
elle étoit favorable à ſon opinion.

§. XXXIII. *Les os s'engendrent-ils du périoſte ?*

On a prétendu que les os dans leur principe
étoient membraneux, qu'ils étoient alors
formés de fibres & de vaiſſeaux ; que les
fibres viennent des muſcles, & que ce qui
ſuccède enſuite, naît par ordre du périoſte.

C'eſt une membrane, a-t-on dit, qui eſt
la premiere ſubſtance de l'os, & cette membrane a des pores qui reçoivent un ſuc qui
s'épaiſſit ; ce n'eſt pas par le moyen d'un
ſuc qui ſe change en os, que ſe bouche le
trou fait par le trépan ; le premier point
de concrétion n'eſt autre choſe que des fibres qui s'étendent en long, & qui font
la partie extérieure de l'os.

On eſt perſuadé que les os ſont formés
d'un ſuc plâtreux, uni aux membranes
qui le formoient dans le principe ; on croit
auſſi que le calus ne vient point de l'extrêmité des pieces fracturées, mais par le
moyen d'un ſuc qui eſt verſé de l'extérieur
dans l'intervalle qu'elles laiſſent entr'elles ;
l'os d'abord eſt une membrane, enſuite un

cartilage, c'est un aphorisme de Boerhaave.

M. Duhamel a donné un nouveau système sur la formation des os. (1)

Il ne rejette point le *gluten*, ni le cartilage primitif qui devient os, ni la terre qu'il appelle crétacée. Il nie absolument que l'os se forme d'un *gluten* inorganique, & qu'il prenne de l'accroissement par ce *gluten* : & nous sommes à cet égard d'accord avec lui ; car nous sommes persuadés que le *gluten* qui est destiné à former le fémur, n'est pas à la vérité semblable à l'os d'un adulte, mais qu'il est cependant fabriqué de maniere que par des couches subséquentes, sa structure devienne telle qu'elle est dans l'adulte, c'est le point essentiel ; & M. Bonnet n'a pas voulu prononcer entre M. Duhamel & moi, parce que l'opinion de M. Duhamel lui paroissoit mieux s'accorder avec le développement ; mais ce n'est pas sur cet objet que nous sommes en dispute, car chacun de nous deux est persuadé que l'os se développe : pour moi j'en ai fait preuve.

Voici le point de la difficulté : M. Duhamel pense que le périoste est l'organe dans lequel se prépare le cartilage qui doit

_____

(1) Mémoires de l'Académie Royale des Sciences, 1743.

devenir os par l'addition d'une terre calcaire: que chaque lame intérieure du périofte devient une lame offeuffe, & qu'ainfi chaque lame du périofte fe détachant fucceffivement, l'os enfin devient épais par l'appofition répétée de ces lames les unes fur les autres.

Que le cartilage, qui differe peu de l'os, fe forme auffi par l'épaiffiffement des lames du périofte ; que c'eft auffi de cette membrane que provient le cartilage de l'épiphyfe.

Que par conféquent les lames offeufes ne font point formées d'un fuc *glutineux* qui devient concret, ou qui fe répand dans le tiffu cellulaire.

Ayant obfervé qu'en enlevant le périofte d'un os de veau, il emmenoit avec ce périofte une lame mêlée d'os & de cartilage, enfuite qu'il voyoit auffi des lames demi offeufes qui avoient encore quelque chofe de la nature du périofte.

Il attribua au périofte tous les vaiffeaux des os, même les vaiffeaux nourriciers.

Il penfa que la ftructure des vaiffeaux eft la même dans les cartilages des extrêmités des os, &dans le périofte.

Que même les exoftofes ne font qu'un endurciffement du périofte, & que c'eft cette membrane qui remplit le vuide des fractures.

Enfin que les os dans le principe ne font qu'un vrai périofte, & qu'un cartilage eft un périofte épaiffi.

Mais comme j'avois fait en différens temps des remarques contre cette opinion, & que j'avois publié mes obfervations fur la formation des os, le neveu de M. Duhamel prit la défenfe de fon oncle, & M. Daubenton, ainfi que M. de La Sone & M. Petit, fils, embrafferent fon fentiment.

M. Schwenke penfe que le périofte eft l'organe qui prépare le calus; & M. Monro penfe que le calus eft plutôt un périofte.

Suivant M. Bordenave, le périofte qui fait la fymphyfe de la mâchoire inférieure, devient cartilage & os.

Et l'opinion de M. Bertin n'eft pas fort différente de celle M. Duhamel.

§. XXXIV. *Quelques objections.*

On n'adopta pas univerfellement cette nouvelle opinion, & plufieurs Auteurs s'en tinrent au fuc offeux; quelques-uns même écrivirent contre M. Duhamel.

Pour moi j'ai fait des expériences que j'ai publiées il y a quelques années, qui ne m'ont pas permis d'adopter le fentiment de ce grand homme.

Premierement, le fuc offeux, dont l'exiftence est démontrée par tant d'expériences, qui est une humeur d'une nature particuliere, qui feul peut fe faturer de particules terreufes, qui fi on l'enleve de l'os,
le rend friable, & fi on le lui rend, le remet
dans fon état de folidité ; ce *gluten*, dis-je,
n'est d'aucun ufage fi le fentiment de M.
Duhamel est vrai.

Il n'en parle nulle part que pour le prof-
crire.

Selon lui, c'est le périofte qui fait le cartilage, qui enfuite devient os, & c'est auffi
le périofte qui forme le calus & les exoftofes.

Mais, quoi qu'il en dife, ce fuc paroît
très - manifeftement dans le calus d'une
fracture.

Premierement, il n'est pas aifé de comprendre comment une membrane qui est
même celluleufe & dure, peut s'étendre dans
une fracture, au point de remplacer des
déperditions confidérables de la fubftance
de l'os ; & fi on fuppofe que le périofte en
s'avançant de chaque côté vient fe réunir,
il n'est pas facile d'expliquer comment cette
membrane pourra former un calus très-dur
& très-long, tandis que d'ailleurs les plaies
des parties membraneufes ont beaucoup de

peine à fe confolider, & que la cicatrice
s'en fait fort difficilement.

Il y a des exemples de pertes confidérables de fubftance de l'os fémur qui ont
été réparées ; on a vu auffi fe réparer une
très-grande longueur de l'humérus, un os
prefque tout entier, & même tout entier.

De même le tibia prefque entiérement
confommé s'eft régéneré, quoiqu'il n'en
reftât que quelques pouces ; il s'en eft réparé une fois cinq pouces, & une autre
fois huit à dix.

On a vu fe faire une réparation à-peu-
près femblable au peroné & au cubitus

On a même emporté deux fois une
grande portion de la mâchoire inférieure ;
la nature a réparé ce défordre ; la moitié
s'eft régénérée dans un autre cas.

Les os du tarfe fe font réparés, & les
faftes de la Chirurgie font pleins de pareils
exemples ; on a trouvé dans une fracture
du bras une matiere vifqueufe & calleufe
entre les pieces fracturées.

Et dans un cas où le périofle feul retenoit les extrêmités fracturées d'un os, la
réunion étoit très-foible.

Par des recherches exactes & par l'examen des os, on a vu en fracturant des os
d'animaux pour faire des expériences, que

d'abord il s'écouloit un fuc offeux de tous les points de la fracture.

M. Fougeroux, pour défendre fa caufe, prétend que ce fuc eft une lymphe fangui-nolente, fans s'embarraffer de ce qu'il de-vient ; mais on lui a fait voir qu'il s'épaif-fiffoit, & qu'il paffoit fucceffivement par tous les degrés de *gluten*, de gelée, de car-tilage, de croûte offeufe, & devenoit un véritable os, & même qu'il formoit une exoftofe, quoique ce fuc foit fi véritable-ment fluide, qu'il remplit la cavité médul-laire, & s'épanche entre les mufcles voi-fins.

Il n'eft pas fans exemple que des dents creufes fe foient remplis de matiere offeufe.

On a fait voir auffi que ce fuc coagulé contenoit tout ce qui fe trouve dans un os qui fe forme naturellement, c'eft-à-dire, des vaiffeaux fanguins, une fubftance car-tilagineufe, & des noyaux offeux ; & qu'en-fin ces noyaux fe coloroient par l'ufage de la garance comme dans l'os naturel : on obferve encore que le calus eft quelquefois tout réticulaire, comme l'eft un os la plû-part du temps.

On ne remarque aucun de ces phénomenes dans le périofte, il ne prend jamais de cou-

X iv

leur, il ne s'y engendre point de vaiſſeaux ſenſibles ni de noyaux oſſeux.

Mais on diſtingue facilement le perioſte du calus, quand le *gluten* qui doit le former s'épanche ſur cette membrane, & qu'elle enveloppe ce calus à l'extérieur, comme elle enveloppe un cartilage naturel ; que du reſte le perioſte n'eſt point adhérent au calus, à moins qu'il ne ſoit tout formé, mais il ne précede point ſa formation, & il ne lui vient que quand il eſt parfait.

A la vérité le perioſte d'en haut & celui d'en bas ſont unis par un tiſſu cellulaire ; mais auſſi il eſt conſtant que le tuyau médullaire concourt à faire le calus, & en fait une grande partie dans l'endroit où il n'y a pas de vrai perioſte ; qu'il naît des vaiſſeaux de la nouvelle moëlle, & que ce tuyau eſt rempli par un ſuc qui s'épanche, ce qu'on ne pourroit pas eſpérer du perioſte.

Nous avons un exemple d'une large portion de perioſte ſéparée du tibia, ce qui n'a pas empêché le mal de ſe guérir & l'os de renaître ; & nous ſçavons que l'os peut vivre ſans perioſte.

La nature du calus ne permet pas d'eſpérer qu'une membrane puiſſe le fournir ; il ſe diſſout dans l'eau bouillante, & la fievre fe diffout auffi : cela ne peut arriver qu'à un fuc concret, & n'arrivera jamais à une membrane.

Il y a encore des preuves évidentes qu'il y a un fuc qui s'offifie, même fans qu'il y ait eu fracture : ces croûtes qui couvrent les vertebres des vieillards en font foi, ainfi que cette matiere femblable à de la cire qui tranfudoit d'un os corrompu ; cette ftalactite qu'on trouva formée dans un canal que s'étoit creufé une balle de plomb dans la dent d'un éléphant ; & enfin ces gouttes de fang qui coulent de la dure-mere, pour commencer la réparation, dans une fracture du crâne, comme il y en a dans un calus, & d'autres gouttes qui viennent du diploé.

Enfin les expériences de M. Tenon viennent fort à l'appui de notre opinion ; car il a vu dans des chiens vivans, fortir de trous qu'on avoit faits au crâne, une efpece de *gluten*, mou & fanguin ; que ce *gluten* formoit des bourgeons, qui naiffoient de ces trous, & que par leur union ils faifoient une efpece d'enveloppe à l'os ; il a reconnu que ce *gluten* vient de l'intérieur de l'os, que ce qui étoit vifqueux & rouge eft devenu blanc, folide, & prefque cartilagineux, & s'offifia enfin ; & que c'eft la propre matiere offeufe, qui étant privée de fa partie terreufe, s'amollit & fe durcit dès qu'elle l'a recouvrée ; que ce *gluten* s'étend dans l'eau, & fe refferre dans l'efprit-de-vin : tout ceci prouve évidemment que la régénération fe fait de la fubftance intime de l'os & non du périofte.

Après qu'on eut emporté à un malade un corps gélatineux & demi cartilagineux, qui l'avoit incommodé long-temps, la nanature offeufe fe rétablit, quoiqu'il n'y eut point de périofte.

C'eft ainfi qu'on a trouvé dans la cavité articulaire du genou un corps cartilagineux, & une groffe concrétion offeufe entre le pubis & la veffie ; & fi on a nié que ce fuffent de vrais os, on a voulu dire que c'étoit un amas imparfait de lames & de fibres, mais le périofte n'y a eu aucune part.

L'émail des dents eft manifeftement formé d'un fuc qui fe durcit fans qu'il y ait de périofte ; fi on objecte que l'état naturel de l'os eft tout autre, on fait voir facilement que la défenfe de l'éléphant eft formée de couches comme un os, que le vinaigre la ramollit, que c'eft un véritable os fans périofte, & qu'elle fe forme de fon propre fuc.

Il y a auffi des exemples de dents qui fe font unies enfemble fans périofte.

On a trouvé une corne de licorne, dans la cavité de laquelle une autre corne s'étoit formée ; il eft de toute néceffité que cette feconde corne fe foit formée fans périofte.

Il eft évident que les cartilages deviennent offeux de leur propre fubftance intérieure, & non de leur furface, & qu'ils n'ont pas befoin de périofte pour s'offifier: on peut rapporter à ceci la remarque qu'a faite Ruyfch d'un os fracturé, dans lequel la furface manquoit, il n'y a point de doute que le périofte ne manquât auffi ; cependant la fracture fe réunit par le moyen d'une efpece de diploé qui provenoit de l'intérieur de l'os ; & un grand Anatomifte affure que la matiere qui remplit le trou fait par la couronne de trépan, ne vient ni de la dure-mere, ni du péricrane, mais du diploé.

Il fe forme contre nature des os dans les arteres, fans périofte, & fans qu'il y ait dans les parois membraneufes d'une groffe artere rien de propre à conftruire des os ; il s'en forme auffi dans les tendons, & dans des membranes très délicates, comme la rétine & la pie-mere.

Il eft conftant auffi qu'il fe fait des an-

kylofes, comme du fémur avec fa cavité ;
on ne peut affurément les attribuer au périofte, puifqu'il n'y en a point.

Les os longs font toujours terminés
des deux côtés par un cartilage, il n'y a
jamais, dans quelque état que ce foit, de
membrane dans cet endroit.

§. XXXV. *Nos preuves.*

Il paroît réfulter manifeftement de ce
que nous avons dit jufqu'à préfent, que le
périofte n'eft point l'organe dans lequel fe
forme l'os ; car il ne contient point les fucs,
qui feuls peuvent faire la nature offeufe,
puifqu'il n'eft point coloré par la garance,
dont la pouffiere, de l'aveu même de M.
Duhamel, s'attache à cette terre calcaire,
qui eft la matiere propre de l'os ; or la garance ne teint même pas le périofte dans le
temps qu'il fe forme un nouvel os ; il n'a
donc pas dans ce temps de vaiffeaux pleins
de l'humeur qui fait l'offification ; il n'a
nullement de gros vaiffeaux quand l'os fe
forme, puifqu'il eft blanc ; & ce n'eft pas
non plus du périofte que naiffent les vaiffeaux qui fe diftribuent dans le calus, &
qui font néceffaires pour la régénération
de l'os, puifque ce font eux feuls qui charrient le fuc offeux ; c'eft la moëlle qui en
engendre la plus grande partie.

La ſtructure du périoſte n'eſt certainement pas la même que celle de l'os ; il n'a point de fibres longitudinales, comme il y a dans l'os qui ſe forme, puiſqu'il eſt celluleux & fait de fibres très-courtes.

Les principaux phénomenes de l'oſſification ſe paſſent dans l'intérieur de l'os, où il n'y a point de périoſte ; c'eſt à l'intérieur que naiſſent les lames, la ſubſtance alvéolaire & les vaiſſeaux, qui en traverſant la lame cribleuſe, vont ſe rendre à l'épiphyſe, & qui y apportent le ſuc oſſeux ; c'eſt de l'intérieur qu'il ſe forme un nouvel os dans le cartilage qui conſtitue l'épiphyſe ; ce nouvel os n'eſt recouvert d'aucun périoſte, il reçoit des vaiſſeaux par ſes *puits*, pour les rendre de ſa ſurface au cartilage ; c'eſt à l'intérieur que naiſſent dans le milieu du cartilage les points rouges du calus, qui enſuite s'oſſifient.

Outre cela, dans le temps que l'os eſt formé d'un cartilage, le périoſte eſt très-imparfait, il eſt foible, très-mince, & n'a point de vaiſſeaux qui charrient les ſucs propres à l'oſſification ; il eſt trop mince pour avoir des lames qui puiſſent ſe détacher & ſe changer en os.

C'eſt par le milieu de l'os que l'oſſification commence à ſe faire, & c'eſt en cet

ēndroit que le périofte a le moins d'adhérence avec lui ; de plus, ce n'eft que quand
l'os eft parfait que les lames du périofte fe
multiplient, & qu'il devient plus épais.

Il eft fi vrai que les lames offeufes ne
font point formées par les lames internes
du périofte, que le périofte n'eft adhérent
à aucune partie de l'os, fi ce n'eft à celle
qui n'eft pas encore offifiée, c'eft-à-dire,
l'épiphyfe ; on peut en tout temps enlever
le périofte du refte de l'os, fans endomma-
ger l'os, & il n'y a point d'exemple du
contraire ; il n'eft adhérent à l'os que quand
la figure & la ftructure de l'os font parfaites ; dans ce temps il eft très-poffible qu'on
enleve avec le périofte quelques fibres offeufes, une petite lame à demi cartilagineufe, ou une écaille de l'os à demi offeufe ; on n'a jamais vu de nouvelle lame différente de l'os, renaître entre l'os & le périofte.

Enfin les expériences démontrent que
l'offification fe fait par une autre caufe,
fçavoir par le moyen du fuc *glutineux*, qui
fe charge de particules calcaires, qui étant
apportées par les arteres, viennent s'attacher au *gluten* qui exifte primitivement.

Il n'y a pas la moindre apparence que
ce *gluten* primitif foit le périofte, perfonne

n'a vu le fémur reſſemblant à une membrane ; quand on le coupe, il ne reſte point
de lambeaux à l'endroit de la diviſion , &
ſi on le fait tremper dans l'eau, il reſte
toujours uni & ſans flocons.

§. XXXVI. *Réponſes de M. Fougeroux*
à ces preuves.

M. Fougeroux répond qu'il ne parle
point de la premiere formation de l'os ;
qu'il voit bien & qu'il admet que le fémur
dans le principe n'eſt qu'un *gluten* , & qu'il
ne parle que de l'accroiſſement de l'os qui
a lieu dans l'animal plus âgé.

Que les noyaux des épiphyſes ne ſont
point des os.

Que c'eſt du périoſte qu'eſt formé le
cartilage qui doit devenir os ; que puiſque
le cartilage devient os, il n'eſt point étonnant que le noyau ſe forme dans le cartilage.

Que ce qui nous paroît n'être qu'un cartilage inorganique, a cependant ſa ſtructure particuliere, car un morceau de gomme informe ne produit rien.

Qu'il enleva avec le périoſte un fil qu'il
avoit paſſé à travers la tumeur d'un calus
renaiſſant.

Qu'il s'engendre de nouvelles lames dans

le périofte, à mefure que fes lames fe détachent & s'offifient.

Que le calus à la vérité eft cartilage,
mais qu'il étoit périofte auparavant ; que le
périofte lui eft très-adhérent, & qu'il fournit des lames au calus.

Que la garance ne colore point le périofte, parce que cette racine n'agit que
fur les parties crétacées, & qu'on ne doit
pas comparer cette membrane à l'os formé,
mais feulement au cartilage.

La plûpart de ces raifons ne répondent
point à nos objections, le refte me paroît
contraire à l'expérience, & en total il me
femble qu'il y a contradiction.

M. Fougeroux dit qu'il n'y a que le cartilage qui foit formé du périofte, & ailleurs
il dit qu'il fe détache des lames du périofte,
qui font des lames offeufes.

Il admet le *gluten* primitif, & ailleurs
il objecte que ce *gluten* a été périofte, &
que le cartilage eft un périofte épaiffi ; cependant puifqu'on peut détacher très-facilement le périofte de cette gelée, qui alors
eft le fémur ; puifque cette gelée paffe à
vue d'œil de l'état de gelée à celui de cartilage, & enfuite à celui d'os, & jamais à
l'état de membrane.

Puifque dans les os du fétus on fépare
facilement

facilement du périofte, un cartilage rouge,
tremblant, & même gélatineux, de l'os des
îles, de l'omoplate, de l'os pierreux, &
qu'on diftingue que ce cartilage eft renfermé dans le périofte.

Puifque dans le fétus, dont les épiphyfes
font cartilagineufes, il n'y a aucune proportion entre le périofte & le cartilage de
l'épiphyfe, & qu'il eft très-évident que ce
cartilage s'offifie par le moyen des vaiffeaux longs qui lui viennent en paffant à
travers le cercle cribleux, fans qu'il s'y
faffe aucun changement, fans que le périofte y change rien, puifqu'il eft toujours
le même pendant qu'il n'y a que de la gelée
dans l'épiphyfe, & pendant que cette gelée
fe convertit en cartilage, & enfin pendant
que ce cartilage devient os.

Si donc dans le fétus & dans l'animal
né, & qui a atteint le quart du volume de
fon corps, les os font conftruits par le
moyen de vaiffeaux qui changent la nature
du cartilage; pourquoi la formation des os
ne feroit-elle pas la même quand l'animal
eft un peu avancé en âge?

Les vaiffeaux du périofte, dans une poule
de trois mois, ont ils acquis plus de volume
pour charier une matiere crétacée, & pouvoir former des os ; ils n'acquierent rien

de plus ; car la garance ne colore point le périofte, même dans l'animal & dans l'adulte, & elle le coloreroit s'il contenoit de cette matiere crétacée.

Le noyau eft entiérement de la nature de l'os, & perfonne ne l'exclut du nombre des os ; par fon fyftême M. Fougeroux a été forcé de l'en exclure.

On dit que le cartilage naît du périofte ; mais c'eft ce qu'il faut démontrer : il exiftoit primitivement, tout le monde en convient ; & comme il ne fe régénere point, je ne crois pas qu'il provienne originairement du périofte.

J'ai trouvé un fil que j'avois paffé à travers un calus, couvert du périofte & adhérent à cette membrane.

Quoique le calus ait quelques vaiffeaux qui font un prolongement de ceux des os, cependant il eft inorganique ; il n'a pas cette belle ftructure de fibres longues, de lames, d'alvéoles de différent genre, comme il y en a dans l'os, & c'eft-là le grand argument. C'eft pourquoi notre opinion fur fa formation n'a rien qui répugne au fyftême du développement ; c'eft d'un fuc que fe régénere une maffe percée de vaiffeaux, du refte inorganique, comme c'eft d'un fuc que fe régénere auffi la peau, qui eft de même inorganique.

M. Fougeroux admet auſſi des concrétions crétacées, inorganiques, dans le calus;
il admet enfin un ſuc oſſeux, dont il ne
parloit point dans toute ſon hypotheſe,
pour faire dériver l'oſſification d'une matiere crétacée, ramaſſée en points, dans
leſquels commence l'oſſification.

Je ne nie pas que le périoſte ne s'épaiſſiſſe
dans les fractures, & qu'il ne s'engendre un
nouveau tiſſu cellulaire, qui attache les
muſcles aux os nouvellement régénérés,
afin que les membres puiſſent remplir leurs
fonctions; ni enfin qu'il n'y ait dans le calus
des nerfs qui s'allongent avec les vaiſſeaux,
s'il eſt véritablement ſenſible.

§. XXXVII. *L'accroiſſement du fétus.*

Après avoir poſé ces eſpeces de prélimi-
naires, & avoir établi les cauſes qui augmentent le volume des parties élémentaires
du corps humain, nous devrions examiner
chaque partie ſéparément, & en prenant
toutes les parties du fétus dès leur commencement, les ſuivre juſqu'à l'état de perfection où il eſt quand il vient au monde.

Mais il ſeroit trop long de ſuivre tous
ces détails, & nous nous bornerons à expliquer les choſes principales; un traité ne
ſuffiroit pas pour décrire complettement

la formation de l'homme, puifque les époques font toujours incertaines, & que juf-qu'à préfent on n'a pas affez difféqué de fétus ; car excepté les os, les yeux, les oreilles & les vifceres de la poitrine, l'ac-croiffement des autres parties, & les diffé-rences qu'il y a entre ces parties & celles des adultes, n'ont été décrits que très-fuccinctement ; nous avons bien quelques obfervations faites fur les grenouilles, fur quelques poiffons, & principalement fur les poulets, mais ces obfervations ne font pas fuffifantes pour remplir cet objet.

L'œuf humain que nous avons fuivi juf-qu'au quarantieme jour, peu-à-peu aug-mente de volume, & s'éleve au-deffus de l'os pubis.

Le placenta, comme nous l'avons ob-fervé, s'attache communément vers la par-tie fupérieure de l'œuf, & n'occupe que cet endroit ; mais de tom nteux qu'ilétoit, il devient une efpece de vifcere pulpeux, comme nous l'avons dit.

Les eaux de l'amnios diminuent en pro-portion de l'accroiffement du fétus, de ma-niere que l'embryon, qui auparavant étoit beaucoup plus petit que le volume des eaux & le refte de l'œuf, fait alors la plus grande partie de l'œuf.

L'offification commence dans tout le fétus, mais tous fes os reffemblent à un vrai *gluten*, tel que nous l'avons avancé.

Cependant dans l'efpece humaine, il refte dans le fétus plufieurs veftiges de fa premiere forme ; les épiphyfes font partout fort groffes & cartilagineufes ; les os courts font tout cartilagineux ; les bords des os larges, comme de l'omoplate & de l'os des iles, font recouverts d'une croûte cartilagineufe qui en augmente l'étendue ; les parties dont font formés les os compofés, tels que les vertebres, les os du baffin, le fphénoïde, l'occipital & les temporaux, font diftinctes & féparées par des cartilages.

Le fternum eft prefque tout cartilagineux, on n'y voit que quelques noyaux offeux.

C'eft la clavicule qui eft l'os le plus parfait ; c'eft elle qui fert à tous les mouvemens du bras ; elle eft le premier os qui s'offifie, car elle commence à le faire dès la fin du premier mois ; les côtes ont auffi leur folidité de bonne heure.

La tête eft formée des premieres, & on ne peut pas dire en quel temps elle commence à paroître, car jamais l'embryon n'eft apparent que fa tête ne faffe la principale partie de fon corps ; l'épine du dos paroît en même-temps , & c'eft même avec la tête , tout ce qui conftitue l'embryon.

§. XXXVIII. *La tête.*

Dans le principe, la tête étoit une bulle membraneufe, elle refte membraneufe encore affez long-temps ; car dans le fétus à terme , quoiqu'elle foit dure dans fa plus grande partie, les os qui la compofent font féparés par beaucoup de membranes & de cartilages ; c'eft à l'endroit qu'on nomme *la fontanelle*, que cela fe remarque plus fenfiblement ; c'eft cet intervalle qui fe trouve entre les os du front & les pariétaux.

Cette partie membraneufe du crâne eft en lofange, l'angle antérieur eft très-aigu, & fe continue entre les os du front ; le poftérieur eft obtus & plus court, & eft placé entre les pariétaux.

Dans cet endroit il n'y a fous la peau que le péricrâne & la dure-mere ; ces deux membranes font unies enfemble par un tiffu cellulaire, dans lequel il y a un grand nombre de petits vaiffeaux. Il y a encore un autre petit intervalle membraneux, poftérieur & fupérieur, à l'endroit de l'union de l'occiput avec les pariétaux.

Il y en a un pareil, cependant plus pe-

tit, entre les os du front, le pariétal, les
temporaux & les ailes du sphénoïde ; un
autre en partie cartilagineux entre l'os pariétal, celui des tempes, & la grande portion de l'occipital ; & encore un autre entre
la grande portion de l'occipital & sa portion antérieure, & enfin un autre entre l'os
pierreux & le sphénoïde ; ces derniers font
sur la base du crâne.

C'est ce qui fait que la tête du fétus peut
changer de forme, & qu'elle peut, comme
cela arrive assez souvent dans les accouchemens difficiles, être comprimée sur les
côtés, & s'alonger, & que le coronal peut
chevaucher sur les pariétaux, ou les pariétaux sur le coronal ; par ce moyen le diametre de la tête, qui par son étendue rendoit son passage difficile, peut être diminué ; il faut quelquefois remettre ces os en
place après l'accouchement. (1)

_____

(1) On étoit autrefois dans l'usage, quand la tête de
l'enfant avoit été déformée pendant le travail de l'accouchement, de la mouler & de la pétrir, pour ainsi dire,
pour lui rendre sa premiere figure ; mais on a senti combien ces manipulations peuvent être préjudiciables à l'enfant, & d'un autre côté on a observé que la nature se suf-
fisoit à elle-même pour réparer ces petits désordres ; c'est
pourquoi les Accoucheurs modernes défendent très-ex-
pressément d'agir sur la tête de l'enfant, si déformée
qu'elle ait été ; dans l'espace de vingt-quatre heures, le
plus souvent elle reprend d'elle-même sa forme naturelle.

C'eſt auſſi par la raiſon contraire que l'accouchement eſt plus difficile quand il n'y a point d'eſpaces membraneux à la tête de l'enfant.

Il y a eu même des adultes qui ont conſervé cette facilité de changer la forme de leur tête, de manierc que tantôt elle étoit convexe comme les autres, & tantôt il ſe faiſoit un enfoncement au *bregma*, auquel on étoit obligé de remédier.

Les os qui appartiennent à l'organe de l'ouie ſont parfaits dans le fétus, même dans le temps qu'il eſt encore dans le ſein de ſa mere, & les deux cartilages du marteau ſont déja oſſifiés.

Les os de la mâchoire ſupérieure & inférieure ſont auſſi aſſez dans l'état de perfection ; leur fonction eſt néceſſaire pour la vie ; cependant les uns & les autres ont encore bien des points réticulaires, on y voit des parcelles oſſeuſes très-courtes, ſéparées par de grands intervalles.

Cependant la portion droite de ces os n'eſt point unie à la gauche par une ſubſtance oſſeuſe.

Dans tous les animaux les dents reſtent cachées, c'eſt ce qui fait que le bord alvéolaire de chaque mâchoire eſt plus court, il eſt cave dans ſa plus grande partie, & ſéparé en petites loges, en moindre nom-

bre que dans l'adulte, & imparfaites, dans
lefquelles les premieres dents reftent cachées, imparfaites & fans racines ; & celles
qui doivent fuccéder à ces premieres quand
elles tomberont, le font encore davantage.

Toutes ces petites loges font recouvertes
d'une membrane dure & calleufe, qui donne
à l'enfant la facilité de faifir le mamelon ,
& de prendre quelques alimens mous.

La mâchoire inférieure s'avance avant
la fupérieure.

C'eft la partie offeufe de la dent qui fe
forme la premiere, & celle qui fera l'émail
de la dent, s'étend deffus comme une efpece de crême.

En total la tête eft ronde, le diametro
transverfal eft plus grand , principalement
vers le finciput , & l'autre plus court ; les
orbites font plus grands en proportion que
dans l'adulte, qui a la tête plus longue ; la
face eft plus courte & plus petite.

Dans les commencemens le fétus a la
tête fort groffe ; elle a long-temps, autant,
& même plus de volume que le refte du
corps.

Dans le fétus à terme elle eft beaucoup
plus groffe en proportion du refte du corps
que dans l'adulte ; car fi on mefure la tête
depuis le milieu du menton jufqu'au fom-

met du front, on trouvera qu'elle eft au refte du corps prefque comme 3½.

Elle eft cependant moindre en proportion que dans le temps que l'embryon eft tout nouveau, & la tête diminue à mefure que la poitrine & le bas-ventre prennent de l'accroiffement.

La figure de la tête varie beaucoup dans les adultes ; les Européens l'ont longue ; les Chinois & les Tartares l'ont large ; les Gênois ont communément la tête longue ; d'autres ont le vertex fort élevé ; les Drufes ont la tête longue de devant en arriere ; les Éthiopiens ont les fourcils fort faillans ; les femmes de la côte de Malabar ont les mâchoires étroites ; les Calmoucs ont la tête quarrée ; les Turcs & les Algonquins l'ont ronde ; Vefale & d'autres Anatomiftes ont obfervé qu'il y avoit des têtes très-larges vers les oreilles & de différentes formes.

Le cerveau eft fluide dans le fétus, enfuite il prend une confiftance molle, il devient comme de la boullie ; & même dans l'enfant qui naît à terme, il n'a pas affez de fermeté pour fe foutenir.

Le cerveau eft ce qui dans le poulet remplit les bulles qui font à la tête, elles font au nombre de cinq quand elles font parfaites ; la premiere eft pour loger le cervelet ;

la feconde & la troifieme pour le cerveau ;
il y en a une par-devant, & celles du bec,
c'eft-à dire, des deux narines ; il n'en eft
pas de même dans l'homme, il n'y en a
jamais plus de trois.

Le cerveau eft fort grand dans le fétus,
il eft formé le premier ainfi que la moëlle
de l'épine, il donne naiffance aux nerfs qui
font parfaits & très-grands ; dans le principe ils font feulement tranfparens comme
le cerveau.

Les yeux font auffi fort grands, ils font
le tiers de la tête ; ils font fermés dans les
quadrupedes, autant que je puis en juger
par ce que j'ai appris à cet égard ; c'eft
une autre maniere dans les oifeaux : car ce
n'eft pas l'iris qui repréfente l'œil, mais la
partie fupérieure de la choroïde, & la prunelle eft tournée en deffous.

Les parties de l'œil fe perfectionnent
promptement, même la rétine, qui eft très-
fine ; elle s'étend jufqu'au cryftallin.

Dans l'homme & dans les quadrupedes,
la membrane de la prunelle empêche que
la lumiere ne paffe à la rétine, il n'en eft
jamais de même dans les oifeaux.

Les yeux font rouges , & la cornée eft
épaiffe.

Les oreilles ne paroiffent que fort tard ,

& il y a une membrane pulpeuse qui forme
leur conduit, qui alors est large.

Le nez paroît de même fort tard, il est
toujours court, à cause de la mollesse de
son cartilage.

Quand le fétus est peu avancé, il n'a
point de levres, l'ouverture de sa bouche
est très-grande, elle l'est même plus en
proportion dans le fétus à terme que dans
l'adulte; la bouche est béante comme nous
l'avons observé.

§. XXXIX. *La poitrine.*

En général la poitrine du fétus est fort
petite; dans un fétus de vingt-un pouces,
elle n'a que deux pouces de long; car alors
le foie est très-gros, il occupe une grande
partie de l'espace qui est derriere les côtes,
& le thymus une grande partie de celui qui
est entre les lames du médiastin, & s'étend
dans toute la longueur de la poitrine; enfin le cœur est fort gros, & y tient beaucoup de place; nous parlerons en son lieu
de sa structure particuliere.

Tout cela fait que l'espace destiné à recevoir le poumon est plus court & plus
étroit, puisque le thymus diminue la capacité de la poitrine à droite & à gauche.

Aussi le poumon ne paroît-il que fort

tard, & est un des visceres les plus lents à se former ; je ne l'ai pas trouvé le 28ᵉ jour dans l'agneau, & je l'ai trouvé petit le quarantieme, & caché sur les vertebres.

Dans ce temps, le thymus est une des plus grosses glandes, quoique dans le fétus, toutes les glandes, & même le pancréas, soient beaucoup plus grosses en proportion des autres parties, que dans l'adulte.

Ce thymus est rempli de beaucoup de suc laiteux, comme le font les glandes conglobées, mais on y voit une espece de crême plus manifestement que dans toutes les autres.

De même les glandes bronchiques & mésentériques, qui font les plus grosses des glandes de cette classe, font pleines d'une sérosité comme laiteuse.

J'ai fait voir que les visceres de la poitrine n'étoient jamais sans enveloppe, quoiqu'il y ait un temps où le sternum, les côtes & les muscles paroissent n'être formés que d'une membrane d'une finesse extrême.

Il y a une grande quantité d'humeur rouge dans la poitrine & dans le bas-ventre.

§. XL. *Le bas-ventre.*

On a dit avoir aussi trouvé les visceres du bas-ventre sans enveloppe, ce que je ne crois pas vrai ; car dans les volatiles une grande partie des inteſtins eſt contenue dans une gaîne qui vient de l'ombilic, ils ne ſont donc pas nuds ; j'ai vu le péritoine dans le fétus d'une brebis même dans les premiers temps.

Le fétus a auſſi le ventre plus ample, & il eſt ſaillant en comparaiſon de la poitrine.

Cette amplitude du ventre dépend du foie, parce qu'alors ce viſcere eſt diſtendu par le ſang qui lui vient du placenta, & il doit néceſſairement être du double plus gros que dans l'adulte, puiſqu'il reçoit plus du double de ſang ; car la veine ombilicale, au-deſſus du canal veineux, eſt encore d'un plus grand diametre que la veine porte.

J'ai vu le foie dans un agneau avant qu'aucun autre viſcere parut.

Il diſtend le péritoine en dehors, & re-pouſſe le diaphragme en haut ; il eſt plus mou, plus rouge, & plus mobile, & n'eſt point renfermé ſous les côtes.

Je penſe que c'eſt pour cela qu'on a dit que le foie étoit formé le premier de tous les viſceres ; c'eſt qu'il a déja un certain volume dans le temps que les poumons, la rate, l'eſtomac, les reins & les gros inteſ-tins ſont fort petits, ou ne paroiſſent pas encore ; au reſte, ſur la fin du quatrieme jour, j'ai vu le commencement du foie dans le poulet.

Un Auteur dit ne l'avoir pas encore vu dans un embryon humain de cinq ou six femaines ; il eft mou & prefque muqueux ; il n'eft pas bien ferme dans un fétus à terme.

Il eft évident que dans le poulet qui eft à l'incubation, le foie n'eft d'abord plein que de fang, c'eft ce qui le rend rouge ; fur les derniers temps il y a un peu de jaune, ce qui prouve que la liqueur du jaune-d'œuf eft chariée par fa veine dans la veine hépatique ; c'eft à cela qu'on peut rapporter la belle couleur du foie qu'on y remarque le dix-neuvieme jour.

Enfin fur la fin de l'incubation, ce vifcere eft plus propre à former la bile, & il tire auffi fur le verd dans ce temps.

La véficule du fiel paroît dans le volatile à la fin du feptieme jour ; elle eft cachée dans un enfoncement du foie ; & elle n'en paffe pas le bord ; elle eft blanche d'abord, à caufe de la grandeur du foie, enfuite elle s'emplit d'un fuc verd, après devient bleuâtre, & d'infipide qu'elle étoit, elle devient amere, à mefure qu'elle prend cette couleur.

L'homme enfortant de la matrice, a les membres moins fermes que le poulet qui

fort de l'œuf ; fa bile eft auffi plus imparfaite, elle eft rouge & douceâtre ; on ne
peut pas en comparer la couleur à celle du
méconium.

La rate eft fort petite dans le fétus, elle
eft très-rouge, je l'ai apperçue dans le poulet le quinzieme jour ; l'épiploon commence
à paroître le quatrieme mois.

On commence à appercevoir l'eftomac du
poulet fur la fin du quatrieme jour, il prend
enfuite de la folidité ; & on le voit remplir fa fonction, vers le dixieme jour, car
on y trouve une matiere blanche & ref-
femblante à du fromage mou.

L'eftomac du fétus humain eft plus rond
& plus court, & il eft à celui d'un adulte
comme 3 à 86 ; c'eft ce qui fait que l'eftomac eft tout recouvert par les côtes & par
le foie ; il eft auffi fort petit dans le fétus
des brutes.

Quoique les inteftins foient fort petits,
on les voit cependant en même-temps que
l'eftomac, ils font comme des fils ; les grêles ne different pas beaucoup de ceux des
adultes, ils font cependant rouges & très-
longs en proportion du corps ; j'y ai apperçu
dans le poulet un mouvement périftaltique
le quatorzieme jour.

Les gros inteftins font bien différens de
ceux

ceux de l'adulte ; ils font moins amples, on n'y voit point de ligamens, & ils ne font point triangulaires.

Il y a auffi une différence fenfible dans l'inteftin *cæcum ;* dans le fétus, il fe termine en une petite appendice comme conique qui fort du milieu de fa largeur ; cette petite appendice du fétus n'eft pas beaucoup plus ample que dans l'adulte, même en proportion de l'inteftin.

On trouve dans tous les gros inteftins, & dans la petite appendice, même dans l'iléon & l'eftomac, un excrément particulier, de confiftance d'onguent, & d'un verd obfcur. Ariftote dit l'avoir vu blanc. Cet excrément n'eft pas amer.

On ne fçait quelle eft fon origine. Il y a des Auteurs qui difent qu'il vient des eaux de l'amnios, mais j'ai lu qu'on en avoit trouvé dans un agneau, dont la gueule étoit clofe ; d'autres difent qu'il vient de la bile, mais la bile n'eft pas de cette couleur.

Il eft différent de la mucofité propre de l'inteftin, car cette mucofité refte après qu'on a enlevé le méconium ; j'ai vu une matiere femblable dans la tunique albuginée du tefticule.

Nous avons parlé des reins ; ils font gros dans le fétus, & divifés en lobules ; les uretères font auffi plus gros ; on apperçoit les reins avant la fin du quatrieme jour, & ils ont, dans le fétus , des vaiffeaux qui ferpentent, & qui font d'un certain volume.

Les capfules atrabilaires font beaucoup plus groffes & de toute autre figure ; ce font des facs oblongs , de nature glanduleufe , que j'ai vus divifés en lobules , comme l'eft ordinairement le thymus ; elles contiennent un fuc de couleur de rouille , qui eft très-apparent : je les ai trouvées dans le poulet le fixieme jour.

Comme les tefticules font fort petits , ils paroiffent auffi fort tard ; je les ai vus le dixieme jour dans le poulet ; ils font dans l'homme & dans le poulet, proche des reins, & ils font renfermés dans le péritoine ; leur ftructure eft peu connue , jufqu'à préfent même on n'a pu la connoître.

Les ovaires font fort longs , fort grêles, & opaques , il n'y a point encore de véficules ; les trompes font en travers, & fouvent elles font entortillées.

La veffie eft très-grande, plus même que l'eftomac ; elle eft fort longue ; elle s'éleve au-deffus du baffin en forme de cône ; elle donne naiffance à un ouraque qui eft creux ; elle contient ordinairement de l'urine, quelquefois elle n'en contient pas , car je fuis fûr de l'avoir trouvée vuide ; cette urine n'eſt point âcre, elle eſt même douceâtre.

On voit de bonne heure les parties exté-rieures de la génération, ſoit maſculines, ſoit féminines ; on les apperçoit preſque en même temps que les extrêmités.

Dans les mâles les teſticules ne ſont pas encore deſcendus dans le ſcrotum.

J'ai rapporté ce qu'il y avoit de particu-lier dans la matrice ; je l'ai vue dans le fétus contenir un ſuc laiteux.

§. XLI. *Diverſes particularités.*

Enfin il ne paroît point de membres dans le commencement, ils pouſſent peu-à-peu, & paroiſſent dans le poulet au bout de 65, 72, & 86 heures ; ils ſont d'abord fort courts, & on n'y diſtingue qu'une articula-tion, c'eſt celle du tarſe. Peu-à-peu ils ſe développent, c'eſt la jambe qui ſe montre la premiere, & la cuiſſe ſe dégage la der-niere du corps, auquel elle étoit attachée par des liens celluleux, alors l'extrêmité eſt compoſée de trois parties ; mais ces extrê-mités ſont d'abord ſi petites, que quand le fétus humain n'a pas encore un pouce de longueur, les bras ne peuvent ſe toucher, & les jambes ne peuvent pas monter juſ-qu'au nombril ; les doigts paroiſſent le ſixieme jour, & les extrêmités ſupérieures croiſſent plus promptement ; on a vu dans le blaireau paroître les pattes de devant avant celles de derriere ; de même dans le fétus humain les os des iles ſont ſi petits, qu'ils ne ſont pas plus grands que la moitié du coronal.

Nous avons dit qu'on voyoit dans le poulet un mouvement volontaire le 6ᵉ. jour.

Mais les mouvemens ne ſont ſenſibles à la mere que plus tard ; elle ne les ſent que vers le commencement ou dans le cours du quatrieme mois.

Cela varie beaucoup ; on a cru qu'on rendoit les mouvemens de l'enfant ſenſibles en mettant quelque choſe de froid ſur le ventre de la mere ; s'il y a une grande quantité d'eau dans la matrice, ces mouvemens ſont plus obſcurs.

La peau du fétus eſt d'abord très-délicate & tranſparente ; elle differe peu d'une gelée, peu-à-peu elle prend de la conſiſtance & ſe couvre de l'épiderme ; quand le fétus eſt à terme, elle eſt fort rouge, & elle eſt enduite d'une craſſe onctueuſe ; ce n'eſt pas l'air qui rougit la peau, car j'ai vu des fétus d'animaux fort rouges dans la matrice.

Les poils & les plumes paroiſſent fort tard ; cependant les enfans naiſſent tout couverts d'un duvet, & quelquefois ils ſont très-velus.

L'animal eft blanc dans le commencement, même jufqu'au quatrieme mois,
peu-à-peu le fang prend le deffus.

Au lieu de graiffe c'eft une gelée qui eft
fous la peau ; & les nouveaux nés font gras
& pleins de fuc, mais au bout de quelques
jours ce fuc s'exhale, & ils deviennent mai-
gres, & fe rident.

Les tendons font mous & blanchâtres ;
ils different peu de la chair du mufcle,
comme je l'ai obfervé dans le mufcle fterno-
maftoïdien.

§. XLII. *L'accroiffement en général.*

S'il étoit poffible de mefurer journellement l'accroiffement du fétus humain,
comme on peut le faire dans le poulet, on
en retireroit de grands avantages ; mais nous
n'avons à cet égard que des obfervations
éparfes, qui même ne font pas affez certaines. J'ai vu beaucoup d'œufs abortifs de
femme, j'en ai retiré quelques-uns du ventre de la mere par l'ouverture du cadavre ;
je ne puis rien affurer fur le terme où ils
étoient, fi ce n'eft fur deux.

En général le fétus croît bien plus lentement que le poulet, car ils font tous deux
dans le principe de même grandeur, & dans
l'efpace de vingt-un jours, le poulet croît
fi prodigieufement, qu'il a quatre pouces

de long à cette époque ; de plus fes os font parfaits, il peut marcher ; fon bec l'eft auffi, il s'en fert pour rompre fa coquille, & enfuite pour prendre fes alimens ; la nature n'a pas jugé néceffaire que l'homme vint au monde fi parfait, elle lui a donné une mere intelligente pour le porter & le nourrir, pendant tout le temps qu'il feroit hors d'état de fe fuffire, & comme fa vie eft de plus longue durée, elle a voulu que fon accroiffement fut lent.

Nous avons fuivi, autant qu'il a été poffible, les Obfervateurs les plus exacts fur les œufs humains ; & nous avons fait ufage de nos obfervations fur l'embryon de brebis ; elles nous ont convaincu que dans le premier mois le fétus eft très-petit.

La plûpart des modernes nous repréfentent trop gros les œufs humains. M. de Buffon dit que le fétus de 21 jours a fix lignes de long, un pouce a 30 jours, 2 à 40, plus de 2 à 60 ; 3 au troifieme mois, & 6 ou 7 au quatrieme. M. Levret lui donne auffi trop de volume ; felon lui le fétus de huit jours a 5 lignes de long ; à quinze jours un pouce ; à vingt-un près d'un pouce & demi ; à trente près de deux pouces ; à foixante près de 4 ; à 90, 6 ; à 120, 8 ; à 150, 10 ; à 180, 12 ; à 210, 14 ; à 240, 16 ; à 270, 18 pouces. Cet accroiffement eft trop rapide dans les premiers temps, & par la même raison trop lent sur la fin ; Mauriceau l'a fait encore bien plus rapide dans le commencement, aussi M. Levret n'admet-il pas ses calculs.

On dit que vers le quarantieme jour l'œuf humain est à-peu-près comme un œuf de pigeon ; je l'ai vu gros comme celui d'une poule, & contenant un fétus d'environ six lignes.

A la fin du second mois, ou un peu plutôt, il est gros comme un œuf de poule. Harvée a vu à cette époque le fétus gros comme une fève, ou grand comme l'ongle du petit doigt, mais sans aucune distinction de parties.

Il est au troisieme mois de la grosseur d'un œuf d'oie, il renferme un fétus bien formé, nageant dans une grande quantité de fluide, & fort disproportionné au volume de son œuf, il n'a pas plus d'un pouce de long.

On l'a vu au quatrieme mois semblable à un œuf d'autruche, & le fétus de la grandeur du poulet quand il sort de son œuf, c'est-à-dire, qu'il avoit environ quatre pouces, & tous ses visceres étoient bien conformés.

Cet accroissement se fait rapidement, & il y a apparence que sur la fin du troisieme mois, les sucs font plus d'effort sur la ma-

trice & fur l'œuf : car c'eft-là le temps où
fe font plus communément les avortemens,
& le plus fouvent c'eft l'impétuofité avec
laquelle le fang fe porte de la matrice au
placenta qui y donne lieu ; on prévient cet
accident par une faignée & du régime.

Le fétus enfuite approche peu-à-peu de
fa perfection, & quand il y eft parvenu, fon
poids eft communément de huit à dix livres ; il pefe cependant quelquefois beaucoup plus ; je me fouviens que le dernier
Archiduc pefoit en naiffant douze livres.
M. Crantz a vu un enfant qui pefoit vingt-
trois livres ; on dit même que depuis peu il
eft né un enfant qui en pefoit vingt-fept.

La longueur ordinaire du fétus eft d'environ vingt-un pouces, & la moindre eft
de quatorze.

Dans les commencemens le fétus eft
très-petit en proportion de fon œuf, & je
crois qu'on ne trouve cette difproportion,
que parce qu'après qu'il a péri, l'œuf a con-
tinué de croître.

Quand la groffeffe eft bien avancée, le
fétus remplit prefque tout l'œuf, & il n'y
a que très-peu d'eau.

Tout ceci varie beaucoup, fuivant la différente ftructure du baffin de la mere, &
fa maniere de vivre, & fuivant la fanté du
fétus ; je l'ai obfervé dans le grand nombre

de poulets, dont j'ai fuivi l'accroiffement ;
le froid l'a confidérablement retardé ; j'ai
vu des œufs très-anciens plus petits que de
nouveaux, & le poulet étoit moins formé,
& fes os très-mous.

§. XLIII. *Circulation particuliere dans le fétus.*

Ce point mérite d'autant plus d'être
exactement difcuté , qu'au commencement de ce fiecle il y a eu de grandes dif-
putes fur cette circulation , cependant la
vérité paroît avoir pris le deffus.

Premierement, la plus grande partie du
fang du fétus paffe des arteres iliaques dans
les ombilicales , & ces dernieres le portent
dans le placenta.

C'eft ce qui fait que dans le fétus le baffin
& les extrêmités inférieures font fort petits,
comme nous l'avons obfervé ailleurs.

Le fang qui revient du placenta fe mêlant au fuc nourricier que la mere envoye
au fétus, repaffe dans la veine ombilicale,
& cette veine verfe une petite portion de
fon fang, peut-être la feptieme partie, dans
la veine cave, fous le diaphragme, mais
près du cœur.

Dans les volatiles il y a une autre veine
bien plus groffe, qui fe vuide dans la veine

cave, auffi plus près du cœur ; elle vient de la membrane vafculeufe du fétus ; mais la veine ombilicale du fétus humain équivaut prefque aux deux veines de tous les autres animaux ; c'eft pour cela que le foie des volatiles eft plus petit que celui du fétus humain.

Les fix autres parties du fang qui revient du placenta, fe diftribuent dans les rameaux hépatiques, qui alors font des branches de la veine ombilicale, & qui dans l'adulte font des diftributions de la veine porte.

Après que ce fang s'eft répandu dans tout le foie, il vient fe rendre dans les rameaux de la veine cave hépatique, & fe mêlant avec le fang du canal veineux, il paffe à travers le diaphragme, & va fe rendre dans l'oreillette droite du cœur.

§. XLIV. *Le trou ovale.*

Il eft à propos de répéter ici quelque chofe de ce que nous avons dit du poulet, car nous n'avons aucune inftruction fur la premiere ftructure du cœur dans le quadrupede ; les Auteurs qui fe font occupés de cet objet n'ont parlé que du fétus de quatre à cinq mois.

Il n'y a point de raifon qui puiffe nous faire croire que la ftructure du cœur du quadrupede foit différente de celle du vola-

tile ; au contraire tout prouve qu'elle eſt la
même : il y a également dans l'un & dans
l'autre des ventricules, des oreillettes, un
trou ovale, un canal artériel, & des canaux
particuliers au fétus qui s'obliterent après
qu'il a reſpiré ; il y a cette différence, que
dans l'homme & le quadrupede, le tronc de
l'artere pulmonaire eſt continu avec l'aorte,
& que dans le volatile, celle du côté droit &
celle du côté gauche, envoyent un rameau
dans l'aorte inférieure, & que par conſéquent il y a deux canaux artériels.

Dans le volatile, c'eſt le ventricule gauche
qui ſe forme le premier ; ce qui doit être le
droit eſt très-peu de choſe dans les premiers
temps, il ſe forme enſuite peu-à-peu ; ainſi
dans le volatile, le ſang qui doit ſortir de l'o-
reillette droite, trouve une grande breche
par laquelle il paſſe dans l'oreillette gauche;
ou ce qui eſt la même choſe, le trou ovale,
dans les premiers jours de la formation du
poulet, eſt ſi grand que tout le ſang de la
veine cave paſſe par ce trou, & qu'il n'en
paſſe point dans le ventricule droit.

Je crois que c'eſt la même ſtructure dans
l'homme, car le trou ovale eſt auſſi très-
ample quand l'embryon eſt tout nouveau,
comme nous le dirons plus bas ; & le ventricule gauche, qu'à la vérité nous ne trou-

vons point qu'on ait dit être plus grand que
le droit dans le fétus humain, nous a cependant paru, ainfi qu'à d'autres, lui être
égal, quoique dans l'adulte, il foit beaucoup plus petit ; de-là la pointe du cœur
dans le fétus eft prefque mouffe. J'ai remarqué que le ventricule droit étoit également long & également fort.

Mais nous avons fait voir plus haut comment fe fait le développement du ventricule droit, & que par-là l'artere pulmonaire
qui reçoit le fang de ce ventricule acquiert
plus de volume.

Cette remarque eft de grande impor-
tance pour la difficulté que nous allons tâcher de réfoudre. Préfentement il eft queftion d'expliquer comment ces proportions
du fétus changent tellement dans l'enfant
né, qu'après la naiffance le ventricule gauche, qui dans l'embryon étoit fi grand, &
qui enfuite eft devenu égal au droit, eft
alors plus petit que lui ; & comment l'aorte
qui étoit plus petite que l'artere pulmonaire , paroît alors plus groffe.

§. XLV. *Defcription du trou ovale.*

Nous avons dit en parlant du cœur, qu'il
fe trouve dans la cloifon qui fépare les deux
oreillettes, un enfoncement ovale , entouré

d'un cercle un peu épais, qui n'est pas entier ; Vieuffens a donné a ce cercle le nom d'isthme, M. Mery l'a nommé sphincter.

Cet enfoncement est le vestige d'une grande communication entre l'oreillette droite & la gauche, que les anciens Anatomistes ont avec une sorte de raison appellé le trou ovale, & que Galien a assez bien décrit ; ceux qui ont écrit depuis le renouvellement de l'anatomie, l'ont moins bien décrit ; Carcanus l'a mieux fait depuis.

Les modernes, savoir MM. Mery, Tauvry, Rouhault, Duverney, Winslow & Trew ont fait à cet égard des recherches de détail, & nous ont donné plus de lumieres sur ce point ; je puis dire aussi que mes travaux y ont contribué pour quelque chose.

Cette ouverture est fort ample dans l'embryon, on l'a observé autrefois, & ce que j'ai vu dans un fétus long de huit pouces, que j'ai regardé comme de quatre à cinq mois, m'en a convaincu : car je n'ai pas eu de fétus moins avancé pour faire cette recherche ; mais un de mes amis l'a vu encore plus grande dans un embryon de deux mois, & il n'y a point apperçu de valvule ; c'est aussi le sentiment de Ridley, puisqu'il dit que dans un très-jeune embryon, le trou ovale est à la partie inférieure de l'enfoncement , & que c'eſt ce qui fait qu'on le trouve plus profondément.

Comme dans les premiers temps il n'y a point de ventricule droit au cœur, & qu'il y a un canal qui conduit de l'une à l'autre oreillette, qui ſont déja ſéparées, il eſt tout-à-fait probable que le trou ovale eſt entiérement ouvert, & qu'il n'a point de valvule.

Mais la cloiſon des oreillettes commence àparoître dans le trou ovale, dès le troiſieme mois; ce n'eſt pas qu'elle ſe forme peu-à-peu, mais c'eſt que le canal des oreillettes deſcend, emmene avec lui les deux oreillettes, les rapproche du cœur, & enfonce pareillement avec lui le trou ovale, & en même temps le ventricule droit, qui juſques-là n'étoit preſque rien, s'étend vers le bas.

C'eſt du moins par le moyen de cela que la cloiſon mitoyenne des oreillettes paroît toujours plus profondément dans le trou , & en cache une grande partie.

Enfin cette même cloiſon a atteint toute la hauteur du trou, dans le fétus humain, au ſixieme & ſeptieme mois, & elle eſt plus large que ce trou, car en arriere elle s'étend au-delà de ſon bord du côté gauche, & le déborde auſſi à droite de quelques lignes de chaque côté.

C'eſt-à-dire , que cette cloiſon eſt ce que

les Anatomiſtes modernes ont appellé la valvule du trou ovale ; il s'en eſt cependant trouvé quelques-uns qui ont rejetté ce nom , parce qu'il ne quadroit pas avec leur ſyſtême , & ils l'ont regardée comme ce qui doit former par la ſuite la cloiſon.

Cette cloiſon eſt double , c'eſt-à-dire , que la membrane interne de l'oreillette droite & celle de la gauche ont des fibres muſculaires mêlées enſemble ; elles ſe terminent en haut en forme de croiſſant.

L'obliquité de cette valvule eſt telle, que par ſa partie inférieure elle eſt plus en devant,qu'elle s'incline plus en arriere à meſure qu'elle monte , & qu'elle eſt plus large du côté gauche ; enfin dans le fétus à terme, elle eſt dans ſa partie ſupérieure plus en arriere que l'iſthme, c'eſt-à-dire, qu'elle eſt appliquée au cercle épais de l'enfoncement ovale; il eſt vraiſemblable que c'eſt le ſang qui donne lieu à cette obliquité, il fait effort du ſinus droit ſur le ſinus gauche, & il repouſſe par ce moyen la valvule plus en arriere vers cet endroit, où cette petite membrane eſt plus éloignée de ſa baſe, c'eſt-à-dire, de la partie qui réſiſte le plus ; en même temps elle finit un peu plus bas à gauche, & un peu plus haut à droite.

Le trou n'eſt pas effacé pour cela , mais

il devient un conduit oblique, un ovale tranfverfe, plus large & moins profond, qui conduit de l'oreillette droite en arriere .& en haut, entre le cercle ovale & la val- .vule.

Mais il eft important d'avertir que le trou n'eft jamais.dans le fétus à terme au-deffous de l'arc du cercle ovale, & qu'on ne peut l'appercevoir qu'en écartant les parties de la valvule qui s'eft affaiflée ou defféchée contre l'état naturel ; les Gra-veurs font excufables de n'avoir pas fait des .planches plus exactes de ce trou, il ne leur a pas été poffible de le rendre autrement.

Enfin le fixieme mois, cette valvule a fes deux petites cornes fur l'ifthme, & le fep-tieme, c'eft le milieu de fa partie fémi-lu-naire qui eft placée deffus.

Les petites cornes de cette valvule font même dans le fétus à terme, élevées de deux lignes, de trois, même de trois & demie, fur le paffage qui unit les cavités des oreillettes du cœur; & cette valvule a une ou deux lignes de fa longueur, appliquée derriere l'ifthme, dans le finus gauche; j'ai vu tout cela très-exactement & plufieurs fois.

Enfin elle eft plus large que tout l'en-foncement ovale, & elle s'étend fur-tout dans

dans le finus gauche, fort loin à droit.

Ainfi cette valvule fe termine par fa partie fupérieure en deux petites cornes, foit qu'on les appelle freins, ou petites cordes; mais puifqu'elle a la forme d'un croiffant, on peut bien les nommer cornes; on les trouve toujours dans le fétus à terme, mais elles ne paroiffent pas encore dans l'embryon, même au quatrieme mois.

Celle qui eft à droite eft un peu plus grande, elle fe replie vers la gauche, en forme de crochet; ou elle n'a qu'une extrêmité qui eft tournée vers le haut, & placée derriere la parois du finus gauche, près de l'embouchure de la veine pulmonaire droite inférieure, ou bien à l'embouchure de la veine fupérieure du même côté Je l'ai vue auffi fe terminer en deux fibres, même féparées, & enfin en plufieurs, en forme d'un peigne.

La petite corne gauche eft plus bas, elle eft plus petite & plus droite, cependant elle eft tournée auffi vers la droite; elle eft attachée au finus gauche par une feule extrêmité, où elle en a deux, & même un grand nombre, qui repréfentent une branche de palmier; je l'ai vue fi petite, qu'à peine pouvoit-on l'appercevoir.

Tome II. A a

La diftance qu'il y a d'une corne à l'autre eft de $\frac{20}{100}$ de pouces.

Ces petites cornes exiftent encore dans
l'adulte.

La valvule eft toute tranfparente, elle
eft plus délicate que le finus, & elle a des
fibres, mais qui font pâles.

J'ai vu un mufcle qui prenoit naiffance
au côté gauche du ventricule gauche, &
qui venoit s'inférer, en écartant fes fibres
en forme de rayons, à la partie moyenne ou
inférieure de la valvule, de maniere que
les fibres en partant d'un centre commun
alloient fe répandre dans toute la circonférence; j'ai vu un pareil mufcle fe rendre de
gauche à droit & en bas, & diftribuer fes
fibres, de maniere qu'une partie fe perdoit
dans la valvule, & l'autre alloit à la colonne
droite de l'ifthme; j'ai vu dans un fétus à
la partie inférieure, des fibres, qui de droit
& de gauche alloient fe rendre à la valvule;
j'ai vu encore un pareil mufcle partir à
droit, près de la valvule, prefque tranfver-
falement, cependant un peu en remontant;
fes fibres fe féparoient en haut, & plufieurs
d'elles alloient de-là fe rendre à la valvule;
j'ai vu enfin, un mufcle partir de l'extrêmité inférieure gauche de la valvule, & qui
alloit s'y rendre en remontant.

Mais tout cela varie beaucoup, ce qu'il y a de conſtant, c'eſt que les fibres appartiennent toujours au ſinus gauche.

Je n'ai point trouvé de fibres circulaires autour de la valvule, ni de rebord plus épais, ni de ceinture muſculeuſe placée au-deſſous du conduit ; je n'ai point vu non plus deux plans de fibres dans la valvule ; je ne nie cependant pas qu'il n'y ait des fibres charnues entre les deux membranes de la valvule, car elle fait partie de la cloiſon des ventricules ; mais ces fibres ſont très-fines, car toute la valvule eſt tranſparente ; cependant j'ai très-bien vu dans une femme, à l'endroit où avoit été le trou ovale, des fibres, qui étoient toutes du ſinus gauche, dont les unes qui étoient fortes, remontoient de la partie inférieure, & les autres deſcendoient à droit.

Je penſe que le trou ovale ſe trouve dans tous les quadrupedes, & je ſuis ſûr d'avoir vu la valvule dans le chien, le cochon & la brebis ; on la trouve auſſi dans la baleine, dans le phocas & dans le crocodile, qui eſt un quadrupede froid ; on dit qu'on le trouve quelquefois ouvert, & quelquefois bouché dans la loutre.

On y a trouvé quelques variétés ; Heuermann a vu une fibre qui partageoit le trou ;

on a vu la valvule percée de trous ; enfin on l'a trouvée réticulaire.

Dans deux fétus, du côté droit de la val-vule, j'en ai vu naître comme une feconde, plus large en haut, qui alloit s'inférer au fommet de l'angle qui termine l'arc.

Vieuffens dit qu'on a trouvé dans un adulte deux trous ovales, qui avoient cha-cun leur valvule ; je crois que c'étoient de petits tuyaux qui reftent fouvent ouverts.

§. XLVI. *Chemin que fait le fang par le trou ovale.*

Le fang, qui de la veine ombilicale vient fe rendre dans la cavité droite du cœur, eft détourné du ventricule droit, par la valvule d'Euftache ; il eft forcé par-là de fuivre un droit chemin, & doit paffer en grande par-tie dans le trou ovale.

Or ce fang, fuivant les loix du mouve-ment des fluides, preffant par-tout & dans tout fon trajet, les parois de fes vaiffeaux, eft preffé contre la valvule du trou ovale, & éloigne de l'ifthme fa partie fupérieure, qui eft libre, & dont le bord eft en croif-fant ; il la repouffe vers le finus gauche, où il ne fe trouve rien qui puiffe lui faire une égale réfiftance ; car quand même il ne paf-feroit rien dans le conduit artériel, néanmoins tout le sang qui vient de toutes les parties du corps, va se rendre dans la cavité droite du cœur ; on ne peut donc pas concevoir qu'il y ait dans le sinus gauche une plus grande quantité de sang que celle qui vient de la cavité droite.

Ce sang s'ouvre donc lui-même un passage pour entrer du sinus droit, en haut & en arriere, dans le sinus gauche, dans la quantité dont la valvule permet l'entrée, quand elle est éloignée de l'isthme.

L'air qui est poussé dans la veine ombilicale, ou dans la veine cave inférieure, ainsi que toute autre liqueur, suit le même chemin.

Galien a enseigné cette physiologie de son temps ; Harvée est en cela d'accord avec lui, ainsi que ceux qui ont reconnu la circulation du sang ; & actuellement même c'est l'opinion générale.

On demande dans quel temps passe ce sang ; car la plûpart des Auteurs disent que c'est pendant la diastole des oreillettes que s'ouvre le trou ovale, & que c'est aussi dans ce temps que passe le sang ; d'autres disent que c'est pendant la systole, comme c'est pendant la systole que le sang passe dans le ventricule ; mais il me semble qu'il n'y a en cela rien d'obscur, les oreillettes pousfent le fang dans le ventricule pendant leur fyftole, il eft donc néceffaire qu'elles le reçoivent dans leur dyaftole ; fuppofé que le finus gauche reçoive le fang dans fa fyftole, il arrive que dans le même temps ce finus fe dilate & fe refferre.

§. XLVII. *Remarques de M. Lemery.*

Les obfervations de M. Lemery fur les ufages du trou ovale s'accordent parfaitement avec les nôtres, & elles fe confirment réciproquement ; les poumons du fétus font prefque imperceptibles, & ne tranfmettent prefque point de fang ; ils n'en auroient donc envoyé au ventricule gauche du cœur qu'une très-petite quantité, ce ventricule feroit demeuré fort petit, & n'auroit pas été capable de renvoyer affez de fang à la tête ; en même temps le ventricule droit auroit pris trop d'accroiffement ; & le poumon ne devoit pas recevoir une grande quantité de fang, puifqu'il ne pouvoit pas le renvoyer.

La nature a obvié à ces inconvéniens en formant le trou ovale très-grand dans les commencemens, & fi grand, que le ventricule gauche eft développé avant le droit, & que la force de ce ventricule fait paffer du fang dans tout le corps ; c'étoit auffi pour que la tête se développât d'abord ; car comme il est évident que le cerveau ne pouvoit pas en peu de temps acquérir sa solidité naturelle , il falloit bien que le crâne eût de bonne heure la dureté nécessaire, pour mettre à l'abri les nerfs & quelques organes des sens.

Cependant le ventricule droit devoit aussi être disposé de maniere, que le poumon eût, dans le temps que le fétus doit respirer, toute son étendue nécessaire.

C'est ce qu'a fait la nature , en retirant l'oreillette dans la substance du cœur, par des causes que nous avons expliquées ailleurs, de maniere que par la suite toute la longueur de l'oreillette & toute l'aire de la trace du trou ovale, & le trou lui-même diminuent par l'abaissement de l'isthme ; ce qui a fait que le trou ovale étant retréci, le sang qui revient des veines caves passe dans le ventricule droit, le dilate, & le rend très-apparent, & qu'il fait prendre au poumon, qui est le plus tardif des visceres, tout son accroissement; mais la cause constante du retrécissement du trou ovale est, à ce que je pense, cette nouvelle facilité que trouve naturellement le sang à passer dans le ventricule droit & dans le poumon ; car c'est-là ce qui fait qu'il y a plus de sang

dans le finus gauche, & qu'il offre plus de
réfiftance à celui qui vient du côté droit ;
& cette caufe fait que de jour en jour le
ventricule droit continue à prendre de l'accroiffement ; & comme tout eft tres-déli-
cat dans le fétus , ce nouveau fang en arri-
vant, a tant de force, qu'enfin le ventricule
droit, avec fon artere, égale le gauche, &
même le furpaffe un peu en grandeur.

§. XLVIII. *Le conduit artériel.*

Le fang paffe du finus gauche dans le
ventricule gauche & dans l'aorte.

Mais la portion de fang de la veine ombilicale qui n'a pu traverfer le trou ovale, &
celle qui revient de la tête & des extrêmités
fupérieures par la veine cave fupérieure,
entrent dans le ventricule droit , que nous
fuppofons être alors formé, & en fort pour
paffer dans l'artere pulmonaire.

Mais cette artere eft bien différente dans
le fétus ; car le principal tronc de l'artere
pulmonaire fe jette dans l'aorte, fous fa
grande courbure, de maniere qu'il fait en
deffous un angle obtus.

Cette ftructure eft la même dans les quadrupedes que j'ai vus, & dans la baleine.

Dans les oifeaux ce n'eft pas le tronc,
mais c'eft l'un & l'autre rameau qui vien-

nent fe jetter dans l'aorte ; ils font plus longs, tout-à-fait veineux, & font auffi par leur infertion un angle plus obtus en def-fous.

Dans la tortue, qu'à la vérité je n'ai pas diſféquée, dans le crocodile & quelques autres animaux froids, il y a une autre ar-tere qui ne paroît être qu'une imitation du conduit artériel.

Le premier rameau qui fort du tronc de l'artere, va fe rendre dans le poumon droit, & le fecond enfuite dans le gauche, ces rameaux font très petits dans le jeune fé-tus, & de beaucoup plus petits que le tronc dans le fétus à terme.

Les Anatomiftes appellent *conduit arté-riel* cette partie du tronc pulmonaire, qui eſt entre le rameau pulmonaire gauche & l'aorte.

Carcanus & d'autres Anatomiftes ont donné une defcription très - exacte de ce conduit, & Galien le connoiſſoit.

Il n'eſt pas poſſible que le fang pouſſé du cœur dans une artere, ne pénétre dans fes branches, c'eſt la loi commune des li-queurs ; fa moindre partie paſſera donc au poumon, & fa plus grande partie ira dans l'aorte defcendante ; & cette portion eſt fi grande, que cette artere en reçoit prefque plus du conduit artériel que du ventricule gauche, car l'aorte eft avant fa jonction avec ce canal, en proportion de ce canal, comme 576 à 1024, & comme 121 à 171; c'eft pourquoi après qu'elle l'a reçu, elle eft beaucoup plus groffe, & fon diametre eft à celui qu'elle avoit à fa fortie du cœur, comme 43 à 39.

Il fuit de ces mefures que la plus grande partie du fang de la veine ombilicale, fait peu de chemin pour paffer dans l'aorte inférieure, & de-là pour parvenir au placenta, par le moyen des arteres qui le reçoivent d'elle; & que par conféquent il eft très-fouvent porté & rapporté par les mêmes canaux; il fuit auffi que dans le temps que le conduit artériel eft plus grand, les parties inférieures du corps doivent prendre plus d'accroiffement.

Mais il entre fort peu de fang dans le poumon, tant dans l'embryon, dont le poumon eft extrêmement petit, que dans le fétus plus avancé, dans lequel ce vifcere eft épais & compacte, & n'eft nullement étendu par l'air; car les poumons du fétus vont au fond de l'eau, de même que fon cœur & les autres parties; il n'eft pas douteux qu'il n'y ait fort peu de fang dans un vifcere épais, dont les arteres ont beaucoup de matiere folide à diftendre.

§, XLIX. *Différentes opinions.*

1°. *Sur le conduit artériel.*

Il arrive rarement qu'on foit forcé de contredire Fallope, mais il eft impoffible de ne le pas faire dans le cas préfent ; ce grand homme, fi célebre d'ailleurs, s'eft totalement trompé fur cet objet ; ce point de phyfiologie étoit à la vérité tout neuf de fon temps, & la route du fang n'étoit pas encore bien établie. Il a enfeigné que le fang paffoit de l'aorte dans le conduit arté-riel, & de ce conduit dans les poumons & dans le cœur ; Carcanus a embraffé le fen-timent de Fallope ; c'eft probablement la valvule qui l'a induit en erreur ; il croyoit, comme beaucoup d'autres, trouver cette valvule à l'endroit où le conduit artériel prend naiffance à l'artere pulmonaire.

Il étoit très-facile de réfuter cette opi-nion, car l'angle formé par le conduit arté-riel & l'aorte, eft fait de façon qu'il eût fallu que le fang qui revient de l'aorte ven-trale rétrogradât entiérement pour paf-fer dans l'artere pulmonaire, & principa-lement dans les volatiles ; d'ailleurs le con-duit artériel eft fort large du côté du cœur, & fort étroit du côté de l'aorte, & avec un peu d'attention, on voit qu'il eft fait en cône ; j'ai trouvé à ce conduit $\frac{41}{100}$ de pouces de diametre du côté du cœur, & $\frac{36}{100}$ du côté de l'aorte ; outre cela les arteres ne portent point le fang au cœur, c'eft contre leur nature ; & enfin quoique l'artere ventrale augmente de diametre à l'endroit où ce conduit s'y infere, elle ne contient pas cependant autant de fang qu'il en faut pour remplir ce conduit, ni pour être diftendue au-deffus de fon infertion.

Car le diametre du conduit artériel eft de $\frac{43}{100}$ de pouces, celui de l'aorte près du cœur eft de $\frac{40}{100}$, & au-deffous de l'infertion du conduit artériel, elle n'a que $\frac{37}{100}$: fuivant l'opinion que je combats, le tronc n'auroit donc que 37, tandis qu'une branche auroit 40 & l'autre 43.

C'eft pourquoi on a univerfellement adopté le fentiment d'Harvée ; & M. Méry lui-même, qui d'ailleurs eft d'une opinion contraire.

Mais il eft évident que deux troncs artériels qui fortent du cœur, en venant fe rendre dans l'aorte inférieure, lui donnent plus de force ; que par conféquent le fang qui y paffe, eft pouffé par les forces de l'un & l'autre ventricule, pour arriver plus promptement dans le placenta, & pour que les parties inférieures du fétus fe développent davantage que les supérieures ; puisqu'il n'y a que des rameaux qui ne transmettent qu'à-peu-près la moitié du sang de l'aorte supérieure, qui vont se rendre à ces parties supérieures, & que l'aorte inférieure reçoit le double du sang & même plus ; car le conduit artériel est plus gros que toute l'aorte, comme il sera dit dans l'instant. On a vu dans un enfant nouveau-né trois grosses branches être à l'égard du tronc comme 1701 à 1849.

C'est pourquoi dans d'autres animaux ce conduit vient du ventricule droit, dont il emporte nécessairement le sang, & on a quelquefois vu cette même structure dans l'homme ; on a remarqué aussi dans un fétus qui n'avoit point de conduit artériel, & dans lequel par conséquent l'aorte naissante retenoit le sang qu'elle auroit dû verser dans ce canal, on a remarqué, dis-je, que cette artere étoit plus grosse que l'artere pulmonaire.

§. L. *Opinion de M. Mery.*

Sur la fin du siecle dernier M. Mery, célebre Anatomiste, abandonna l'opinion de Galien & d'Harvée, & donna un nouveau système sur la route du sang par le trou ovale.

Il voyoit que l'artere pulmonaire dans un fétus prefque àterme, ou du moins bien avancé, étoit plus groffe que l'aorte, & même dans le phocas qui vit comme un fétus.

Effectivement cela eft vrai, car le tronc de l'artere pulmonaire eft plus gros que l'aorte, je l'ai obfervé en mefurant ces vaiffeaux pleins de fang ou injectés.

Il ajoutoit à cela que la cavité du ventricule droit eft plus grande dans le fétus que celle du ventricule gauche ; & que la capacité du finus eft très-ample en comparaifon de celle du gauche, qu'enfin les veines pulmonaires prifes enfemble, ont moins d'ouverture que les veines caves auffi prifes enfemble ; que dans l'adulte les ventricules font égaux, de même que les oreillettes, & que l'artere pulmonaire eft un peu plus petite qu'auparavant.

Il concluoit de-là que c'étoit contre toute raifon, que Galien & Harvée faifoient paffer le fang du finus droit dans le gauche, par le trou ovale.

Car fi cela étoit vrai, difoit-il, le ventricule gauche, devant recevoir plus de fang que dans l'adulte, devroit être d'une plus grande capacité, & l'aorte auffi étant dilatée par le fang qui a paffé par le trou ovale,

devroit être plus groſſe que l'artere pulmonaire, qui en reçoit d'autant moins ; & cependant il trouvoit le contraire.

Par conféquent, ajoutoit-il, le ſang ſuit
un chemin tout oppoſé par le trou ovale ;
il vient en totalité dans le ventricule droit,
qui pour cette raiſon eſt beaucoup plus
grand que le gauche ; & il paſſe auſſi entiérement dans l'artere pulmonaire, qui de
même eſt plus groſſe que l'aorte.

La nature abrége la circulation dans le
fétus.

Elle détourne une partie du ſang du tronc
de l'artere pulmonaire par le moyen du
conduit artériel, & elle renvoye du ſinus
gauche dans le droit, l'autre partie, qu'il eſt
inutile de faire parcourir tout le corps, afin
qu'il circule en moins de trajet dans les
deux oreillettes & le poumon ſeul.

Ainſi il eſt aiſé de comprendre pourquoi
l'aorte étant privée du tiers du ſang qui
vient du côté droit, c'eſt-à-dire, de celui
du trou ovale, & n'en recevant même pas
dans ſon embouchure, parce que le conduit artériel l'emporte dans l'aorte ven-
trale, ſon tronc à ſa ſortie du cœur eſt plus
petit ; pourquoi auſſi le ſinus gauche eſt
plus étroit, puiſque le ſinus droit reçoit
tout le ſang des veines caves, & outre cela
celui qui revient du ſinus gauche.

Il ajoutoit encore que les ouvertures des veines pulmonaires étoient exactement tournées du côté du trou ovale, & que la ſtructure du cœur dans les animaux, dans la tortue, par exemple, étoit favorable à ſon opinion ; car la tortue de terre n'a aucune artere au ventricule gauche, & ce ventricule n'a aucun autre canal que la veine pulmonaire, qui communique par le trou ovale avec le ventricule droit; que par conſéquent il n'eſt pas douteux que ce ne ſoit par ce trou que le ſang paſſe à droit, du ventricule gauche & de la veine pulmonaire, afin que le ventricule gauche puiſſe ſe débarraſſer de ſon ſang.

Qu'on avoit trouvé le ventricule droit & l'oreillette droite plus grands, dans un homme adulte, à qui le trou ovale ne s'étoit pas bouché.

Qu'il n'y avoit point de valvule au trou ovale, & que ce qu'on a pris pour une valvule, étoit de figure à ne pas boucher un trou ovale.

Que le cours du ſang n'étoit pas ralenti dans le poumon, & qu'il n'y avoit d'autre borne à la quantité du ſang qui y paſſoit, que l'ouverture de ſon vaiſſeau.

Qu'ainſi les oreillettes étoient plus groſſes dans le fétus que dans l'adulte, parce que

que le sang du canal artériel ne va pas aux ventricules ; que puisque l'oreillette droite est plus grosse que la gauche , c'est une preuve qu'elle reçoit plus de sang.

M. Rouhaut, aussi célebre Chirurgien, se joignit à M. Mery.

Il s'est fondé principalement sur ce que le ventricule gauche étoit deux fois plus petit dans le fétus que le droit, & même le sinus trois fois ; que de même le ventricule gauche, ainsi que le sinus gauche, étoient trois fois plus forts que le ventricule droit & le sinus droit.

Il a ajouté ce que nous avons dit ailleurs, que les cavités du cœur se remplissent pendant la systole des ventricules ; car selon lui, dans ce temps les valvules des veines font à l'égard du sang ce que feroit un entonnoir ; ces mêmes valvules en se tendant , le rejettent, & il se mêle avec le sang qui est dans les cavités du cœur.

Que par conséquent le sang est poussé dans le même temps dans les deux oreillettes, & les distend l'une & l'autre dans le même temps, par la contraction des deux ventricules, & que pendant qu'elles se dilatent, le trou ovale s'ouvre.

Mais que le sang du sinus gauche a le dessus, parce que le ventricule gauche est trois fois plus fort, & que l'oreillette gauche étant aussi plus forte, doit moins se prêter à l'extension.

Que par ce moyen le sang passe du sinus gauche dans le droit, & que cela fait que cette cavité droite du cœur acquiert sa grandeur nécessaire, & le ventricule droit la force dont il a besoin ; & même que l'oreillette droite est plus grande que tout le cœur.

M. Mery n'a point été sans partisans, car M. Lister, & toute l'Académie des Sciences furent favorables à son opinion ; il a même trouvé pour défenseurs, parmi les Membres de cette Académie, MM. Littre, Rouhault & Varignon, grand Méchanicien ; il a encore eu depuis peu pour sectateur M. Bianchi, qui a écrit que dans le cœur de la tortue le sang passoit de gauche à droite, de même que dans le fétus humain.

§. LI. *Objections qui ont été faites contre ce sentiment.*

Quoique je me sois fait beaucoup d'ennemis par rapport a cette question, que même j'aye reçu des injures de la part de personnes que jamais je n'avois offensé, cependant je ne suis pas fâché que les Auteurs des nouvelles opinions soient jugés à la rigueur, avant que leurs sentimens soient

reçus comme des dogmes en Médecine ; M.
Mery a essuyé les mêmes disgraces , il a vu
s'élever contre lui dans l'Académie MM.
Duverney & Tauvry ; un célebre Chirurgien de Londres, nommé Bussiere ; un Médecin aussi de Londres, nommé Sylvestre ,
& Verheyen , qui étoit un célebre Anatomiste.

La plupart de ces adversaires ont tenté
d'affoiblir ses principes.

Ils ont présenté le cœur de la tortue disséqué de toute une autre maniere ; il y avoit
presque trois ventricules, mais imparfaits,
qui communiquoient ensemble, & dont les
forces se réunissoient pour pousser le sang
par trois arteres ; on a vu à-peu-près la même
structure dans l'homme , du moins on y
a trouvé trois ventricules qui communiquoient ensemble ; un homme célebre a vu
aussi dans un enfant un cœur à trois ventricules, deux droits , & deux arteres pulmonaires qui venoient se réunir.

Les adversaires de M. Mery ont nié aussi
que l'artere pulmonaire fut plus grosse que
l'aorte ; d'autres ont dit qu'elles étoient égales ; d'autres mêmes ont prétendu qu'elle
étoit plus petite ; & ce qu'il y a d'étonnant,
c'est que M. Mery a admis ouvertement ces
différentes opinions, toutes contradictoires

qu'elles font ; d'autres convenoient bien que l'artere pulmonaire étoit plus groffe, mais ils en attribuoient la caufe à la grande réfiftance du poumon, qui ne recevoit que difficilement le fang qu'elle lui apportoit ; M. Sénac l'imputoit au peu de force du ventricule gauche.

On a objecté auffi que dans le fentiment d'Harvée, on trouvoit la caufe de ce que la nature avoit fait paffer le fang par des routes particulieres ; car il eft évident que le but de cette ftructure eft, qu'il n'arrive pas au poumon plus de fang, qu'un vifcere compacte & auffi difficile à pénétrer n'en peut recevoir ; que c'étoit pour cette raifon que dans un fétus qui n'avoit point de trou ovale, le ventricule droit, l'artere & les vaiffeaux pulmonaires étoient fort amples, & qu'un autre en étoit mort.

Que dans l'hypothefe de M. Mery, il n'eft pas poffible de comprendre quelle a été l'intention de la nature dans un fi grand appareil, qui lui eft plutôt nuifible, & qui fait que le poumon, qui d'ailleurs n'eft pas capable de recevoir une fi grande quantité de fang, eft accablé par celui qui lui vient de nouveau, des canaux qui font à gauche ; & que fi ce qu'il avance étoit vrai, cette ftructure feroit plus néceffaire dans l'adulte.

Enfin ils en revenoient à la ſtructure, il
eſt évident, diſoient-ils, que la foſſe ovale
eſt ainſi enfoncée, parce que le ſang a été
pouſſé de la cavité droite vers la gauche,
& qu'il a fait effort de ce côté ; car ce ſeroit
au contraire le ſinus droit qui ſeroit convexe, ſi le ſang étoit pouſſé de gauche à
droit.

Que même dans le fétus le trou ovale
reſte plus long-temps ouvert du côté droit,
qu'il ſe bouche plutôt du côté gauche, &
qu'il eſt plus large à droite ; que les petits
conduits qui reſtent du trou ovale dans l'enfant nouveau-né, ſont d'une forme conique, de façon que la baſe du cône eſt du
côté droit & la pointe vers le gauche, ou
que cette pointe même eſt bouchée ; que
c'eſt une preuve que le ſang avoit tenu ces
conduits ouverts en venant du côté droit,
pendant qu'il ne faiſoit pas aſſez d'efforts
ſur le côté gauche pour empêcher le conduit
de s'oblitérer de ce côté ; ajoutez à cela,
d'après les remarques que nous avons faites
pluſieurs fois, que ces mêmes petites ouvertures ſont placées derriere l'arc ſupérieur
de l'anneau ovale, & que le ſang viendroit
heurter contre cet arc, s'il venoit du côté
gauche, au lieu que venant du côté droit,
il trouve un paſſage libre entre l'anneau &

la valvule. Une seconde valvule, qui auroit été attachée du côté droit, auroit même rendu le trou ovale inutile, si le sang étoit venu par le côté gauche, il n'en est pas de même s'il vient du côté droit.

Que pareillement la valvule est enfoncée du côté du sinus gauche.

Qu'elle est égale à tout le trou ovale, & que si elle étoit plus prolongée, elle intercepteroit certainement tout passage ; tout cela est fort au-dessous de la vérité, car cette valvule est plus grande que tout le trou ovale, plus profonde & plus large sur les côtés.

Que s'il y avoit une parois mobile entre deux courans ou deux tuyaux qui communiquent l'un avec l'autre, il n'est pas douteux que le courant ne quittât le côté où il éprouve une plus grande résistance, pour passer du côté où il y en a moins.

Or il est certain qu'il y a plus de résistance du côté de la cavité droite du cœur ; c'est-là que toute la masse du sang qui revient de tout le corps fait son effort, & on ne peut pas en concevoir un plus grand ; c'est pour cela que dans le fétus, l'oreillette droite est plus grande que tout le cœur ; & les deux veines caves apportent beaucoup plus de sang que les veines pulmonaires qui sont bien plus petites, n'en peuvent emporter; par conféquent une partie de ce fang paffe certainement par le trou ovale.

Que la rapidité du fang dépend de la force du ventricule qui le poufle ; mais le ventrciule droit eft plus fort même du triple que le gauche, (en cela ils exagerent), par conféquent une plus grande rapidité, dans une plus grande maffe, fait un effort beaucoup plus grand ; le fang du finus droit a donc plus de force, le finus gauche eft obligé de céder & de recevoir une partie du fang du droit.

Que toute la valvule eft plus en arriere que l'ifthme, & plus large que la foffe ovale du côté gauche ; fes petites cornes lui donnent auffi plus de force, pour l'empêcher de céder au fang, qui eft pouffé par le finus gauche.

C'eft pourquoi fi on fuppofe que le fang qui vient du côté gauche fait effort contre la valvule, plus il en fera, & plus il fe bouchera le paffage ; car la partie fupérieure de la valvule eft preffée contre l'arc fupérieur de l'anneau ovale, & la partie qui fur les côtés, déborde l'enfoncement, eft auffi preffée contre les colonnes de cet anneau ; la valvule eft donc ferrée par-tout contre une parois mufculeufe, & qui lui fait réfiftance.

B b iv

Que l'expérience est d'accord avec cette théorie : que l'air poussé du côté droit passe très-facilement dans le sinus gauche, comme je l'ai vu plusieurs fois ; si au contraire on insinue de l'air dans l'oreillette gauche, il se bouche le passage & applique la valvule au trou ; souvent dans cet état la valvule reste quelque temps convexe du côté gauche, & concave du côté droit ; quelquefois cette expérience répétée sur le même sujet réussit très-bien ; je l'ai vu souvent ; cependant on ne doit pas assurer que l'air poussé du côté gauche ne s'est pas fait passage dans le côté droit ; mais je regarde comme fort rare cet événement que M. Mery a trop vanté, tout ce qu'il a vu, cette valvule ovale l'a de commun avec toutes les autres valvules ; car dans un viscere séparé du corps, tout y étant relâché, & n'offant aucune résistance, ce qui avoit un passage libre, étant même resserré, les passages sont ouverts vers l'origine inférieure qui a plus de fermeté, & les obstacles qui secondoient les forces de la valvule, n'opposent plus de résistance.

Le ventricule droit, ajoute-t-on, est même plus petit dans un fétus peu avancé que le gauche, & quand le fétus l'est davantage, il est de la même grandeur & de la même force ; moi-même j'ai vu les deux ventricules égaux dans un enfant nouveau-né, & j'ai vu aussi le droit un peu moins fort ; il y a même des Auteurs qui disent que les oreillettes sont égales, de maniere qu'on ne doit pas croire que la gauche soit de beaucoup plus petite.

Ce sont ces raisons & d'autres, qui peut-être ne sont pas venues à ma connoissance, qui ont fait que toute l'école moderne a rejetté le sentiment de M. Mery, & que même après que le laps de temps a eu fait cesser cette dispute en France, quelques Sçavans lui ont encore opposé de fortes raisons.

§. LII. *Pourquoi l'artere pulmonaire est-elle plus grosse dans le fétus ?*

Il me paroît assez bien établi que Galien & Harvée ont eu raison d'attribuer au trou ovale, la fonction de transmettre le sang de droit à gauche ; j'avoue que je ne suis pas aussi satisfait des raisons qu'on a données de la différence qu'il y a entre le diametre de l'artere pulmonaire & celui de l'aorte, dans le fétus ; c'est-à-dire, de ce que ce n'est que dans le fétus que cette artere est plus grosse que l'aorte.

En général on établit qu'une partie du

fang de la veine cave, environ le tiers, paffe par le trou ovale; que le refte du fang de cette veine paffe dans l'artere pulmonaire, & que le tiers de ce fang fe perd une feconde fois par le conduit artériel ; fuivant ces calculs il faudroit que l'artere pulmonaire fût plus petite que l'aorte; car foit le fang de la veine cave comme fix, deux parties ont paffé par le trou ovale, refte quatre; de ces quatre parties, il en paffe $2\frac{2}{3}$ par les arteres pulmonaires, il en refte donc, & il en paffe par le conduit artériel $1\frac{1}{3}$; donc l'aorte reçoit deux parties de fang qui vont par le trou ovale, & deux autres parties, & $\frac{2}{3}$ qui ont circulé dans le poumon, ce font quatre parties & $\frac{2}{3}$; mais l'artere pulmonaire reçoit le fang de l'oreillette droite qui n'a pas paffé par le trou ovale, c'eft-à-dire, par conféquent quatre parties de moins que l'aorte, ce qui ne s'accorde pas avec les phénomenes ; car l'aorte eft conftamment plus petite.

On dit pour raifon que le poumon eft compacte; on auroit raifon, fi ce vifcere avoit acquis par quelque maladie une confiftance folide.

Le poumon n'eft formé que tard, & il eft toujours compacte dans le fétus ; la nature n'auroit donné qu'une petite artere à ce vifcere, fi elle n'avoit pas une autre intention.

Et il ne paroît pas difficile de découvrir quelle a été cette intention ; mais il faut commencer par la chofe même, afin de conftater que l'artere pulmonaire eft très-groffe, de déterminer de combien elle l'eft plus que l'aorte, d'établir quelle proportion il y a entre cette artere & les rameaux pulmonaires & le conduit artériel, & enfin ce qui eft la chofe effentielle, en quelle proportion elle eft avec l'ouverture du trou ovale.

Certainement l'artere pulmonaire eft plus groffe que l'aorte, non-feulement dans le fétus humain, mais dans le chien, l'agneau & le porc ; j'en fuis certain par les recherches que j'ai faites fur ces animaux.

La proportion n'eft pas toujours la même ; cette artere m'a paru être plus groffe dans un fétus de cinq mois, mais les occafions de l'examiner font rares.

Dans différentes expériences que j'ai faites, ayant injecté les arteres, & ayant pris la mefure avec des centiemes de pouces, l'aorte en avoit 441, & l'artere pulmonaire 615 ; dans un autre fujet l'aorte étoit de 1600, & l'artere pulmonaire de 2704 ; enfin l'une de 1521 & l'autre de 2025 ; ainfi tantôt l'aorte eft plus petite d'un quart, & tantôt d'un tiers, que l'artere pulmonaire.

L'artere pulmonaire, telle que je viens de dire, & de la groſſeur de 1849, fourniſſoit au poumon deux branches, qui en ſomme étoient de 1341.

Un autre de 1600 fourniſſoit deux branches de 1348.

Le conduit artériel eſt conique, à la véité, mais en le meſurant du côté de l'artere pulmonaire, je l'ai vu de la groſſeur de 1849, pendant que l'aorte en ſortant du cœur étoit de 1600, & l'artere pulmonaire de 2704. Une autre fois ce même conduit étoit de 1620, l'aorte de 1521, & l'artere pulmonaire de 2025 ; enfin je l'ai trouvé comme 361, tandis que l'artere pulmonaire étoit de 625.

Ce même conduit artériel enleve une grande partie de ſang à l'artere pulmonaire, car je l'ai trouvée comme 1521, le conduit artériel comme 841, & les branches pulmonaires réunies étoient de 781 ; il en détourne donc un peu plus que le poumon n'en reçoit.

Dans un autre ſujet l'artere pulmonaire étoit de 2704, le conduit artériel de 1849, & les branches pulmonaires de 900, & 441.

Mais il ajoute toujours beaucoup plus de ſang à l'aorte inférieure, que la cavité gauche du cœur ne lui en a fourni, c'eſt le dou-

ble ou le triple ; car j'ai vu l'aorte au-deffus de fa jonction avec l'artere pulmonaire
comme 576, pendant que le conduit artériel
étoit comme 1024 ; & comme 121 , pendant qu'il étoit de 371.

Enfin il faut mettre en parallele le calibre du conduit artériel avec le trou ovale,
ce qui eft fort difficile ; il feroit aifé de mefurer la totalité de l'enfoncement, mais cela
ne ferviroit à rien; j'en ai approché autant
qu'il a été poffible.

C'eft un paffage tranfverfal, dont on
peut fuppofer la plus grande hauteur comme
$\frac{15}{100}$ de pouce , & la plus grande largeur
comme $\frac{24}{100}$, car c'eft ce que j'ai le plus fouvent trouvé ; quelquefois 15 & 13 , & pour
la plus grande largeur 22 & 20; ainfi en ré-
duifant en cercle cette ouverture elliptique,
& prenant le diametre moyen, qui fera d'un
côté $\frac{14}{100}$ & de l'autre $\frac{21}{100}$, on aura à-peu près
pour l'ouverture commune $\frac{114}{10000}$ de pouce,
& pour la plus grande $\frac{240}{10000}$. Or fi on fuppofe que le diametre du conduit artériel eft
de 37, & de 19 dans le plus petit fétus, on
ne peut pas le fuppofer moindre que de 30,
dont l'aire (qui n'eft point le quarré) fera
de 525 ; c'eft-à-dire, que quoiqu'on veuille
augmenter le diametre du trou ovale, & diminuer celui du conduit artériel, fon ou-

verture fera toujours plus grande que celle du trou ovale. J'ai trouvé que l'aire de la veine cave inférieure dans l'état de diftenfion étoit de 1681, & celui de la fupérieure de 1269; & le diametre du trou ovale auffi diftendu étoit de 20, dont l'aire, en le fuppofant circulaire, eft de 400. J'ai encore vu la veine cave fupérieure de 161, l'inférieure de 225, le trou ovale de 13 & 15.

Il eft certain que l'une & l'autre veine cave, prifes féparément, font plus groffes que tout l'enfoncement ovale, dont il n'y a qu'une petite partie ouverte, & dont les diametres font de 36 & 20.

Cette feule remarque répond à l'objection de M. Mery, & tout cela peut prouver contre lui, puifqu'il ne s'étayoit que du diametre des vaiffeaux.

C'eft-à-dire, que le fang de l'artere pulmonaire eft diminué, & qu'elle en perd autant que l'aorte en reçoit par le trou ovale.

Mais le conduit artériel enleve la plus grande partie de celui qui a coulé par l'artere pulmonaire, & qui ne vient point de l'aorte, puifqu'il ne va pas aux poumons.

Il eft donc néceffaire que l'artere pulmonaire foit fort groffe, & je foupçonne qu'elle le deviendroit beaucoup plus, mais je ne l'ai vue que dans un très-jeune embryon, &

elle ne peut s'aggrandir qu'avec le temps.

Tout cela prouve que cette structure ne s'accorde point avec les calculs de M. Mery.

Selon lui, l'artere pulmonaire reçoit du ventricule droit tout le sang de la veine cave, & outre cela, tout celui qui revient par le trou ovale.

L'aorte au contraire ne reçoit que celui qui a circulé dans le poumon, auquel il y a de moins, la portion qui a passé au côté droit, par le trou ovale.

Supposons par comparaison de l'ouverture du ventricule droit, qui est fort ample, avec celle du trou ovale qui est fort étroite, qu'il passe par ce trou le quart du sang de la veine cave, & c'est beaucoup ; l'artere pulmonaire aura tout ce sang de la veine cave & $\frac{1}{4}$ de plus.

Supposons que le conduit artériel soit égal aux rameaux pulmonaires, quoique dans le fait il soit plus gros ; ces rameaux recevront $\frac{1}{8}$, & il en passera tout autant dans le sinus gauche ; le sinus gauche en renverra le quart de celui qui vient de la veine cave dans l'oreillette droite ; l'aorte recevra donc $\frac{5}{8}$ moins $\frac{1}{4}$ ou $\frac{1}{8}$, c'est-à-dire, le sang des arteres pulmonaires, excepté la portion qui est revenue à droite par le trou ovale ; elle recevra donc $\frac{3}{8}$, tandis que l'artere pulmonaire en reçoit $\frac{1}{4}$ ou $\frac{30}{24}$ ou $\frac{10}{8}$, ce qui fait trois fois plus que l'aorte, quoique cependant elle ne foit qu'un peu plus groffe qu'elle.

. J'aurois bien mieux démontré le défaut de calcul de M. Mery, fi j'avois pris le conduit artériel en raifon double avec les arteres pulmonaires ; car alors l'artere pulmonaire refteroit à $\frac{1}{4}$, l'aorte retiendroit la fixieme partie du fang de la veine cave, & l'artere pulmonaire feroit à l'aorte comme $7\frac{1}{2}$ à 1 ; & il n'y auroit point d'injuftice.

Cela pofé, le poumon dans le fétus recevra donc tout le fang, moins un quart, qui paffe par le trou ovale, & encore $\frac{1}{4}$, mais diminué des deux tiers qui fe perdent par le conduit artériel, ce qui fait un quart du fang de la veine cave.

§. LIII. *Sentiment de M. Winflow.*

M. Winflow s'eft imaginé qu'on pouvoit concilier l'opinion de M. Mery avec celle d'Harvée, & il n'a pas·été fans partifans.

Il penfoit qu'il falloit abfolument faire abftraction de la valvule du trou ovale, de maniere que dans le fétus il n'y auroit véritablement qu'une oreillette, dont la cavité droite feroit mal diftinguée de la gauche, par un paffage libre & bien ouvert ; que le fang eft porté indiftinctement de droit à
gauche,

gauche, & coule également de gauche à droit, & qu'il est poussé dans l'un & l'autre ventricule comme d'une seule oreillette, de même qu'il est poussé pareillement par les forces de l'un & l'autre ventricule dans deux grosses arteres, comme s'il n'y en avoit qu'une ; & que la valvule n'est que destinée à faire par la suite la cloison mitoyenne.

On voit tout de suite que suivant cette opinion, cette structure particuliere seroit bien inutile ; car pour quelle raison les voies dans le fétus n'auroient-elles pas été comme dans l'adulte ; & je ne vois pas quel avantage il y auroit à ce qu'une seule oreillette remplît deux ventricules, plutôt que deux.

De plus, il y a une faute d'anatomie ; car il est certain que dans le fétus fort avancé, la valvule du trou ovale suffit pour regler le mouvement du sang, & qu'elle permet son passage de droit à gauche, mais non pas de gauche à droit.

Quand le fétus est très-jeune, & que le cœur n'a encore qu'un ventricule, je ne nie pas que le passage du sang par le trou ovale, ne soit assez aisé pour que les deux oreillettes se remplissent à la fois, ni qu'on ne puisse les regarder comme n'étant qu'une seule oreillette, à cause de leur grande communication , mais cela ne dure pas long-temps ; & dans le quadrupede il ne reste pas apparence du trou ovale qui étoit entiérement ouvert ; car même dans le poulet les oreillettes ne tardent pas à se distinguer ; j'ai cependant vu dans un cochon qu'on avoit tiré du ventre de sa mere, par une ouverture qu'on y avoit faite, que la valvule n'étoit pas plus grande que le tiers de la fosse ovale.

§. LIV. *Le fétus respire-t-il ?*

Il paroît inutile de s'occuper d'un phénomène qui est de toute impossibilité ; car le fétus humain & celui du quadrupede est continuellement plongé au milieu des eaux ; ces eaux sont renfermées dans des membranes qui n'ont aucune ouverture, & qui conservent & retiennent l'air qui y est apporté ; pour ce qui est de l'air extérieur, il se charge en passant par le vagin, de vapeurs qui le corrompent, & il perd beaucoup de sa qualité.

Et cependant il y a des esprits si prévenus de la nécessité de l'introduction de l'air dans le sang, qu'ils ont prétendu que même le fétus plonge dans les eaux n'est pas privé de cet avantage

Ils en ont voulu donner des preuves, & ils prétendent qu'il y a des indices très-cer-

tains que le fétus humain & celui du quadrupede reçoivent de l'air.

Je paffe fous filence ce qu'ils difent de la
fuccion du fétus, & de l'équilibre qui doit
néceffairement s'établir avec l'air extérieur,
ce qu'on ne peut efpérer fans la refpiration.

Ils difent qu'on a trouvé des cavités pleines d'air entre les humeurs & les vaiffeaux;
que dans l'accouchement difficile on a vu
s'échapper de l'air du bas-ventre de l'enfant,
& qu'on en a trouvé des bulles dans le fang
du fétus.

Que le poulet renfermé dans l'œuf, fait
manifeftement entendre fon cri avant d'en
fortir, fans que la coquille foit caffée.

Qu'on a même quelquefois entendu le
fétus humain renfermé dans la matrice,
produire des fons; qu'il y a des témoins au-
riculaires de cris de fétus humain dans la
matrice, même de rats ou de petits chiens.

Que le fétus enfin a une pefanteur fpéci-
fique, qu'il perd de cette pefanteur tous les
mois ; de maniere qu'au quatrieme mois
fon poids eft à celui de fes eaux comme
282 à 274, & qu'au cinquieme mois il eft
comme 504 à 494.

De plus, que dans le fétus de la brebis,
vers le deuxieme mois, cette pefanteur eft
comme 450 à 434, au troifieme comme

2179 à 2113 ; au quatrieme mois comme 3002 à 2927.

§. LV. *Ce qu'on peut répondre à cela ; le fétus respire-t-il dans le vagin?*

Cette queſtion eſt nouvelle ; il y a vingt-quatre ans, elle fut fort agitée en Friſe, les eſprits furent en mouvement, & il y eut beaucoup d'écrits. La ſolution de cette queſtion ſeroit d'une grande utilité pour déterminer quelque choſe ſur le cri de l'enfant dans la matrice, c'eſt pourquoi il faut commencer par la diſcuter.

On a demandé ſi le fétus reſpire dans le vagin, dans le temps qu'il y paſſe pour venir au monde.

Quelques Auteurs, ſur la fin du ſiecle dernier, & depuis, quelques modernes ont ſoutenu fortement que l'enfant ne reſpire point dans le vagin.

D'un autre côté, pluſieurs gens de mérite ſoutiennent que le fétus reſpire & crie dans le vagin, & qu'il peut auſſi reſpirer dans la matrice.

Un d'eux aſſure même qu'il a entendu un enfant crier dans le vagin.

Cette queſtion eſt importante dans la médecine du Barreau ; car ſi le fétus reſpire dans le vagin, ſon poumon, de compacte

qu'il étoit, deviendra capable de furna-
ger ; & on n'aura pas autant de droit de
condamner une mere qu'on accufe d'avoir
tué fon enfant, parce que le poumon de
l'enfant dont elle eft accouchée, ne fe précipite pas au fond de l'eau ; car il lui refte évidemment l'excufe que fon enfant a refpiré
dans le vagin, mais qu'il eft mort en venant
au monde, & que ce n'eft pas elle qui lui a
donné la mort.

A la vérité, il eft certain que très-fouvent le poumon eft compacte dans le fétus,
& que les anneaux de la trachée artere font
refferrés, & ne font pas fort acceffibles à
l'air ; ces anneaux même hors du poumon
font très-rapprochés les uns des autres ; il
eft même conftant que les vaiffeaux aëriens
du poumon, & tout le canal de la trachée
artere, font pleins d'une mucofité jaunâtre,
de maniere qu'il eft fouvent néceffaire d'en
débarraffer la bouche de l'enfant nouveau-
né, & que même il la vomit.

De plus, que beaucoup de fétus, tant
humains, que des plus forts quadrupedes,
ne refpirent que fort long-temps après être
expofés à l'air libre.

Nous voyons qu'il eft rare que les enfans
qui font nés avant terme crient ; les animaux
ne crient pas non plus avant d'être nés.

Ajoutez à cela que l'enfant a une situation fort gênante dans le vagin, les efforts que fait la mere le presse fortement de toutes parts, la peau du périnée fait résistance, ainsi que les parties voisines du vagin ; il a la plûpart du temps la bouche tournée vers la cavité de l'os sacrum, conséquemment vers la parois postérieure du vagin, qui lui offre beaucoup de résistance, puisque très-souvent il s'y fait des déchiremens ; d'après tout cela, il ne paroît pas fort probable que dans cette situation le fétus puisse se débarrasser de la mucosité qui lui surcharge le poumon, & ainsi faire usage de son diaphragme, de maniere que sa tête étant poussée en bas, il puisse dans la situation la plus gênante aspirer de l'air, & l'expirer en jettant des cris ; outre cela, il y a beaucoup d'accouchemens où la tête de l'enfant est très-peu de temps arrêtée dans le vagin, & on le regarde comme né aussi-tôt que la tête est entiérement sortie de l'orifice de la matrice ; on se souvient d'avoir vu un enfant qui ayant présenté le bras, fut fort long-temps à être extrait de la matrice, comme cela arrive ordinairement, dont cependant le poumon tomba au fond de l'eau ; & Roederer, qui étoit très-expérimenté dans l'art des accouchemens, ne croit pas que l'enfant respire dans le vagin,

Cependant comme j'ai affifté à plufieurs accouchemens, & que j'ai fouvent entendu l'enfant crier auffi-tôt que la tête a été fortie de la vulve, fous les couvertures & dans les mains de la perfonne qui en faifoit l'extraction, je penfe que cela arrive communément, & que c'eft une chofe particuliere à l'efpece humaine que l'enfant crie tout de fuite, & même fortement ; il ne paroît pas qu'il faille beaucoup de temps pour qu'un enfant fain & robufte rende fon poumon capable de refpirer, & qu'il puiffe crier.

On peut auffi en croire les témoignages : on dit qu'un enfant a dilaté fa poitrine, pendant que fa tête étoit arrêtée au paffage.

Il ne me paroit donc pas déraifonnable de croire qu'un enfant dans cet état, retenu par quelque obftacle, comme la largeur de fes épaules, ayant la bouche tournée en bas, vers l'orifice de la vulve, refpire & crie.

Mais cela ne peut être que très-rarement, quand l'enfant eft fort, & qu'il eft dans une fituation favorable.

§. LVI. *Suite de la refpiration du fétus.*

On ne peut nullement efpérer que les enfans qui ne font point à terme, qui font trop foibles, qui ont le poumon trop compacte, petit & comprimé, puiffent refpirer.

La queſtion ſe réduit à ſçavoir ſi de même que ſur la fin de l'incubation le poulet reſpire & fait entendre ſon petit cri, on peut eſpérer de même que le fétus humain, ou celui du quadrupede, puiſſe ſur la fin de la geſtation reſpirer & crier.

Mais ce ſeroit abuſer de l'analogie que d'avoir égard à l'exemple du poulet dans l'œuf, car quoique l'œuf ne ſoit pas caſſé, il reſpire & crie vers le vingtieme jour, comme je l'ai remarqué pluſieurs fois, & ſon poumon même devient capable de ſurnager, mais on ne peut pas admettre pareille choſe dans le fétus humain.

Quoique l'œuf paroiſſe entier, le poulet peut avoir de l'air ; car l'air paſſe dans l'œuf par beaucoup de voies, que Bellinus a démontrées autrefois, & depuis lui M. Stæhelin ; outre cela, ſur la fin de l'incubation, les eaux de l'amnios dans l'œuf, ſont conſommées, & rien n'empêche qu'alors le poulet ne déchire ſon amnios avec ſon bec, qui eſt déja dur, ou ſes ergots qui le ſont auſſi.

Enfin il eſt certain que même dans le poulet qui a ouvert le bec, le poumon ne perd pas tout de ſuite ſa denſité, & qu'il ne flotte point, ni que le poulet ne crie pas tout auſſi-tôt même qu'il a pris l'air. La coquille d'ailleurs peut-être fendue, comme il n'eſt pas rare de le voir avant la fortie du poulet, & alors la membrane peut être auſſi rompue.

Un fétus qui eſt robuſte, peut auſſi ayant reçu de l'air, reſpirer & crier, & cependant être renfermé dans la matrice bien cloſe & au milieu des eaux.

Si vraiment on a entendu un enfant crier dans la matrice, on ne peut attribuer cela qu'à quelque événement particulier, c'eſt que les membranes ſe feront rompues, ce qui arrive aſſez ſouvent avant l'accouchement, & ce qui arrive toujours quand dans un accouchement long & difficile, les eaux ſe ſont écoulées d'abord ; & dans ces cas néanmoins l'enfant reſte quelques jours dans la matrice dans cet état ſans perdre la vie (1).

Si d'une part l'air a trouvé un paſſage libre, & que d'un autre côté la tête ſoit tournée de façon que l'enfant puiſſe en recevoir par le vagin, on peut accorder que dans ce cas l'enfant peut reſpirer & crier.

Mais on voit aiſément que tous ces cas ſont extrêmement rares (2), & que cela n'eſt

_____

(1) Cela me paroît abſolument impoſſible.

(2) Il n'eſt pas concevable qu'un enfant qui auroit une fois reſpiré, ne fût pas ſuffoqué dans le temps de l'accouchement ; ſa tête étant alors dans le vagin, & ſa face appliquée ſur l'os ſacrum, il ne pourroit plus avoir de communication avec l'air extérieur & il périroit.

pas dans l'ordre de la nature, puifque le fétus nage dans un fluide renfermé dans des membranes qui font continues ; il n'eft donc point étonnant que de grands hommes n'ayent pas voulu ajouter foi au récit de ces cris précoces.

L'air qu'on a trouvé dans le fang a pu venir du bas-ventre, & s'être développé par la putréfaction.

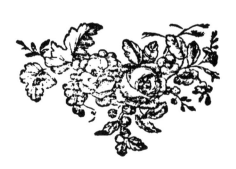

CHAPITRE III.

DE L'ACCOUCHEMENT.

§. I. L'augmentation de la matrice.

IL n'est pas possible que la matrice n'augmente pas de volume, à mesure que l'œuf humain prend de l'accroissement ; c'est elle qui lui fournit sa nourriture & qui le renferme.

Immédiatement après la conception, dès que l'œuf a contracté adhérence avec la matrice, le sang, ou une humeur séparée du sang, passe dans les plus petits vaisseaux de l'œuf qui sont absorbans ; ainsi pendant que quelques vaisseaux de la matrice peuvent facilement porter le fluide qu'ils contiennent au fétus, qui est alors encore mou & sans résistance, le sang arrive dans la matrice avec plus de vîtesse & en plus grande abondance, & ses vaisseaux en sont distendus. Mais je crois que l'œuf prend peu d'accroissement dans le premier mois ; je crois aussi que la matrice se dilate peu.

Elle ne commence à augmenter sensiblement que lors de la première suppression des regles ; alors le sang qui s'écoule ordinairement de la matrice, y eft retenu ; à la vérité il en paffe une partie au fétus pour lui fervir de nourriture, mais cette partie eft fort petite, car le fétus lui-même eft fort petit, & ne prend que peu d'accroiffement ; l'autre partie circule dans les vaiffeaux du placenta, & revient à la matrice.

Comme le fang coule très-lentement dans les veines, il eft évident qu'il en refte une partie dans celles de la matrice.

Ce fang y eft retenu, car fon épaiffeur augmente à mefure qu'elle fe dilate ; quoiqu'il ne foit pas fort aifé d'expliquer par quel méchanifme la préfence du fétus dans la matrice, ralentit le retour du fang par les veines de ce vifcere.

Cependant les fréquens avortemens qui arrivent après la premiere fuppreffion des regles, font voir qu'il y eft retenu, quoique je ne difconvienne pas que c'eft principalement au troifieme mois, quand les regles ont manqué deux fois, & que la pléthore du troifieme mois commence à avoir lieu, que les femmes ont des pertes confidérables & fuivies de l'avortement, qu'on prévient par une faignée.

Enfin les arteres de la matrice augmentent auffi de volume à mefure que la groffeffe avance ; cependant c'eft principalement dans les veines que s'amasse le sang qui est retenu, car elles sont d'une grosseur incroyable sur les derniers temps, elles sont des plexus entre la membrane intérieure de la matrice, qui est très-fine, & sa substance musculeuse.

C'est ce qui fait que la matrice, dont le tissu cellulaire, hors du temps de la grossesse, est plus ferme qu'une veine pleine de sang, se relâche & s'amollit, en se dilatant pendant la grossesse; quoique j'aye reçu trop tard les quinze planches de M. Hunter, qui représentent la matrice pendant la grossesse, & qu'il ne m'ait pas été possible d'insérer dans mon ouvrage ses découvertes, qu'il me soit permis cependant d'ajouter quelque chose de ce qu'il m'a écrit sur la matiere dont il est question ; les arteres & les veines de la matrice se dilatent, principalement dans leurs ramifications, qui sont placées. dans l'endroit où doit s'implanter le placenta. (1)

Plusieurs de ces veines passent dans le placenta, les unes sont petites, & les autres très-grosses , & il y a un grand nombre de

(1) On a vu dans la dissertation sur l'origine des eaux de l'amnios, que les vaisseaux utérins qui sont hors de l'aire qu'occupe le placenta, non-seulement ne sont pas distendus, mais qu'ils sont même entiérement exsanguins & extrêmement fins.

petites arteres & veines qui charient vraiment du fang, qui paffent de la matrice
dans la membrane extérieure de l'arriere-
faix ; c'eft pour cela que dans le temps de
l'accouchement, lorfque le placenta fe détache, il y a fur la furface interne de la matrice, une infinité de petites ouvertures de
vaiffeaux déchirés, qui verfent du fang.

Toutes les parties du placenta, dans lefquelles pénetre facilement la liqueur injectée dans la matrice, & dont les vaiffeaux
font continus avec ceux de ce vifcere ,
étoient dans le principe une efpece d'efflo-
refcence de la membrane intérieure, & cette
membrane fe détache dans l'accouchement
comme dans l'avortement, & accompagne
l'arriere-faix, de même que fi elle faifoit
partie de l'œuf. C'eft cette portion , & non
une autre, qui fe remplit de l'injection qu'on
porte dans les vaiffeaux de la matrice ; c'eft-
elle qui conftitue la membrane qui revêt la
partie convexe du placenta, qui s'infinue
par une infinité de prolongemens dans fes
finuofités, & qui fe confond avec fa partie,
que nous appellons *fétale* ; c'eft cette portion qui eft la lame extérieure du chorion ,
que nous connoiffons. M. Hunter la nomme
caduca ou *decidua* , & à Londres on la
nomme la membrane d'Hunter.

Cette membrane fe détache de la matrice à la circonférence du placenta, elle recouvre tout l'œuf, & la furface convexe du chorion, à-peu-près de la même maniere que le péricarde couvre la furface du cœur.

Dans les derniers temps de la groffeffe, les deux lames de cette membrane *caduque* s'uniffent, comme cela arrive quand le péricarde contracte adhérence avec le cœur, & ces deux lames conftituent à l'extérieur ce qu'on nomme chorion.

§. II. *Les changemens qui arrivent à l'orifice de la matrice.*

Quoique Roederer penfe que dès le quinzieme jour, le fétus fait defcendre le col de la matrice dans le vagin, & que par ce moyen fon orifice eft plus près de la vulve, je ne crois pas qu'un œuf qui n'eft pas de beaucoup plus gros que le pouce, puiffe caufer un déplacement fenfible à la matrice, je l'ai examiné, mais je ne l'ai pas remarqué.

Mais nous ne devons décider qu'avec beaucoup de circonfpection, fi la matrice remonte ou defcend ; car j'ai reconnu très-manifeftement que dans la même femme, foit groffe, foit ne l'étant pas, la matrice étoit plus élevée le matin dans le lit & après le repos de la nuit, & qu'elle étoit plus bas après les exercices de la journée, qu'elle approchoit même de la vulve; c'eft pourquoi on ne doit ajouter aucune foi à ce figne, à moins qu'il ne foit durable & conftant dans tous les états, & qu'enfin il augmente avec le temps.

Cependant il eft certain que l'orifice de la matrice defcend peu-à-peu dans le vagin, un peu plutôt ou plus tard, & qu'on peut y atteindre avec le doigt; il defcend auffi dans la fuppreffion des regles, j'en fuis convaincu; c'eft donc le fang retenu dans la matrice, qui donne lieu à ce changement.

En même-temps l'orifice de la matrice fe ramollit, & ce changement va toujours en augmentant depuis le commencement de la conception; je regarde ce ramolliffement comme un figne certain de groffeffe quand il continue à fe faire.

Quelques Auteurs ont dit que l'orifice fe fermoit immédiatement après la conception, c'eft par analogie avec les brutes qu'on l'a cru.

Cependant il n'en eft rien; dans une petite fille, il n'eft pas fermé à la vérité, & il eft ouvert en travers, mais fon ouverture n'eft qu'une petite fente, qui n'a aucune étendue en largeur, qui eft entre deux levres affez dures, qui la cachent.

Mais comme l'orifice de la matrice fe ramollit, & que cela arrive toujours dans

la

là groſſeſſe, auſſi le doigt pénetre-t-il plus facilement dans cet orifice, & il eſt plus étroit & comme bouché par une mucoſité ; mais au reſte il eſt lâche & béant ; je ne l'ai jamais vu autrement, cependant je ne nie pas qu'on n'ait pu le trouver fermé. (1)

Il ſe dilate de plus en plus avant l'accouchement, comme tout le monde le ſçait.

§. III. *L'élévation de la matrice.*

La matrice ſe dilate peu-à-peu, & vers la huitieme ſemaine, où un peu plutôt ou plus tard, elle s'éleve au-deſſus du baſſin, & emmene avec elle ſon col, qui n'a pas encore eu part à la dilatation.

La portion de ce col, qu'on touche en introduiſant le doigt dans le vagin, ſe racourcit, de maniere que cette portion qui deſcendoit dans le vagin, eſt preſque entiérement effacée ; quand le col remonte ainſi, que la portion qui eſt dans le vagin diminue, & que l'orifice de la matrice ſe ramollit, il ne reſte plus de doutes ſur la groſſeſſe.

_____

(1) Il eſt conſtant que dans une premiere groſſeſſe il eſt rare que l'orifice de la matrice ſoit ouvert ; & qu'il eſt communément béant dans une groſſeſſe qui a été précédée de pluſieurs autres ; cependant on le trouve quelquefois entr'ouvert dans une premiere, & exactement clos dans un autre, il y a à cet égard bien des variétés individuelles.

Le vagin par ce moyen s'allonge; en introduisant même le doigt tout entier dans ce canal, on ne peut toucher l'orifice de la matrice, que par l'extrêmité du doigt.

Un homme expérimenté estime que la progreffion dela matrice fe fait de cette maniere; elle s'éleve de deux à trois pouces au-deffus du pubis, au quatrieme & cinquieme mois; elle monte jufqu'à l'ombilic le feptieme; au huitieme, fon fond eft entre l'ombilic & le fcrobicule du cœur; & elle parvient à ce fcrobicule au neuvieme mois.

En même-temps le fond de la matrice fur-tout, fe dilate confidérablement, de maniere qu'il y a une très-grande diftance entre les trompes, que la matrice fait une convexité au-deffus de leur orifice, & qu'elles paroiffent être à la partie inférieure; c'eft-là qu'on remarque certains tubercules qui fe forment peu-à-peu, qui font plus ou moins apparens, & qui reffemblent à une glande conglomérée; c'eft à ces tubercules que s'attache le placenta; les trompes font prodigieufement dilatées par le fang qui vient s'y amaffer.

Quand il y a eu précédemment une defcente de matrice, à mefure que la groffeffe la fait remonter, elle difparoît.

Peu-à-peu la matrice occupe la majeure

partie du bas-ventre, & par sa dilatation elle cause différentes incommodités.

Elle comprime les vaisseaux iliaques qui sont voisins, & empêche par-là la liberté du retour du sang par les veines ; de-là les sinus de la matrice deviennent prodigieusement gros ; son épaisseur augmente ; la distension des vaisseaux cause des douleurs dans les lombes ; il se forme des varices aux pieds, elles se rompent même quelquefois ; & enfin il y a une hydropisie anasarque ; la compression du nerf crural cause des stupeurs dans les jambes ; les ligamens ronds grossissent à cause de l'obstacle que trouve aussi le sang à revenir de la matrice.

Plus la matrice augmente, & plus l'intestin rectum est pressé ; il s'y amasse des vents qui causent des douleurs ; la femme est constipée, & tourmentée d'hémorroïdes.

Sur la fin, la matrice monte jusqu'à l'estomac, & le comprime ; cette compression donne lieu à des vomissemens fort incommodes, qui très-souvent ne cessent que par l'accouchement.

Je rapporte plutôt à la suppression des regles, ces goûts ridicules des femmes, & les envies qu'elles ont de manger des choses absurdes ; on voit pareils symptômes produits par cette cause, hors du temps de la grosfesse ; cette bifarrerie est incroyable ; elles veulent manger du poivre, du cuir, du linge, de la chaux, même leurs excrémens, &c. pour rendre raison de cela, je m'imagine que les sucs de l'estomac étant dépravés, & les femmes ne trouvant plus de goût aux alimens ordinaires, elles esperent avoir plus de plaisir à prendre ces choses ridicules, qu'elles n'en attendent des alimens ordinaires ; c'est comme les malades qui veulent changer de position, parce que celle qu'ils tiennent est incommode, & ils se flattent qu'une autre sera meilleure.

La compression du diaphragme gêne la respiration, & il refoule les poumons dans la poitrine.

Souvent le sang des femmes est couvert d'une couenne dure, mais la cause de ce phénomene est obscure.

§. IV. *Augmentation du col de la matrice.*

Nous avons dit plus haut que ce col n'éprouvoit de changemens que tard ; cependant un homme très-expert dans cette partie dit qu'il commence à s'étendre dès le troisieme mois, & qu'alors la quatrieme partie de ce col est étendue en même proportion que le fond de la matrice.

Il y en a la moitié d'étendue au cinquieme

mois ; au fixieme fon canal fait partie de la
cavité de la matrice ; le neuvieme mois tout
le col eft confondu avec la matrice, de maniere que l'orifice intérieur de ce canal ne
fait plus avec l'extérieur, qui répond au
vagin, qu'un feul & même orifice, & le
col a perdu toute fa longueur.

Ainfi toute l'épaiffeur du col étant em-
ployée à ne former de la matrice qu'un feul
corps ovale, ce col n'eft plus alors que deux
levres & un cercle fort mince, qui termine
l'orifice.

Cependant il n'eft pas bien certain que
l'ordre de ces changemens foit tel que nous
venons de le dire ; car dans la femme groffe
de fept mois, dont parle Weitbrecht, le col
étoit entiérement comme hors du temps de
la groffeffe, & n'avoit qu'une très-petite
ouverture dans l'intérieur ; dans une planche de Roederer, qui repréfente la matrice
fur la fin de la groffeffe, on voit encore le
col très-diftinct.

Dans une femme qui fut punie de mort,
parce que le Juge ne voulut pas la croire
groffe, quoique la matrice remplit la moitié du bas-ventre, j'ai trouvé l'orifice ouvert à y mettre le doigt, & le col étoit refté ;
je l'ai fait graver, elle pouvoit être groffe
de fix mois.

D d iij

Dans une fille qui étoit goſſe, & qui étoit morte à force d'avoir fait uſage de remedes draſtiques, j'ai trouvé les éminences valvuleuſes du col très-bien exprimées ; elle pouvoit être groſſe de cinq à ſix mois.

§. V. *La culbute de l'enfant.*

Le fétus humain comme celui des brutes eſt droit dans le commencement, & il a l'épine & la tête en ligne droite ; je l'ai vu de même dans les volatiles & dans les fétus des quadrupedes, que j'ai vus tout nouveaux.

Mais il ſe courbe bientôt, de maniere que le cou va en arriere, la tête en devant, vers la poitrine, & la queue qui eſt l'extrêmité inférieure de l'épine du dos, ſe recourbe peu-à-peu vers la tête.

Dans le volatile il ſe recourbe de plus en plus, juſqu'à ce que les pieds approchent de la tête, l'embraſſent enſuite, & que la tête ſoit cachée ſous les aîles.

Tant qu'il y a beaucoup d'eaux dans l'œuf, le fétus ſe remue librement dans ce fluide, il tourne ſur les vaiſſeaux ombilicaux comme ſur un gond ; il penche ſa tête en devant, & porte ſes pieds en arriere, & il ſe remet ; il eſt même en mouvement quand il a ſa tête entre ſes pieds ; le peu de capacité de l'œuf fait que ces mouvemens ſont moins forts, il en occupe plus de la moitié, car il a deux fois plus de longueur que tout l'œuf.

C'eſt la même choſe dans tous les autres animaux, car les petits ſerpens ſe roulent dans leur œuf, les agneaux, les petits rats, les cochons de Guinée, & ſans doute les autres animaux ſe meuvent auſſi.

C'eſt auſſi la même choſe dans l'eſpece humaine ; tant qu'il y a beaucoup d'eau dans l'amnios, l'embryon qui alors reſſemble à un petit ver informe, eſt tout droit dans la matrice.

Plus l'embryon avance, plus il ſe courbe, à-peu-près ſemblable en cela au poulet, & il approche ſa tête de ſes pieds & ſes pieds de ſa tête.

Les anciens, & de même les modernes, on dit que le fétus eſt aſſis dans la matrice, qu'il y eſt pelotonné, qu'il a la tête entre les pieds, les talons rapprochés des feſſes ; & ils attribuent cette poſture à la ſupériorité de forces des muſcles fléchiſſeurs.

On le trouve dans une autre poſture, quand on fait l'ouverture d'une femme qui eſt morte ſur le point d'accoucher.

J'ai trouvé un fétus qui avoit le cou, l'occiput & la tête appuyés contre les os du baſſin, & qui y étoit tellement engagé, que ſa tête s'étoit allongée en forme de cône, & que j'eus quelque difficulté à le retirer ; il avoit les feſſes à l'ombilic du côté droit, ſes pieds étoient en haut, & le cordon s'étoit entortillé autour de l'un des deux.

Souvent auſſi la tête deſcend effectivement dans le baſſin, mais de maniere qu'une oreille eſt en devant & l'autre en arriere, & que le menton eſt appuyé ſur l'épaule ; on a terminé heureuſement des accouchemens, où la tête de l'enfant, quoique droite, n'avançoit que peu à cauſe de l'étroiteſſe du baſſin, en le tournant de côté.

Je ne parle point des ſituations contre-nature ; il n'eſt pas fort rare de voir l'enfant la face en deſſus.

Tout cela réuni, & joint au peu d'obſervations éparſes, que nous avons à ce ſujet, a porté à conclure que vers le ſeptieme ou le huitieme mois de la groſſeſſe, l'enfant ſe précipite dans le baſſin, & qu'il préſente ſa tête à l'orifice de la matrice.

Quelques modernes en France, & ſurtout M. Onymos, ont ſoutenu contre cette opinion, que l'enfant avoit pendant toute la groſſeſſe, la tête dans le baſſin, & que c'eſt toujours ſa tête que l'on touche quand on porte le doigt dans le vagin ; ce qui prouve manifeſtement que ce n'eſt pas quand la grosseffe eft avancée que le fétus tombe dans le baffin ; beaucoup de modernes font de ce fentiment.

On a vu le fétus nageant dans les eaux, & cependant la tête en bas, au troifieme, au quatrieme, au cinquieme, au fixieme, au feptieme, au huitieme mois, & enfin au moment d'accoucher.

On a vu auffi un fétus dans le fixieme mois, avoir la tête prefque en bas, & le dos placé horifontalement.

Il y a beaucoup d'Auteurs qui difent qu'il n'y a rien de certain dans la fituation de l'enfant.

Pour moi, je fuis fûr d'avoir vu dans un œuf humain, que le fétus étoit mobile de tous côtés, dans le temps où il y avoit beaucoup d'eaux.

Enfuite vers le cinquieme mois, quand il fait fentir fes mouvemens, & même qu'il donne à fa mere des fecouffes qui l'incommodent, j'ai fouvent remarqué en mettant la main fur le ventre, que tantôt je touchois quelque chofe d'étendu & rond, qui reffembloit à la tête ; & tantôt un petit membre, que je diftinguois facilement de la tête, qui étoit la main ou le pied.

Souvent même dans le dernier mois, j'ai diftingué la tête à travers les tégumens du bas-ventre; & même au quatrieme mois, j'ai trouvé dans une femme dont j'ai fait l'ouverture, que le fétus étoit flottant, de maniere que je ne pouvois décider de quelle façon les membres étoient arrangés.

Il y a des Auteurs qui difent qu'il eft en travers, d'autres qu'il eft droit, & d'autres dans différentes autres fituations.

M. Levret, qui affurément a une très-grande expérience en cette partie, dit qu'il feroit dangereux de révoquer en doute la culbute de l'enfant.

Il eft vraifemblable qu'à mefure que la tête augmente de volume, elle tombe, & que ce qui étoit en devant fe trouve en bas.

J'accorde volontiers que le temps auquel la tête de l'enfant occupe la partie inférieure du baffin eft incertain, qu'on peut la toucher dès le feptieme mois, & qu'enfuite fept, cinq, quatre ou trois femaines avant l'accouchement, & quelquefois peu d'heures avant, elle occupe le col de la matrice.

Je penfe que la tête eft immobile, je l'ai même remarqué; & c'eft l'obfervation que j'en ai faite peu de jours avant l'accouchement, qui me le fait croire; cependant dans le travail, & même au moment d'accoucher, on la déplace très-facilement.

C'eft cette chûte de la tête dans le baffin,

fur la fin de la groffeffe, qui fait que le ventre de la femme tombe ; on peut même en
fentir la différence avec les mains.

§. VI. *Les incommodités de la groffeffe.*

C'eft à la même caufe que j'impute les ré-
tentions d'urine, qui furviennent affez fouvent fur la fin de la groffeffe, au point qu'il
s'en amaffe dans la veffie quelquefois plufieurs livres,& même jufqu'à huit pintes,que
même il y a eu des ruptures de veffie, que
l'urine s'eft épanchée dans le tiffu cellulaire
des parties circonvoifines, & que quelquefois la mort s'en eft enfuivie.

Car la tête du fétus occupant un paffage
étroit, comprime la veffie fur l'os pubis,
fortement en haut & moins en bas, parce
que le fétus a là moins de mouvement, &
que la tête eft plus en pointe ; par ce moyen
toute la veffie eft comprimée, de maniere
qu'une très-petite quantité d'urine, qui cependant ne trouve pas place à fe loger,
donne de grandes envies d'uriner; la veffie
étant preffée par derriere, fait un angle
très-aigu avec l'uretre, elle fe gonfle par fa
partie inférieure, où il y a moins de preffion; c'eft pourquoi elle a peine à s'élever,
& l'urine ne peut s'évacuer. Il n'y a pas de
doute que comme la matrice empêche la

fortie de l'urine, de même à fon tour la veffie étant très-pleine, comprime l'orifice de
la matrice & le vagin, & met obftacle à
l'accouchement.

La tête de l'enfant comprimant auffi l'inteftin reftum, occafionne de la douleur à la
mere, & fouvent caufe le ténefme ; elle fait
preffion auffi par fon poids fur le col de la
matrice, qui eft dur & fortement contracté,
& le comprime contre les os du baffin, qui
font durs, & qui lui offrent beaucoup de
réfiftance ; les efforts de la refpiration y contribuent auffi. Cette compreffion du col
me paroît la caufe la plus grave, car il eft
bien plus fenfible que le refte de la matrice ;
puifque même dans l'acte vénérien, les frottemens de l'extrémité de la verge contre
l'orifice, y caufent quelque volupté ; cet orifice étant donc fi fenfible, & dans les derniers temps de la groffeffe, ayant perdu fa
confiftance comme cartilagineufe, & la tête
de l'enfant le rempliffant exactement, y fait
naître de vives douleurs.

La femme éprouve encore une autre
grande incommodité, qui eft caufée par le
fang retenu dans les vaiffeaux de la matrice ;
elle eft très-fenfible, & quoique le gonflement de fes veines & de toute fa fubftance
ne caufe pas une vraie douleur, il n'eft pas

poſſible qu'il ne donne lieu à des incommodités que les femmes reſſentent, mais dont
elles ne ſe plaignent pas, parce qu'elles penſent qu'il eſt naturel de ſouffrir pendant la
groſſeſſe ; nous avons dit que des veines qui
n'étoient que capillaires deviennent groſſes
comme le doigt, & la matrice ſe gonfle
outre nature, & eſt gorgée de ſang ; on a
vu une petite inciſion à une matrice qui
avoit éprouvé un renverſement donner lieu
à une hémorrhagie mortelle.

Ceux qui ont voulu meſurer exactement
l'augmentation de la matrice, ont trouvé
que de 4 pouces $\frac{1}{2}$ cubes, elle parvenoit à
51 pouces cubes, & qu'à la fin de la groſſeſſe elle étoit plus de onze fois plus groſſe
que dans ſa vacuité ; ce qui eſt aiſé à croire,
puiſque avec une ſi grande ſurface elle ne
perd point de ſon épaiſſeur.

On eſtime la cavité de la matrice $\frac{11}{14}$ de
pouce cube, & on croit qu'elle peut contenir 333 grains d'eau ; M. Levret dit que
le contenu peut en être évalué à 408 pouces
cubes, d'eau, ce qui fait dix-ſept livres, tant
pour l'enfant que pour ſes dépendances ;
cette augmentation eſt comme d'un à 544,
& ce calcul ne me paroît pas juſte, car
dans une vierge, la matrice n'a preſque point
de cavité.

Assurément la matrice s'étend, puisqu'elle renferme quelquefois un fétus de dix livres, avec dix livres d'eau, & un placenta de trois livres ; quelquefois six livres d'eau avec un fétus de 12 livres, & quelquefois enfin cinq pintes d'eau, & quelquefois trente.

On doit croire que la matrice ne peut s'étendre sans douleur, que jusqu'à un certain point, & que si l'accroissement du fétus la fait s'étendre au-delà de ce terme, cette extension outrée est douloureuse ; c'est ce qui fait que les jumeaux naissent avant terme, & que les enfans morts restent plus long-temps dans la matrice, parce qu'ils ne prennent point de croissance, & n'ont point de mouvement ; c'est pourquoi aussi les squirres & les polypes utérins occasionnent l'avortement, parce qu'ils ne permettent pas à la matrice de se distendre assez.

Cette distension se fait à la vérité lentement, mais cependant ce n'est pas sans quelque divulsion de nerfs.

Pour être convaincu de l'effet que peut produire cette distension, il suffit de faire attention à ce que produit une supression de regles d'un ou deux mois ; souvent le seul effort que fait la matiere des regles, pour s'écouler, occasionne des douleurs de colique presque insupportables, & il y a bien des femmes qui reſſentent périodiquement ces douleurs ; d'après cela, on ne doit pas douter qu'une pléthore de neuf mois ne donne lieu à de pareilles incommodités, mais plus graves ; on peut objeĉter que le fétus peſe juſqu'à douze livres, & que les regles retenues pendant neuf mois ne peſent pas autant ; mais le ſang ne fait qu'une petite partie du fétus, & il y a dans ce poids de douze livres beaucoup de fluide, qui ne peut pas être mis en parallele avec la quantité du ſang retenu. Le gonflement même des vaiſſeaux ſpermatiques & hypogaſtriques, qui eſt très-grand dans les derniers temps de la groſſeſſe, produit les mêmes effets, & encore plus ſenſibles que ceux que produiſent les regles retenues.

Ainſi comme c'eſt preſque toujours à l'époque des regles que ſe font les avortemens, de même l'accouchement ſe fait au temps où devroit ſe faire la neuvieme purgation menſtruelle ; c'eſt pourquoi le pléthore accélere l'accouchement, de même qu'une fievre aiguë ; & qu'au contraire la foibleſſe des parties & le chagrin le retardent.

Une femme qui n'accouchoit qu'au douzieme, treizieme ou quatorzieme mois, avoit ſes regles pendant ſa groſſeſſe ; une ſalivation a prolongé la groſſeſſe juſqu'à douze mois ; cependant pour ne pas pouffer cela trop loin , il faut fe reffouvenir que les brutes qui n'ont point de regles mettent bas leurs petits.

Il eft croyable auffi que la diftenfion que la matrice, qui eft fenfible & contractile, éprouve de la part d'une maffe qui eft d'une certaine dureté , & qui eft offeufe en partie ; que fes contractions fur le fétus qui lui offre de la réfiftance ; & enfin que la preffion qu'exercent fur elle les mufcles du bas-ventre, font naître les douleurs que les femmes reffentent , & qui les incommodent dans le dernier mois de leur groffeffe , qui ceffent & reviennent avec plus de violence, & qui fouvent, comme je l'ai remarqué, leur font croire qu'elles vont accoucher , quelquefois quinze jours avant qu'elles accouchent.

Que ces incommodités font d'autant plus grandes, qu'en même - temps les eaux de l'amnios font en proportion en bien moindre quantité , & que par conféquent elles mettent la matrice bien moins à l'abri de cette preffion.

On impute auffi ces incommodités aux eaux & au placenta, qui commencent à fe corrompre , & à la force du fang utérin, qui étant repouffé par le placenta, qui n'a

plus

plus de vie, dilate les vaisseaux de la matrice ; mais on ne peut pas croire que cette corruption ait lieu.

Il est vraisemblable qu'à mesure que la grosseffe avance, la matrice s'amollit & devient de plus en plus vasculeufe, puifqu'on apperçoit des vaisseaux fort apparens dans la membrane interne ; qu'au contraire le placenta & le fétus prennent plus de folidité ; que par l'augmentation de leur pefanteur, ils caufent des diftractions à la membrane délicate dont j'ai parlé ; il est croyable auffi qu'il furvient une efpece d'inflammation à la matrice, quand le fétus eft parvenu à fon accroiffement parfait, & qualors les forces de fon cœur ne peuvent pas facilement le faire étendre davantage: qu'ainfi le paffage du fang de la matrice au placenta, est devenu plus difficile qu'il ne l'étoit, dans le temps que le fétus étant plus tendre, la dérivation s'en faifoit aifément vers lui ; & qu'ainfi il s'amaffe dans les membranes intérieures de la matrice, comme il le fait ailleurs, quand il rencontre quelque obftacle à fon cours ; que même le fétus étant en bas, & fufpendu au placenta, fa pofition en produit le décolement ; que la membrane de la matrice en eft agacée, que les nerfs en font irrités, & entrent comme en convulfion.

Un furcroit de preuves contre ce fentiment, c'eft que très-fouvent il refte dans la
matrice après l'accouchement des lambeaux
du chorion ; que le placenta refte après la
fortie de l'enfant, & que certains animaux
qui n'ont point de placenta , n'en mettent
pas moins bas leur portée.

§. VII. *Caufes de l'accouchement.*

Nous avons parlé des différentes incommodités qui provoquent l'accouchement;
je crois que ce font ces incommodités, qui
en augmentant d'intenfité , au point de paroître infupportables à la mere, font la caufe
de l'accouchement ; car cette action eft volontaire comme celle de rendre fes excrémens, quoi qu'une douleur qu'on ne peut
pas fupporter force la volonté ; c'eft pour
cette raifon que les fage - femmes s'expo-
fent à des accidens, quand par impatience,
ou par l'inquiétude des affiftans, elles mettent les femmes en travail avant le temps;
auffi les filles, que des amours clandeftines
ont rendu meres, retardent-elles très-fouvent leur accouchement, & ne s'y prêtent-
elles que quand il n'y a plus moyen de différer ; j'en connois qui reffentant déja de
fortes douleurs, ont été à pied chez une
fage-femme, & qui font revenues environ

une heure après. Il y a peu de différence entre les douleurs qui font la caufe prochaine de l'accouchement & le ténefme ; car les femmes qui n'ont pas encore fait d'enfans s'y méprennent, & confondent l'un avec l'autre. Je crois que l'effort de la tête de l'enfant fur le col de la matrice,& fur les parties fenfibles contenues dans le baffin, font la vraie caufe des efforts que fait la mere pour accoucher (1) ; les autres incommodités dont j'ai parlé difpofent peu-à-peu la matrice, la veffie & l'inteftin rectum à ne pouvoir plus fupporter ces douleurs ; ainfi plus une femme fera fenfible , plus fon accouchement fera précoce ; effectivement les femmes fort fenfibles ne vont prefque jamais jufqu'au neuvieme mois ; ainfi la moindre caufe irritante avance l'accouchement ; l'accouchement fe fait prefque toujours avant le neuvieme mois quand il y a deux enfans, & à plus forte raifon quand il y en a trois ; au contraire un grand repos de corps & d'efprit retarde l'accouchement,de même qu'une paffion violente qui émouffe toute autre action.

(1) Mais il y a des douleurs auffi fortes quand l'enfant préfente la main , les pieds, le genou , le coude , &c. & ces douleurs font auffi faire des efforts , puifque les Accoucheurs engagent les femmes a ne point en faire dans ces cas.

Par analogie on a attribué au fétus la cause de l'accouchement ; il est vrai que le poulet rompt ses membranes & casse la coquille de son œuf, car j'ai vu la fente de la coquille vis-à-vis le bec de l'animal.

Les insectes & les serpens sortent de leur œuf, par leur propre force.

Mais on ne peut pas raisonnablement en dire de même des animaux qui ont pris leur accroissement dans une matrice musculeu-se, ni par conséquent de l'homme.

Quelques anciens & des modernes ont dit que l'enfant cherchoit à sortir, parce que dès qu'il est privé des eaux de l'amnios, il n'a pas assez de nourriture, & qu'il est affamé ; d'autres ont dit qu'il vouloit sortir, parce qu'il avoit besoin de respirer ; d'autres parce que son méconium lui irritoit les intestins ; d'autres parce que ses eaux étoient acrimonieuses ; d'autres enfin parce qu'il ne pouvoit plus rester dans la même situation.

On cite encore pour preuve, les exemples d'enfans qui sont sortis vivans de la matrice après la mort de leur mere.

Mais quand j'ai fait attention à ce que dans la plupart des accouchemens, même les plus heureux, l'enfant reste sans le moin-dre mouvement, la tête engagée dans le

baſſin, ſouvent même aſſez long-temps, &
qu'un enfant mort ſort preſque avec autant
de facilité qu'un enfant vivant ; outre cela,
quand j'ai réfléchi ſur l'extrême compreſſion que la mere exerce ſur elle-même, &
dont elle augmente la force par une longue
& forte inſpiration, j'ai facilement compris que c'eſt à la mere ſeule qu'on doit attribuer la cauſe de l'accouchement, comme
le diſent les meilleurs Auteurs des traités
d'accouchemens ; mais je n'ai pas oublié
que quelquefois l'enfant cauſe des douleurs
à la mere, ou parce qu'il eſt trop gros ou
trop ſolide, ou par ſes mouvemens.

Il eſt certainement difficile d'expliquer
comment il ſe peut faire qu'une femme accouche ſans le ſavoir, étant en délire, en-
dormie, immobile, en apoplexie, en épi-
lepſie, en convulſions, enfin d'une foibleſſe
extrême & même à l'agonie.

De plus, il y a des femmes qui ſont accouchées après leur mort, le lendemain, le
ſurlendemain, ou 4 jours après, quelques-
unes même d'enfant vivant ; quelques-uns
de ces enfans, ſi l'hiſtoire en eſt vraie, ſont
ſortis par leurs propres forces.

Ce qui diminue cependant la force de
cette objection, c'eſt que de ces enfans
nés après la mort de leur mere, la plupart

étoient morts, ou ont été extraits : ces exemples ne prouvent donc pas que le fétus emploïe ses forces à se faire passage.

On peut attribuer la sortie de quelques-uns de ces enfans, ou à la force contractile dont jouit la matrice même après la mort, & que j'ai souvent reconnue en enlevant la matrice ; ou à l'action de l'air occasionné par la putréfaction ; car l'air a pu faire compression sur la matrice qui étoit relâchée par la mort du sujet, & en faire sortir le fétus, par le même méchanisme que le fait la pression de la matrice, ou qu'une liqueur injectée dans les vaisseaux d'un animal, fait évacuer les matieres contenues dans le bas-ventre.

J'ai souvent vu sortir du sang par la bouche d'une femme morte en couche.

§. VIII. *Le temps de l'accouchement.*

1°. *L'accouchement prématuré.*

On voit aisément que ce temps ne peut pas être strictement fixe ; l'accouchement peut être avancé, parce que le fétus aura trop de volume, ce qui dépend souvent de la taille du pere ; on en a l'exemple dans les chiens ; parce qu'il aura pris trop d'accroissement ; parce que ses os seront trop tôt per-

fectionnés ; parce qu'il fera trop tôt def-
cendu dans le baffin, & qu'il comprimera
davantage l'orifice de la matrice ; parce que
la mere fera trop fenfible, que les fibres
utérines feront plus contractiles, plus faci-
les à fe mettre en jeu ; parce qu'il y aura une
trop grande pléthore à la matrice ; parce
que la matrice & les vifceres du bas-ventre
auront été fortement irritées ; mille caufes
peuvent accélérer l'accouchement, & les
caufes contraires peuvent le retarder.

La chaleur de l'œuf augmentée accélere
l'accroiffement du poulet ; fi elle eft diminuée, elle le retarde ; dans l'Inde le ver à
foie éclot le vingt-huitieme jour, ce n'eft
que le quarantieme en Angleterre ; dans
l'hyver les poulets fortent plus tard de leur
coquille ; dans les Ifles Antilles, ils en fortent plutôt que dans nos climats.

Ainfi quoique la loi commune dans notre
efpece foit que la femme accouche à neuf
mois, c'eft-à-dire, après la trente-neuvieme
femaine, & que ce foit-là le terme ordinaire
de la nature humaine, cependant je ne crois
pas que ce terme foit affez certain pour que
ce ne foit pas un peu plutôt ou un peu plus
tard ; puifque beaucoup de caufes irritan-
tes, comme une trop grande pléthore, une
frayeur ou d'autres événemens peuvent auffi

accélérer l'accouchement , & qu'au contraire la frayeur, le chagrin, la langueur,
le défaut de nourriture & une maladie violente peuvent le retarder. Ariſton, Roi de
Sparte, fut trop rigoureux de déſavouer ſon
fils Demarat, parce qu'il n'y avoit pas dix
mois qu'il étoit marié, quand ce fils vint au
monde.

En général il eſt aſſez raiſonnable de croire
que les enfans vivent moins, quand ils ne
naiſſent pas à terme.

C'eſt pourquoi on croit qu'en Egypte,
en Grece, & encore plus dans l'Europe ſep-
tentrionale , les enfans qui viennent à huit
mois, comme ceux qui approchent de neuf,
ſont abſolument-viables, quand même ils
ſeroient jumeaux de trois, & plus viables
que ceux qui naiſſent à ſept mois, parce
qu'ils approchent plus du terme naturel.

On peut mettre au nombre des erreurs
de l'Auteur du livre d'Hyppocrate, que les
enfans qui naiſſent à huit ne ſont pas viables, & la cauſe qu'il en donne eſt étrangere
à la nature du fétus; car plus il eſt près de ſon
terme, moins il dort, & plus il remue fréquemment ; à moins que peut-être ayant
déja la tête en bas, dans le dernier mois, il
ceſſe ſes mouvemens.

Mais il paroît que cette erreur vient des
Mathématiciens Chaldéens.

Pythagore admit le nombre de 210 jours comme le moindre ; d'autres comptent 214 & 216 jours.

Cependant comme il y a un grand intervalle entre le septieme mois & le neuvieme, en recherchant les signes qui font connoître que l'enfant n'est pas à terme, j'ai remarqué que la fontanelle est plus grande, que sa bouche est plus large & plus fendue, qu'il a peu de cheveux, & qu'ils font moins colorés, que ses ongles font mous, & même qu'il n'en a point ; qu'il est plus petit qu'on ne doit l'attendre, vu la taille du pere & de la mere; que ses membres font plus souples, qu'il est plus assoupi, qu'il est foible, qu'il ne vit pas long-temps, & enfin qu'il ne voit pas ; car au septieme mois la membrane de Wachendorff existe presque en entier, au lieu que la plupart du temps elle n'existe plus au neuvieme.

Moins l'enfant approchera du terme de sept mois, plus j'aurai de peine à croire qu'il puisse être parfait & viable, & qu'il vive quelque temps.

Le fétus ne peut vivre avant le septieme mois.

Il y a quelques Académies & quelques Médecins qui ont prétendu que l'enfant étoit viable à 190 jours, à 185, à 184, à

183, à 182 ½, & à 182. Polybe & Ulpian ont donné 182 jours pour le premier terme de l'accouchement, quelques-uns même en ont retranché un jour, & le fixent à 181.

Tout cela me paroît fort fufpect ; on ne doit pas à la vérité toujours prononcer en juftice fur un point qui eft un peu douteux ; mais il eft permis de le faire dans un ouvrage tel que celui-ci, dont l'Auteur n'a rien à appréhender, & qu'aucun intérêt n'engage à adopter un mauvais fentiment.

J'avoue cependant qu'il y a eu des parts de fix mois, par fuperfétation. (1)

On a beaucoup écrit fur des accouchemens à 178, 177, 173, 171, & 170 jours ; fur des trijumeaux nés à 168 jours, & fur un fétus de 160 jours.

Les anciens nioient que les enfans fuffent viables au fixieme mois, quoiqu'il y ait plufieurs hiftoires d'enfans nés à 180 jours & à 160 ; mais je ne croirai jamais que ces fétus n'ayent été fort imparfaits, ni qu'ils ayent pu vivre long-temps.

Je le croirois encore plus difficilement avant le fixieme mois, & je n'ai jamais été de l'avis des Avocats qui vouloient faire paf-

_____

(1) S'il y a eu des accouchemens à fix mois, par fuperfétation ou autrement, il eft certain que les enfans n'ont pas pu vivre, ainfi cela ne prouve rien.

fer pour légitime, un enfant né environ à 165
jours.

Pareillement les anciens n'ont point admis les parts de cinq mois, quoique quelques modernes les ayent admis ; à ce terme
le fétus eft fi petit, fi different d'un fétus à
terme, il a le trou ovale fi grand, & le poumon fi étroit, que je ne puis croire qu'il foit
capable de refpirer ; on pourroit alléguer
pour raifon la grande chaleur du climat.

A Leipfick on n'a point rejetté un enfant
de 133 jours, qui a vécu trois jours ; d'autres ont regardé ce part comme un avortement ; un autre enfant qu'ils ont donné pour
être de 140 jours, étoit trop formé, & conféquemment étoit plus âgé.

Un Médecin a eu raifon de ne point admettre un part de quatre mois, l'enfant fê-
toit comme un enfant en bonne fanté ; Cardan en cite un de cette efpece, mais il n'eft
pas Auteur bien exact.

§. IX. *Il ne faut pas non plus trop pro-
longer le terme de l'accouchement.*

C'eft l'époque du jour des nôces qui très-
fouvent fait des accouchemens prématurés,
parce que les parens veulent affurer un état
à un enfant qui eft né trop-tôt ; de même
c'eft le jour de la mort du mari qui fait que

les veuves qui ont imité la matrone d'É-
phefe, difent que leur groffeffe a été prolongée, afin que l'enfant qui eft né trop-
tard, jouiffe de l'état de celui qu'elles en difent le pere.

Je conviens que la groffeffe peut être
prolongée de quelques jours, & même de
quelques femaines; mais dans ce cas, il faut
que de la part de la mere, on puiffe l'impu-
ter manifeftement au chagrin & à la langueur, ou qu'il y ait du côté de l'enfant
des fignes qui manifeftent qu'il eft trop
formé, qu'il ait la fontanelle fort étroite,
la bouche moins grande, les cheveux plus
longs & plus foncés en couleur, les ongles
plus formés, des dents forties, qu'il foit de
plus grande taille, qu'il ait la voix plus forte,
la vue plus parfaite, & les os plus durs.

Les Romains accordoient à la mere le
dixieme mois tout entier, mais pas au-delà.

On peut rapporter à cela un Arrêt du
Parlement de Paris, qui a déclaré légitime
une fille née à 304 jours; & dans bien des
cas les Médecins ont été de cet avis.

Les décifions du Barreau font contradictoires fur ce point; car il y a eu des Juges
qui ont déclaré illégitime un enfant de 309
jours, & d'autres un de 312, tandis que
d'autres ont déclaré légitime un part de 311,

& même d'autres beaucoup plus tardifs.
Aristote a autrefois admis le part de onze
mois, & Hadrianus l'a admis aussi, ainsi
que Varron qui est encore plus ancien ; il y
a des modernes qui ont été favorables à cette
opinion, & même Pierre d'Apone, si connu
par le nom de Conciliateur, dit qu'il est né
à onze mois ; il y a eu aussi quelques Bar-
reaux qui ont admis ces sortes de parts ; on
a dit qu'une maladie lente avoit prolongé
une grossesse jusqu'à onze mois.

Cependant Ulpian, Justinien, & les Dé-
cemvirs ne sont point de cet avis, & autrefois les Lacédémoniens ne les admettoient
point ; à Leipsick on a déclaré illégitime
un part de 325 jours ; Amman, Perménion,
Held, Manningham, & tous ceux qui ont
été sinceres, les ont rejettés ; depuis peu il y
a eu à Paris un grand procès sur un part de
320 jours au moins ; M. Louis a soutenu
qu'il étoit illégitime, d'autres ont prétendu
le contraire.

On a été encore plus loin : il y a des Auteurs qui regardent comme légitimes des
enfans nés à douze mois, ce sont même des
Jurisconsultes & des Médecins.

Plevier dit que cela est arrivé à une femme
qui avoit été affoiblie par la salivation ; mais

Caranza qui parle plus franchement, le nie, ainſi qu'Hafeneſt.

Papirius, au rapport de Pline, admet un part de treize mois.

Cardan dit que ſon pere eſt né à treize mois, & Heiſter ſoutient que cela peut être.

C'eſt contre mon gré que je parle de parts de 14, de 16, de 17, de 18, de 19, de 20, de 22, de 23, de 24 mois, & plus, qu'on a voulu faire paſſer pour légitimes, dans leſquels on dit que les enfans ont vécu, & n'étoient pas plus gros qu'un enfant né au terme naturel; il en eſt de ceux-là comme de ceux de ſix & de cinq mois.

J'avoue qu'il ſeroit fort difficile de me le prouver.

La loi de la nature eſt conſtante dans toutes ſes productions; chaque animal a ſon terme de geſtation, ce terme eſt fixe, ou du moins ne peut varier que de bien peu; la jument met bas le onzieme mois, ou au commencement du douzieme; il en eſt de même de l'âneſſe; la vache après le neuvieme mois, ou le dixieme; la biche porte neuf mois; de même que la renne; la biche d'Amérique ſix mois; la chevre ſauvage cinq ou un peu plus; la brebis porte autant de temps; la lapine & la femelle du

lievre trente-un jours ; la truie cinq mois ;
l'ourfe feize femaines ; la louve cent jours ;
la chienne foixante ; la chatte cinquante.
cinq ; la femelle du dauphin dix mois ; le
chien de mer neuf & dix mois.

C'eft la même chofe dans les volatiles ;
les cygnes couvent leurs œufs deux mois ;
les oyes trente jours ; la pintade vingt-huit,
le canard ving-fept ; la poule vingt-un, &
les ferins treize jours.

Tous les volatiles ne font donc pas formés en vingt-un jours.

Tout ceci fait voir que chaque animal
a fon temps de geftation fixe, & qu'en
général les animaux herbivores portent
plus long-temps, puifque la brebis, qui eft
de beaucoup plus petite que l'ourfe, porte
plus long-temps qu'elle ; en général les
grands animaux portent plus & les petits
moins long-temps.

Il ne faut pas croire que la femme feule
fera hors de la regle générale, puifqu'il y
en a qui annoncent d'avance le jour de leur
accouchement ; ni que de légeres caufes
puiffent avancer ou retarder l'accouchement, puifque même les mauvaifes meres,
qui s'efforcent de fe faire avorter par l'ufage
de médicamens très-forts, n'en accouchent
pas moins au terme ordinaire ; je me fou-

viens d'avoir traité une fille qui avoit pris de la fabine pendant long-temps, & à grande dofe, & qui néanmoins n'a pas retardé fon accouchement d'un feul jour, quoique l'ufage de ce mauvais remede lui eût donné une toux & un crachement de fang.

J'attribue donc une grande partie de ces retards ou avancemens de l'accouchement, à la néceffité où font les femmes de déguifer le vrai terme de leur groffeffe ; d'autres même mariées, qui ne font pas dans le cas de diffimuler, peuvent s'être trompées ; elles auront pris pour l'époque de leur groffeffe la premiere fuppreffion de leurs regles, & elles fe trompent de plufieurs mois, foit que leurs regles ayent coulé dans les premiers temps de leur groffeffe, ou qu'elles ayent été fupprimées avant qu'elles foient devenues groffes. C'eft pour cette raifon que les Accoucheurs les plus expérimentés ont regardé comme impoffible de déterminer le temps de la conception.

Ainfi nous regardons comme des événemens des plus rares, & comme l'effet de caufes très-puiffantes, les accouchemens retardés ou avancés de beaucoup, cités par les Auteurs dignes de foi.

§. X.

§. X. *Phénomenes de l'accouchement.*

C'eſt l'intenſité des cauſes qui ont pré-
cédé, qui eſt la vraie cauſe de l'accouchement. (1)

L'orifice de la matrice s'amollit de jour
en jour, il s'entrouvre & eſt béant avant
l'accouchement, ſouvent même pluſieurs
jours auparavant ; on l'a trouvé béant dans
quelques femmes dès le ſixieme mois, au
ſeptieme, au huitieme, au commencement
du neuvieme, les deux derniers mois, 21
jours, 15 jours, 14 jours avant l'accouchement ; mais ce relâchement de l'orifice n'eſt
pas tant la cauſe de l'accouchement, qu'il éſt
l'effet des agens de l'accouchement ; car les
femmes chez leſquelles l'orifice ne ſe dilate
qu'au temps même du travail, chez leſquelles il eſt très-étroit dès le commencement,
ou entiérement fermé par quelque vice,
n'en accouchent pas moins ; on a vu cet
orifice ſe déchirer par les efforts de l'accouchement, on a même quelquefois été obligé

---

(1) Il ſembleroit par ce que dit l'Auteur, que les cauſes de
l'accouchement exiſtent dès le commencement de la groſſeſſe, ou du moins long-temps avant ſa fin. Je crois au
contraire qu'il eſt prouvé que cette cauſe ne commence à
agir, & ne le peut même, que quand les cauſes de la groſſeſſe,
c'eſt-à-dire, de l'expanſion de la matrice, ne peuvent plus
agir ultérieurement.

de l'incifer ; fouvent même après avoir commencé à fe dilater il fe referme.

Les glaires blanches qui coulent en abondance avant l'accouchement , deviennent alors fanguinolentes, parce qu'elles font mêlées avec le fang qui coule de l'orifice de la matrice, & les fage-femmes regardent cet écoulement comme figne d'un accouchement prochain (1) ; l'écoulement de ces glaires eft l'effet du frottement qui eft produit par les caufes de l'accouchement, qui font déja portées à un haut degré d'intenfité ; ces glaires font néceffaires pour modérer l'effet des frottemens que fait l'enfant en avançant.

Ainfi la premiere chofe qui fe manifefte dans l'accouchement, ce font les douleurs dont nous avons parlé, qui augmentent de plus en plus ; elles commencent dans la région des lombes, & viennent répondre au pubis ; elles reffemblent à des épreintes ; elles font d'abord plus éloignées & moins vives, enfuite elles fe rapprochent & font plus aiguës.

---

(1) C'eft une grande erreur ; car très-fouvent ces glaires font fanguinolentes dès les premieres douleurs , & néanmoins le travail dure encore fort long-temps ; il s'écoule même quelquefois des glaires fanguinolentes huit jours avant l'accouchement.

Quand ces douleurs font devenues plus fortes, elles ne prennent plus que par intervalles, & comme par accès, & pendant que chaque douleur pouffe l'enfant en bas, l'orifice intérieur de la matrice fe relâche un peu, & il s'engage dans cet orifice une plus grande portion des membranes du fétus, qui contiennent encore les eaux, & la poche qu'elles font eft dure & tendue ; c'eft ce qu'on appelle les vraies douleurs de l'accouchement, les douleurs expultrices.

Après que chaque douleur eft paffée, l'orifice fe refferre un peu, les eaux remontent auffi un peu, elles ne font cependant pas fi haut qu'avant la douleur, & l'orifice n'eft pas non plus fi étroit qu'il l'étoit avant.

Souvent ce travail eft lent, je l'ai cependant vu très-précipité ; car j'ai quelquefois vu le travail ne durer que quinze minutes.

J'ai vu en général, quand les femmes étoient patientes, & qu'elles s'abandonnoient entiérement à la nature, que le travail ne duroit pas plus de quatre-vingt-dix ou cent minutes. (1)

---

(1) L'accélération ou le retardement de l'accouchement ne dépendent que bien peu de la patience de la mere ; une femme pufillanime qui craint de faire valoir fes douleurs, peut bien y apporter quelque retard, mais ce retard eft bien peu de chofe ; & fouvent on voit des femmes coura-

Ainſi comme chaque douleur dilate l'o-
rifice de la matrice & fait avancer les eaux,
c'eſt-à-dire, le fétus qui les pouſſe devant ſa
tête, que la poche des eaux fait ſaillic dans
le vagin, l'orifice de la matrice perd le peu
d'épaiſſeur qui lui reſtoit, & ſon cercle diſparoît ; c'eſt ſa partie poſtérieure qui s'efface la premiere ; cet orifice devient très-
ample & très-mince ; on n'y reconnoît plus
de levres ; il eſt auſſi large que le vagin, &
il l'eſt tant, qu'il eſt impoſſible qu'il le devienne davantage.

La poche des eaux s'avance dans le vagin ; c'eſt l'occiput qui ſe fait ſentir le premier à l'orifice, enſuite le vertex ſe découvre peu-à-peu, & après on ſent toute la
tête ; elle fait effort contre le vagin, mais
elle eſt encore couverte des membranes qui
la devancent & qui ne ſe ſont pas encore
rompues.

Alors, ou un peu plutôt, quand la poche
des eaux s'eſt avancée dans le vagin, que
même elle excede la vulve, elle ſe rompt,
& les eaux de l'amnios s'écoulent ; quoiqu'il ne ſoit pas abſolument rare que l'enfant ſorte de la vulve avant que les mem-

geuſes, & qui font conſtamment tous leurs efforts pour
mettre leurs douleurs à profit, être ſix, huit, dix, douze
heures, & même plus en travail décidé.

branes se soient rompues ; c'est ce qui arrive
aux brutes , & Boerhaave regarde cette espece d'accouchement comme le plus heureux ; mais il faut pour cela que le fétus soit
fort petit en proportion de la largeur du
bassin.

L'accouchement dont parle la Motte, dans
sa cent soixante-troisieme observation, auroit été de cette espece, s'il n'avoit rompu
les membranes, de peur que l'enfant ne fut
suffoqué.

Il n'est pas avantageux de rompre les
membranes de bonne heure, ni de retarder
l'accouchement quand elles sont rompues ;
car les accouchemens qui se font à sec ont
leurs incommodités ; les eaux en s'avançant
dilatent plus doucement l'orifice de la matrice , au lieu que quand elles se font écoulées, les forces qui agissent sur le fétus,
agissent sur lui immédiatement, à nud &
bien plus inégalement, car lui-même est
inégal ; il a des articulations ; ses mains &
ses pieds font des éminences ; ces forces le
poussent donc avec moins de douceur que
quand les eaux sont encore renfermées dans
les membranes ; car alors c'est un tout bien
égal & uniforme ; d'ailleurs, quand la matrice est pendant un certain temps sans eaux,
de molle qu'elle étoit, elle devient dure, &

n'eft plus auffi fouple. J'ajoute cette remarque, car il y a des Auteurs qui n'attribuent aux eaux que peu de propriétés, &
même aucune.

Prefque auffi-tôt que les membranes fe
font rompues, l'enfant s'engage, fa face
étant en deffous, fa tête s'avance le long
de la cavité de l'os facrum, & c'eft par-là
qu'elle trouve une iffue pour s'avancer en
bas & en devant ; fouvent la tête étant arrêté au détroit inférieur du baffin, s'allonge & prend la forme d'un cône ; elle
diftend alors le vagin dans la partie fupérieure, moyenne & inférieure, avec tant
de violence, que quelquefois même elle
s'eft fait jour à travers un vagin dans lequel
il y avoit des cohérences, & qui étoit bouché. Elle diftend auffi prodigieufement le
périnée, & la peau des partiés voifines ;
fouvent elle fait fortir les excrémens ; cette
diftenfion forcée de la peau caufe les douleurs les plus aiguës ; la femme pouffe des
cris perçans, elle eft faifie d'un tremble-
ment, & enfin l'enfant fort, & exprime par
fes cris la preffion & la gêne qu'il a éprouvées ; dès que fa tête eft fortie, le refte du
corps paffe prefque toujours affez facilement.

La femme ne peut donc accoucher fans
douleur ; d'ailleurs, de tous les animaux,

l'homme est le seul qui ait la tête ronde, &
l'a plus grosse.

Cependant les brutes même très-souvent
ont beaucoup de peine à mettre bas, quoique leurs petits n'ayent pas la tête si grosse,
& qu'elle soit en pointe ; elles courent souvent risque de périr, & y périssent même ;
il est certain que les vaches ont de la peine
à mettre bas, & qu'elles périssent quelquefois ; il en est de même des chattes, des
brebis, des serins, & même des poissons.

Si on dit qu'il y a des femmes qui accouchent sans douleur, comme les femmes de
la côte de Guinée, de Madagascar, du Sé-
négal, du Brésil, des Indes orientales, les
Naturelles de la Nouvelle Angleterre, de
l'Amérique septentrionale, du Canada, du
Mississipi, d'Orinock, les Lapones, les
femmes du Groenland ; si on lit que dans
l'instant quelles viennent d'accoucher elles
reprennent leurs travaux ordinaires ; c'est
que ces femmes naturellement dures, étant
chargées de la plus grande partie des ou-
vrages domestiques, bien plus chez des
nations barbares que parmi des nations
policées, méprisent les foibles douleurs,
& ne font attention qu'aux seules vraies,
qui sont celles de l'accouchement ; d'ailleurs nos femmes même, si elles vouloient,

pourroient marcher après être accouchées.

C'est peut-être l'habitude dans laquelle elles font de se baigner, qui relâche les parties, cependant nos femmes supportent difficilement les bains pendant leur grossesse, ils excitent les douleurs avant le temps. (1)

Enfin les Voyageurs embellissent quelquefois les faits qu'ils racontent ; les femmes n'accouchent pas avec plus de facilité en Irlande qu'en Danemarck ; & les femmes Sauvages n'accouchent pas plus facilement que les Européennes.

Nous ne disons ceci qu'en passant, & nous ne parlons que de l'accouchement naturel, qui est toujours bien plus fréquent chez les nations accoutumées au travail ; car la nature a pris la précaution de former la tête de l'enfant, de maniere que ses diametres font un peu plus petits que ceux du bassin, & que la tête, outre cela, peut prendre une forme plus favorable suivant les cas. On trouve souvent dans les grandes villes des femmes de petite taille, & des bassins difformes ; d'ailleurs la plus grande partie des gens du peuple travaillent assis, & il se

_____

(1) Ceci est trop général, car il y a beaucoup de femmes qui se trouvent bien de l'usage des bains pendant leur grossesse, il y en a même à qui ils font absolument nécessaires.

peut faire que le scorbut ou le scrophule ayent déformé les os.

Par la raison contraire, chez les nations qui s'adonnent à la chasse, & dans lesquelles les femmes se livrent aux mêmes travaux que les hommes, comme elles sont communément droites & de bonne taille, elles accouchent aussi presque toujours heureusement.

C'est à la petitesse de la taille des femmes Françoises, Flamandes, Angloises, & à ce vice de conformation dont leur bassin est souvent affecté, que j'attribue le grand nombre d'accouchemens contre nature & malheureux, & de rupture de matrice; car la tête de l'enfant faisant effort contre le col ou la partie voisine du col, où il y a moins d'épaisseur que dans le fond, use peu-à-peu ces parties par ses frottemens, n'en fait plus qu'un tissu cellulaire, & les affoiblit au point qu'elles sont forcées de céder à l'effort, & se déchirent.

C'est aussi à cette cause que j'attribuerois ces observations qui seroient incroyables, si elles n'étoient rapportées par des Auteurs dignes de foi, non-seulement du coccyx repoussé en arriere & fracturé, mais de l'os sacrum, qui lui-même a cedé à l'effort, & a été reculé.

Enfin les os pubis s'écartent l'un de l'autre, quoiqu'ils foient maintenus unis enfemble par quatre ligamens, & par un cartilage, dont les éminences & les cavités ont une correfpondance réciproque avec les éminences & les cavités qui font fur leur facette articulaire : on les a vus à la fuite d'un accouchement difficile, laiffer un vuide entr'eux, être écartés même d'un pouce; il y a beaucoup d'Auteurs qui affurent que cet écartement a lieu.

Il y en a à la vérité d'autres qui ne l'admettent pas ; il eft certain que dans les femmes qui font dans un âge avancé , le coccyx eft foudé avec l'os facrum , & ne peut alors reculer; je comprends affez que cette luxation n'arrive point dans un accouchement naturel à tous égards, mais elle fe fait très-facilement dans un jeune fujet ; Hunter prétend qu'il fe recule, & il dit qu'il n'a jamais vu de véritable foudure.

Enfin je trouve des Auteurs qui difent que les trois articulations du baffin fe font écartées d'un demi doigt, & d'autres d'un pouce, ce qui prouve qu'il s'eft fait une violence exceffive ; Riolan a vu les ligamens qui uniffent ces os enfanglantés ; les os ilium font affez fouvent foudés avec le facrum , mais les pubis le font rarement enfemble. Un Auteur rapporte que dans un accouchement, l'os ilium fut féparé du facrum , &

que les os pubis eurent du mouvement, mais qu'il en réfulta de fâcheux accidens.

Je penfe que l'obliquité de la matrice & les autres vices des parties molles ne contribuent que très-peu à cet accident ; car une chûte, une defcente complette n'empêchent point l'accouchement ; l'angle que fait la matrice avec le vagin, même dans une femme bien conformée, ne s'oppofe point à l'accouchement, les forces expulfives furmontent aifément l'obftacle qu'il y apporte, & ce font ces feules forces qui peuvent luxer les os.

§ XI. *Caufes efficientes de l'accouchement.*

Puifque l'enfant eft très-fouvent immobile pendant le travail de l'accouchement, & que fa tête eft ferrée comme un coin ; puifque même après fa naiffance il eft affez fréquemment fans mouvement, qu'il ne fait qu'un foible mouvement de fa bouche pour chercher à refpirer ; & qu'enfin quand il eft mort, il vient au monde auffi facilement que quand il vit, on ne doit donc pas penfer qu'il coopere à fa fortie de la matrice, & il ne peut être regardé comme une des caufes efficientes de l'accouchement.

Les Auteurs modernes des traités d'ac-

couchement, & principalement M. Levret
& les autres Auteurs fameux, ainsi que Roederer, regardent la matrice comme le seul
agent de l'expulsion de l'enfant ; ils attribuent à ses forces contractiles deux puissan-
ces antagonistes, l'une appartient au corps,
& l'autre au col.

C'est-à-dire, que ces contractions approchent le fond du col, & c'est la contraction
des fibres qui vont en ligne directe du fond
au col, qui produit cet effet ; tant que le col
a assez de force pour résister, ces forces
contractiles amenent le fond en bas, & en
même-temps tout l'œuf, l'engagent dans le
col , & le font descendre avec le col dans
le vagin.

On croit que ces mêmes forces dilatent
le col de toutes parts, & en l'étendant dans
tous les points, en font un plus grand cercle.

Roederer distingue de deux sortes de fibres , les unes circulaires, & les autres obliques, qu'il place au fond de la matrice ; par
la contraction de ces fibres, le fond de la
matrice est tiré en bas, & sa capacité diminue.

Il en ajoute encore d'autres transversa-
les au corps de la matrice , qui par leur contraction soutiennent l'œuf ; les autres Auteurs ne parlent pas de ces dernieres.

On croit que les forces contractiles du col font fur lui l'effet de fphincter, & qu'en agiffant fur fa circonférence, elles en retré-ciffent l'ouverture, qu'elles réfiftent à l'action des fibres longitudinales, que par-là elles repouffent l'œuf vers le haut, & qu'elles retardent l'accouchement.

Que ces forces s'affoibliffent par la fuite du travail, quand la tête de l'enfant fait effort fur le col, qu'elle en comprime les nerfs, & enfin qu'elle lui enleve fon irritabilité, comme cela arrive dans tout mufcle qui a été violemment comprimé.

Qu'ainfi il y a à la vérité des douleurs alternatives, produites par la defcente de l'enfant, par l'impulfion des eaux, & par la dilatation de l'orifice utérin, qui font les forces de la premiere claffe ; & que ces forces contrebalancent pendant quelque temps la contraction oppofée de l'orifice.

Qu'enfin les contractions du fond étant plus fortes, furmontent celles de l'orifice, que le col fe dilate par l'effort que fait fur lui la tête de l'enfant, s'amincit prodigieu-fement, & devient un vrai canal, & que les forces expultrices terminent l'accouche-ment.

Que les fibres de la matrice dont il a été parlé ailleurs, ont beaucoup de force, &

que très-souvent la main de l'Accoucheur
éprouve qu'elle est considérable.

Que même cette force contractile de la
matrice & du vagin est quelquefois convul-
sive.

Qu'elle existe encore après la mort, &
expulse l'enfant s'il est dans une bonne situation, & si l'orifice de la matrice est suf-
fisamment dilaté.

Qu'enfin les vraies douleurs sont produites par l'énergie des forces expultrices, qui
pressent violemment la matrice contre le
fétus.

Quelques Auteurs ajoutent que la contraction de l'orifice de la matrice produit de
fausses douleurs.

Qu'il me soit permis d'avoir quelques
doutes sur tout cela.

La structure de la matrice n'est pas encore assez connue, pour que nous puissions
assurer qu'il y a des fibres qui vont en ligne
droite du fond au col, & moins encore de
circulaires qui retrécissent le col, ou qui fer-
ment l'orifice.

Toutes ces fibres sont obliques, & mer-
veilleusement entrelacées ; je croirois facilement qu'elles ne servent qu'à resserrer
la matrice ; mais comme toutes les fibres
de la matrice sont mêlées & entrelacées

enfemble, je ne comprends pas auffi facilement comment elles peuvent avoir féparément des forces oppofées, & qu'elles puiffent agir les unes fans les autres ; par exemple, comment les fibres du col fe refferrent,
tandis que les longitudinales qui font faites
pour dilater, font en repos, & comment au
contraire ces dernieres agiffent, tandis que
les premieres font dans l'inaction.

Les fibres de la matrice me paroiffent
trop foibles pour produire l'effet qu'on leur
attribue, tels que l'écartement des os pubis,
& la luxation des autres os du baffin.

Les Auteurs n'ont pas affez obfervé les
efforts que fait une femme en travail ; ils
font fi confidérables, qu'il n'y a dans aucune autre circonftance de la vie, d'exemple
de pareils efforts.

Elles afpirent autant d'air qu'elles peuvent en prendre, les mufcles du bas-ventre
& le diaphragme font en contraction, elles
pouffent vers le bas, elles retiennent leur
refpiration tant qu'elles peuvent, & ce n'eft
que dans l'expiration quelles perdent leurs
forces, & que la matrice fe relàche.

Elles ont le vifage violet, le col gonflé,
quelquefois même il leur en refte un goëtre,
produit probablement par l'impulfion de
l'air dans la glande thyroïde ; cet air en di-

late fi fort les canaux, qu'ils reftent toute
la vie fans fe fermer, & qu'ils laiffent pénétrer dans la glande des particules très-grof-
fieres.

Elles ont exceffivement chaud, elles fuent,
leur pouls eft d'une extrême vîteffe ; elles
perdent leurs forces en peu de temps, à
moins que l'accouchement ne fe termine,
& cette proftration de forces eft un des plus
grands maux que produife le travail à fec &
trop long.

On trouve dans tout ceci des forces fuffifantes pour reculer le coccyx, relâcher les
os pubis, produire un écartement des os du
baffin, faire prendre à la tête de l'enfant la
forme d'un cône & déchirer la matrice.

Ces mêmes forces fe manifeftent dans
l'expulfion des excrémens du bas-ventre,
ou quand une pierre fe brife dans la veffie ;
l'inteftin rectum & la veffie, tout foibles
qu'ils font, jouiffent d'une vertu contractile ; mais ils ne font que le fecond rôle dans
ces cas ; & je ne vois pas non plus que dans le
temps que la matrice eft violemment comprimée par les forces du bas-ventre, fes fibres preffées avec tant de force puiffent
avoir autant d'action.

Je foupçonne fort à la vérité que les vraies
douleurs font dans la matrice, dans les lombes,

bes, & dans les grands nerfs de ces parties.

Que ces douleurs, qui reſſemblent ſi fort au téneſme, que les femmes qui accouchent pour la premiere fois s'y méprennent, leur font faire les efforts néceſſaires pour ſe délivrer de l'état pénible où elles ſont, & d'expulſer l'enfant, qui leur cauſe les douleurs qu'elles reſſentent ; on a vu même des femmes accoucher par la force des convulſions, à chaque convulſion, l'orifice de la matrice ſe dilatoit.

Je croirois plutôt que la matrice fait réſiſtance, que ſes forces empêchent la reſpiration, qu'elle ferme elle-même ſon orifice, & que c'eſt pour cette raiſon qu'en y introduiſant le doigt ou la main, on les ſent fortement comprimés, par les forces contractiles qui agiſſent ſur le col (1) ; cette force s'oppoſe à l'accouchement, puiſqu'elle reſſerre l'orifice par lequel doit paſſer l'enfant.

Il m'a paru que la plupart des fibres de la matrice étoient tranſverſes & obliques, &

_____

(1) Ce n'eſt jamais dans le temps de la douleur que le doigt eſt comprimé par l'orifice, ſi elle eſt vraiment douleur d'accouchement ; au contraire la contraction du corps de la matrice qui produit cette douleur, force l'orifice à ſe dilater, pendant le temps de ſon action ; & loin de ſe reſſerrer, il ſe dilate effectivement plus ou moins.

très-capables de la refferrer ; mais qu'elles
réfiftent véritablement dans les commencemens du travail, parce qu'alors la tête eft
engagée dans le col, & que c'eft-là où eft
la plus grande irritation, & conféquemment la principale contraction ; je penfe
auffi que par-là le col eft plus fenfible, parce
qu'il eft bien plus exactement rempli, diftendu & froiffé par la tête, qui eft un corps
fort dur, que le refte de la matrice ne l'eft
par le corps de l'enfant, qui eft pelotonné ;
c'eft cette réfiftance du col & de toute la
matrice qui fait que l'orifice fe dilate lentement & fans trop de violence, car une
dilatation fubite le déchireroit bien plus aifément.

Quand les efforts du travail ont fort
aminci le col & le corps de la matrice, le
col n'agit plus ; c'eft alors la refpiration qui
fait tout l'ouvrage, & je fuis perfuadé que
l'orifice eft dilaté par la tête qui s'y eft engagée, comme le fphincter de la veffie eft
forcé de s'ouvrir par la preffion de l'urine ;
& même que les forces des fibres tranfver-
fales de la matrice foutiennent le fétus, de
peur que la grande preffion du diaphragme
ne le comprime trop, & que ces forces le
tiennent droit, femblable à un cylindre, &
la tête eft en avant.

Quand la tête est descendue dans le vagin, il paroît qu'alors les fibres de la matrice qui sont contractées autour du reste du
corps du fétus, contribuent en quelque chose
à terminer l'accouchement, mais qu'elles
préjudicient quelquefois, & causent même
la mort de l'enfant.

C'est entiérement la même chose que
quand après la mort, la contraction d'un intestin fait rendre des excrémens durs, ou
quand sur la fin de la déjection, la respiration surmonte la résistance des sphincters,
la vessie rejette ce qui lui reste d'urine, &
le rectum ce qu'il renferme encore d'excrémens.

Cette contraction expulse aussi après la
sortie de l'enfant le sang épanché dans la
matrice, ou des caillots, & quelquefois l'arriere-faix, avant que le col ait repris ses forces.

La plupart du temps cependant, cette force
ne suffit pas pour expulser le placenta de la
matrice, & il faut encore le secours d'une
inspiration, légere à la vérité.

Quand une connoissance plus exacte de
la matrice en aura mieux fait estimer les
forces, qu'on aura trouvé d'autres fibres que
celles que je connois, capables de remplir les
fonctions auxquelles elles sont destinées,

& qui agiſſent ſucceſſivement, je ne balan-
cerai pas à revenir de mon erreur.

§. XII. *La ſeƈion du cordon ombilical.*

Quand l'enfant eſt venu au monde, c'eſt
un nouvel être qui doit vivre de ſa propre
vie, & qu'il faut ſéparer de ſa mere ; car
quoique l'enfant ait quelquefois vécu un
peu de temps encore, attaché au placenta
reſté dans la matrice ; quoiqu'un célebre Accoucheur défende de couper le cordon avant
que l'enfant ſe ſoit un peu remis, cependant
pour la ſûreté de la mere, il ne faut pas l'y
laiſſer (1); & il y auroit auſſi du danger pour
l'enfant, de l'expoſer à l'effet que pourroit
produire le ſang coagulé par l'air qui s'y ſeroit introduit.

Les brutes ſéparent leurs petits, en mâchant le cordon.

Chez l'homme, la ſage-femme dans toutes les nations policées, ne coupe le cordon
qu'après l'avoir lié avec grand ſoin ; elle
ne le laiſſe pas trop long, de peur que les

---

(1) Il y a des cas où il eſt abſolument néceſſaire de laiſſer l'enfant attaché à ſon cordon, pendant un court intervalle, & je ne crois pas qu'il puiſſe en réſulter le moindre
accident, ni pour la mere ni pour l'enfant ; on courroit au
contraire riſque de voir périr l'enfant, ſi on ſe preſſoit de
faire la ſeƈion du cordon dans ces cas.

inteſtins & le péritoine ne faſſent hernie dans le cordon ; ni trop court, de peur que le ſang ne ſoit pas bien arrêté.

Dans tous les ſiecles précédens, & à ce que je crois, dans toutes les nations, les ſage-femmes ne coupoient le cordon qu'après y avoir fait deux ligatures.

Fantonus eſt le premier qui ait douté, d'après ce qu'on voit dans les brutes, de la néceſſité d'en faire la ligature, & il cite l'exemple d'un cordon auquel on n'en fit point, ſans qu'il en ſoit ſurvenu d'hémor-rhagie.

M. Schulze, homme d'une très-grande érudition, ayant fait réflexion ſur ce qui arrive aux brutes, douta qu'il fût plus né-ceſſaire de faire cette ligature à l'homme qu'aux autres animaux.

On croiroit plutôt que l'homme en a moins beſoin ; car autant que je m'en ſou-viens, il eſt le ſeul des animaux à qui le cordon ſoit long & contourné, ce qui doit d'autant plus empêcher l'écoulement du ſang.

Il a conclu de-là qu'on avoit là-deſſus de vaines frayeurs, qu'on pouvoit ſans crainte couper le cordon ſans y faire de ligature, & qu'il n'étoit pas naturel qu'il y eût d'hémorragie par le cordon.

G g iij

Il citoit des exemples, & en grand nombre, de cordons qui n'avoient fourni que très-peu de fang, quoiqu'on n'y eut point fait de ligature ; & celui même d'un enfant à qui on a trouvé les poumons pleins de fang, quoiqu'on ne lui eut pas lié le cordon.

Il difoit qu'une légere compreffion fuffiroit, pour empêcher l'hémorrahagie.

Il a eu beaucoup de partifans, qui ont affuré qu'il étoit d'expérience qu'il ne couloit que très-peu de fang par le cordon, même en y faifant des fomentations chaudes, quand on a laiffé l'enfant joint au placenta, refté dans la matrice ; que les pulfations ceffent fpontanément dans l'artere ombilicale, au bout de 28 minutes au plus, puifqu'elles ceffent quand il n'y a point de chaleur, au bout de quinze.

Cependant il eft certain que la liqueur injectée dans les vaiffeaux du fétus, s'écoule par les vaiffeaux du cordon quand il eft coupé ; il y a même des preuves que le mouvement du fang eft très-fort dans la veine ombilicale.

Il eft conftant que dans le fétus vivant, le cordon ombilical a des pulfations, puifque c'eft le principal figne que l'enfant eft vivant, & que fes vaiffeaux font très-pleins de fang ; c'eft pour cela que le fang en fort par faccades; j'ai bien remarqué qu'en tirant de la matrice, des petits chiens, environ 28 jours après la conception, le fang rejailliffoit très-fort en fortant des arteres ombilicales, pendant la diaftole du cœur.

C'eft pourquoi le fétus perd non-feulement beaucoup de fang, & même tout, par la fection du cordon, quand on n'y fait point de ligature, & en périt affez fouvent ; & fi même on ne fait cette ligature que foiblement & avec négligence, il en perd de même beaucoup, pàlit & meurt.

De plus, en mâchant le cordon comme le font les brutes, on eft expofé aux mêmes accidens ; l'enfant n'en court pas moins de rifques, & il perd la vie en perdant fon fang ; les nations barbares qui coupent le cordon avec leurs dents, en font auffi la ligature.

On a vu fortir quatre cuillerées de fang d'un cordon, qui s'étoit délié.

Il eft même furvenu une hémorrhagie funefte à un enfant de fept jours, pour avoir fait une fomentation au cordon, à un autre de fept jours, à qui on l'avoit lié avec trop de négligence, & à un autre de quatorze jours, qui fut bleffé à l'ombilic.

Si quelquefois le contraire eft arrivé, fi le cordon coupé n'a fourni que peu de fang, on ne peut attribuer cela qu'à des caufes particulieres, & qui n'ont pas toujours lieu, comme l'extrême foiblesse de l'enfant, ce qui est assez commun, ou la longueur du cordon, ou le froid, qui a tant de pouvoir dans ce cas, qu'il est d'expérience qu'il empêche l'écoulement du sang d'un cordon arraché ou coupé.

Cependant on a vu s'écouler beaucoup de sang, du cordon d'un enfant qui étoit si foible, qu'on le croyoit mort.

Il ne faut pas même se persuader qu'une foible ligature met à l'abri des dangers.

Je pense qu'on pourroit expliquer la différence qu'il y a entre l'homme & les brutes, relativement au cordon, parce que dans l'homme il y a plus de sang dans le placénta, que ses vaisseaux par conséquent sont bien plus gros, & que la circulation y est bien plus libre, & que d'ailleurs les animaux en mâchant lentement le cordon, facilitent la congélation du sang.

On doit faire quelque cas du témoignage de Berenger, qui dit avoir vu périr des poulains & des ânons, pour avoir coupé leur cordon ombilical.

Le cordon a des pulsations dans la plupart des quadrupedes, mais il en a de bien plus fréquentes dans l'homme

Je ne pense pas qu'on puisse avec sûreté

confier la vie de l'enfant à la longueur de
fon cordon ; car il y a une obfervation fur
un enfant dont les vifceres & les gros vaiffeaux furent trouvés vuides de fang, faute
d'avoir fait la ligature du cordon , quoiqu'on l'eut laiffé très-long.

Enfin on a même vu une femme à qui on
avoit laiffé le placenta dans la matrice , fans
faire de ligature au cordon, perdre beaucoup de fang, & être en danger de fa vie
jufqu'à ce qu'on eût mis fin à cet accident ,
en liant le cordon; & quoiqu'il foit arrivé
quelquefois, lorfqu'il y a eu deux jumeaux,
qu'il ne fe foit point écoulé de fang, depuis la
fortie de l'un des deux, jufqu'à ce que l'autre
eût été extrait de la matrice ; ces exemples
négatifs ne détruifent point la force des
expériences contraires (1), & quand il y a
deux jumeaux , certainement le premier
étant forti, l'autre pourroit perdre fon fang
par le cordon du premier & périr. (2)|

C'eft pourquoi la févérité du Barreau ne

---

(1) Mais il faut pour cela que l'expérience foit exacte ,
& la chofe bien vue; c'eft, je crois, ce qui manque à cette
obfervation.

(2) Tout le fang qui s'écoule par le cordon , n'eft que
celui qui eft contenu dans le placenta , & comme les vaiffeaux des deux placentas n'ont aucune communication enfemble, il n'eft pas poffible que l'un fe vuidant de fang,
l'autre fe vuide auffi par la même voie.

reçoit point cette excuſe des femmes, qui ſont accuſées d'avoir tué leur enfant ; des Méde-cins qui avoient été d'opinion contraire, en ſont revenus ; & M. Schulze n'a pas oſé laiſſer ſes propres enfans, ſans lier le cordon.

§. XIII. *Le ſang & le placenta ſont expul-ſes de la matrice.*

Après que l'enfant eſt ſorti, la matrice eſt comme excoriée a l'intérieur, dans une grande étendue, parce que le chorion qui lui étoit fort adhérent, s'eſt détaché de ſa membrane interne, & que les vaiſſeaux qui leur étoient communs ſe ſont rompus; c'eſt là la premiere ſource du ſang qui coule en abondance de la matrice, en même-temps que l'enfant, ou peu de temps après.

Il reſte même encore quelque temps après, de grands lambeaux de chorion, dans la matrice, je l'ai remarqué pluſieurs fois; & je ne puis croire que ce ſoit de la mem-braie de la matrice, car elles ſont dans la matrice comme des eſpeces d'îles.

Il s'écoule beaucoup plus de ſang, quand le placenta s'eſt décolé.

En tout temps, même quand il ſe fait avortement dans les premiers temps de la groſſeſſe. il ſe fait toujours un grand écou-lement de ſang, ſoit que le placenta ſoit sorti avec le fétus, soit qu'il soit resté dans la matrice après l'expulsion de l'enfant, soit enfin qu'il n'en soit expulsé que quelque temps après ; une môle détachée, ou une portion du placenta qui se sera décolée, produisent à-peu-près les mêmes accidens, c'est-à-dire, ces fréquentes hémorrhagies qui arrivent à beaucoup de femmes dans tout le cours de la grossesse ; elles sont à la vérité d'autant moins dangéreuses que la grossesse est moins avancée.

Elles le sont davantage après le sixieme mois, quand les sinus de la matrice sont devenus fort gros, & que les arteres qui serpentent sont aussi très-grosses ; ces deux especes de vaisseaux fournissent tant de sang, quand il y a une portion du placenta détachée, & qui a quitté la matrice, qu'il est quelquefois difficile d'arrêter l'hémorrhagie, par la saignée, l'opium & le repos le plus réguliérement observé ; souvent ces sortes d'accidens exigent un prompt accouchement, afin qu'ayant fait l'extraction de l'enfant, on puisse aussi faire celle du placenta, qui a commencé à se détacher, sans en laisser la moindre portion ; on sçait que c'est le seul moyen de conserver la vie à la mere, soit que l'enfant soit à terme, soit qu'il en soit encore éloigné.

C'est ce qui rend si fâcheux les accouchemens où le placenta s'étant détaché précede l'enfant, & pour la même raison ceux où le placenta s'est implanté sur l'orifice de la matrice ; dans ces cas il est nécessaire de le détacher d'abord pour rendre libre le passage de l'enfant ; il faut alors précipiter l'accouchement pour conserver la mere ; enfin quand une portion du placenta s'étant décolée, il en reste une autre encore adhérente à la matrice, ou que le placenta est trop adhérent, il se fait une hémorrhagie dangéreuse.

Il y a cependant des modernes qui conseillent de dilater la matrice avec les doigts, pour faire naître des douleurs ; ils esperent par ce moyen rendre l'hémorrhagie moins violente, ou l'extraction du placenta moins funeste (1).

Dans l'accouchement naturel, après que l'enfant est sorti de la matrice, le premier soin est de faire l'extraction du placenta (2), en prenant bien garde d'en laisser quelque portion.

On obtient le plus souvent sa sortie, ou par une légere traction, ou par la seule con-

_____

(1) C'est un conseil de M. Puzos, dont on ne peut trop exalter l'utilité.

(2) Cette pratique n'est pas la meilleure, il vaut mieux différer & attendre que la nature ait commencé cet ouvrage, pour lui aider à l'achever.

traction de la matrice, ou enfin par une médiocre infpiration.

Il arrive cependant affez fouvent que le placenta eft fi fort adhérent à la matrice, par la dureté & la petiteffe du tiffu cellulaire qui l'unit à elle, que l'accouchée n'eft pas fans danger. (1)

A la vérité la plupart des Auteurs confeillent d'en faire l'extraction, en portant la main dans la matrice, dont l'orifice eft encore très-ouvert, & en gliffant les doigts entre la matrice & la portion de la circonférence du placenta, qui eft le moins adhérente ou l'inférieure, de maniere que le dos de la main foit tourné du côté de la matrice & la retienne, & en ne tirant que peu le cordon, de peur qu'il ne fe rompe.

Il n'eft pas douteux qu'il feroit plus avantageux qu'on pût extraire le placenta ; mais s'il eft trop adhérent, Ruyfch confeille de commettre fon expulfion à la nature.

Il ajoute qu'il eft témoin, & que d'autres ont vu comme lui, que le placenta a refté dans la matrice 27 heures, 36 heures, 4 jours, & même davantage, 6 jours, 7, 8, 14, quelques femaines, même 7, enfin 3,

(1) On introduit alors la main dans la matrice, on détache le placenta, & on l'attire au dehors ; il n'y a rien de dangéreux dans tout cela.

4 & 7 mois, & même un an, & que la nature l'a détaché & expulsé ; & il attribue
cette expulsion à l'action de son muscle utérin ; il dit que s'il en reste une partie, on la
détache & on la fait sortir, en injectant de
l'esprit-de-vin dans la matrice (1), ou que
si elle reste, elle dégénere en môle ou s'of-
sifie, ou enfin que le placenta, dans les avortemens des premiers mois, se putréfie.

Car il y a beaucoup de danger à employer
de la violence pour détacher le placenta, &
il est arrivé plusieurs fois qu'une sage-femme
en tirant trop fort le placenta, a emmené la
matrice avec lui, que ce viscere s'est ren-
versé, & que le fond a passé par la vulve ;
souvent la femme en périt ; & quoi qu'on
remette la matrice à sa place, il est rare
qu'on puisse la sauver.

D'ailleurs on peut excorier & blesser la
matrice en détachant le placenta, l'inflammation de ce viscere, à cause de la mollesse de sa substance, de ses sinus pleins de
sang veineux, & de sa situation dans le bassin, peut aisément dégénérer en gangrene,
donner lieu à des fievres miliaires d'un très-
mauvais caractere, & causer les plus grands

---

(1) Cette injection seroit bien dangéreuse, une émol-
liente est préférable.

malheurs aux accouchées ; il y a un Auteur très-expérimenté qui affure que l'extraction forcée du placenta, fait plus périr de femmes que les accouchemens difficiles.

On craint de s'expofer à de fi grands malheurs ; cependant on ne compte pas affez fur les forces de la nature, ni fur celles d'un mufcle utérin, dont l'exiftence n'eft pas bien prouvée, pour en attendre l'expulfion du placenta ; car on craint que le placenta refté dans la matrice ne tombe promptement en pourriture, comme cela arrive très-fouvent, même lorfqu'il n'en refte qu'une petite parcelle ; par ce moyen il fe fait réforbtion de l'humeur putride par les vaiffeaux de la matrice qui lui répondent, il paffe dans les vaiffeaux de la mere une matiere capable de produire des fievres de très-mauvais caractere ; ou cette matiere par le feul contact, peut faire tomber la matrice en putréfaction ; on voit effectivement périr les femmes par cette caufe, après la fortie du placenta ; car on ne doit pas toujours fe flatter que la matrice ne fe putréfie pas, quand l'arriere-faix s'eft putréfié.

Il y a même encore à craindre que la matrice ne fe ferme promptement, comme cela arrive affez fréquemment, & ne retienne le placenta renfermé.

C'eft donc là un cas où il eft de la pru-
dence de l'Accoucheur de décider entre
deux pofitions critiques, laquelle eft la plus
dangéreufe; les plus habiles confeillent unanimement de commettre plutôt à la nature
le foin d'expulfer une portion du placenta
reftée adhérente dans la matrice, que de
s'opiniâtrer à la détacher, au rifque de porter grand préjudice.

On pourroit dans ce cas douteux, employer un moyen que les modernes négli-
gent, ce feroit d'injecter une décoction de
plantes émollientes, & en même-temps anti-
putrides, comme de camomille & d'autres
de même claffe, qui peuvent empêcher la
matrice de tomber en mortification.

§. XIV. *La contraction de la matrice.*

Nous avons confeillé, d'après les maî-
tres de l'art, d'arrêter les hémorrhagies utérines, en faifant l'extraction de l'enfant &
de tout le placenta.

Il faut faire voir fur quoi eft fondé ce
confeil.

On peut regarder la matrice après l'extraction du placenta comme un membre
amputé & fanglant, plein de vaiffeaux cou-
pés & béans, tous veineux, mais très-amples, car j'en ai vu qui avoient prefque deux
lignes

lignes de diametre, d'arteres qui ferpentent, & de petits floccons arrachés & flottans çà & là.

Il n'eft donc point étonnant que le fang
s'écoule en abondance de ces vaiffeaux déchirés, comme d'autant de fources.

Cette quantité de fang eft fi grande, que
quelquefois à peine a-t-on fait l'extraction
du placenta, que l'accouchée rend le dernier foupir : j'ai l'exemple de pareil malheur
arrivé à deux femmes de qualité ; où même elle perd fa vie avec fon fang, pendant le
temps qu'on fait cette extraction, même
entre les mains des plus habiles Accoucheurs.

Ce terrible accident eft fort rare ; mais il
eft très-ordinaire de voir la matrice fe remplir de fang fluide ou de caillots ; quel-
quelques modernes confeillent de les extraire, & d'en nettoyer tout de fuite la matrice.

Il eft très-rare que l'extraction du placenta fe faffe fans effufion de fang, & qu'il
ne s'écoule que de la férofité.

Après la fortie du placenta, l'orifice de
la matrice refte très-ouvert, & ne fait plus
qu'un tuyau continu avec le vagin. Je l'ai
vu large de deux pouces, & même fi large
que je pouvois y mettre la main.

Tome II. H h

On n'a point encore découvert de remede contre ces accidens subits ; en Flandres on serre le ventre de l'accouchée, avec une ceinture préparée pour cet usage ; on compare l'effet de la grande effusion de sang qui se fait alors, à celui que produit l'évacuation totale de l'eau, dans l'opération de la paracentese ; car on croit que le sang, que la compression de la matrice avoit empêché de se porter aux parties inférieures, & avoit retenu dans les arteres supérieures, étant presque en un instant affranchi de cette compression, descend avec impétuosité dans les vaisseaux inférieurs, par la force de la dérivation, & y coule comme à flots.

On empêche cette funeste révulsion, en mettant la malade presque horisontalement dans son lit ; cette situation donne moins de facilité au sang à se porter vers les parties inférieures ; d'autres conseillent de comprimer le corps de la matrice avec les mains, pour en aider les contractions.

Mais la nature a elle-même apporté le remede à ce mal ; car il est naturel que la matrice, qui est irritable & très-sensible, sollicitée par le décolement du placenta, dès l'instant qu'elle est délivrée de son fardeau, commence à se contracter fortement ; les Accoucheurs sçavent avec quelle force elle fe refferre, & cette vertu contractile exifte même encore après la mort ; par ce moyen le fang des arteres & des finus, qui eft le plus près de leur ouverture, eft exprimé, l'orifice de la matrice fe ferme, toute la maffe de cet organe diminue de volume, & il reprend fon épaiffeur & fa denfité.

Ces changemens arrivent plus ou moins promptement, mais cependant ils fe fucce-dent toujours rapidement. .

Ruyfch, en confeillant de laiffer le pla-centa dans la matrice, a prétendu que l'o-rifie ne fe refermoit que fort tard, & qu'il reftoit même affez fouvent, encore ouvert le quatorzieme jour. M. Pouteau a vu la matrice groffe comme les deux poings, huit jours après l'accouchement, & au bout de quinze, à-peu-près de même ; il y a d'autres Auteurs qui ont été plus loin, ils ont nié que la matrice fe fermât, dans les femmes qui ont fait beaucoup d'enfans ; pour moi j'ai vu dans le cadavre de deux accouchées, dont l'une étoit morte d'une maladie aiguë, & l'autre d'un ulcere à la matrice, que la matrice étoit d'un volume confidérable, & que l'orifice étoit béant.

Quand la matrice refte volumineufe, long-temps après l'accouchement , c'eft d'un fort mauvais augure.

Hh ij

Mais la plupart des Accoucheurs conviennent qu'elle ne conferve pas le volume qu'elle avoit pendant la groffeffe, ni feize jours, ni quinze, ni dix, ni neuf, ni huit, ni même un feul jour, mais qu'elle fe contracte fi fort en peu d'heures, qu'elle devient du même volume qu'avant la groffeffe; on l'a vue, immédiatement après l'accouchement, pas plus groffe que le poing; on a vu fon diametre égal à celui du vagin; au bout de fix heures, on l'a vue de la groffeur d'une ventoufe; quinze minutes après l'accouchement, on l'a vue épaiffe d'un pouce, de trois doigts, & de quatre, & elle n'avoit avant, qu'un demi doigt d'épaiffeur.

On dit auffi que l'orifice fe refferre immédiatement après l'accouchement, d'abord avec beaucoup de force, car on s'en apperçoit quand on y porte la main; & enfuite plus foiblement, à mefure qu'il y a plus long-temps que l'accouchement eft fait; enfin on a vu quelquefois cet orifice fi bien fermé, qu'on n'auroit pas pu y faire paffer un ftilet.

C'eft ce même refferrement de la matrice, qui fait que l'écoulement du fang diminue tout-à-coup, & qu'il ne coule plus, au lieu d'un fang pur, qu'une férofité jaune, mêlée de fang; enfuite ce n'eft plus qu'une humeur jaunâtre & même blanchâtre, & c'eft cette humeur qui conftitue les lochies.

Car les vaiffeaux de la matrice fe refferrent en même raifon que la matrice ellemême ; & fi elle revient à la onzieme partie du volume qu'elle avoit acquis pendant la groffeffe, de même un de fes vaiffeaux qui avoit alors une ligne de diametre, n'a plus qu'un point.

C'eft pour cette raifon qu'on a fait des opérations céfariennes, fans qu'il fe foit écoulé beaucoup de fang ; car quand l'enfant eft forti de la matrice, ce vifcere fe contracte; & revient à un très petit volume : on a obfervé que la plaie réfultante d'une rupture de matrice, s'eft trouvée fermée, après que l'enfant en fut tiré ; & dans un autre cas, la matrice d'une femme groffe ayant été bleffée, les eaux ne s'écoulerent point par la plaie.

On voit par-là, la raifon de ce que la matrice ne contenant plus rien, l'hémorrhagie ceffe.

Mais il faut pour cela qu'elle foit exactement vuide, car fi le placenta, ou une grande portion de cette maffe, eft refté dans fa cavité, ou s'il y a de gros caillots de fang, ou quelque autre corps, alors la matrice étant diftendue par ces corps, ne

peut pas revenir à fa petiteffe néceffaire, &
le fang trouvant les orifices des vaiffeaux
ouverts, ne ceffe pas de s'écouler.

L'hémorrhagie continue donc, & il y a
alors deux accidens qui menacent, celui de
la perte du fang, & celui de la putréfaction ;
car l'orifice de la matrice, qui très-rarement
eft maintenu béant par quelque corps qui
s'y eft engagé, fe ferme tout de fuite, à
moins que la matrice étant en inertie, il ne
foit trop foible ; cet orifice étant donc re-
fermé, le fang qui s'écoulera dans fa cavité,
& le placenta, y feront retenus, & tomberont en putréfaction, toujours très-dange-
reufe, quoiqu'on faffe pour en diminuer le
danger.

C'eft pour cela qu'il eft fi fort à defirer
que la matrice foit délivrée du placenta, &
de tout autre corps étranger, immédiatement après l'accouchement.

Outre cela, il y aura des caillots de fang,
qui produiront fur la matrice une fenfation
très-vive, quand à force de fe contracter
elle fera parvenue à les toucher immédiatement ; elle en fera irritée, & ce fera là, la
principale caufe des douleurs que reffentent
les femmes après l'accouchement, & qu'on
nomme *tranchées* ; mais ces petites incommodités ne font rien, en comparaifon du
danger auquel cet état expofe.

La nature a si sagement disposé les choses, que ce mal apporte lui-même son remede; car l'irritation que causent ces caillots sur la matrice, fait naître des douleurs,
& fait qu'elle les expulse de sa cavité.

Les lochies, ou purgations de la matrice
continuent de couler, mais en diminuant
de jour en jour de quantité, & en devenant de plus en plus aqueuses, jusqu'à ce
qu'au bout de vingt jours, de trente, ou
de quarante, elles se tarissent; quelquefois
elles sont sanguines pendant tout ce temps.

La quantité des lochies ne peut être éva-
luée au juste; on a vu couler en peu de jours
jusqu'à trente-six livres de sang, communément elles ne coulent qu'à la quantité
d'une livre, ou d'une livre & demie; la premiere fois que les regles reviennent après
l'accouchement, elles sont plus abondantes.

S'il est resté quelque portion du chorion,
ou quelques petits lambeaux du placenta, ou
quelqu'autre chose, tout cela est expulsé
par la suite avec les lochies; la putréfaction qui s'empare de tous ces restes les fait
tomber en fonte, & en rendant fluides ces
corps étrangers, leur donne plus de facilité
à franchir l'orifice de la matrice.

L'écoulement des lochies est absolument
nécessaire, car leur suppression est la cause

la plus fréquente de la mort des femmes en couches ; cette suppreſſion eſt preſque toujours occaſionnée par l'inflammation de la matrice ; quelquefois c'eſt l'effet de la frayeur.

Les mauvaiſes manœuvres des ſage-femmes en ſont ſouvent la cauſe.

Il eſt fort rare que les lochies ceſſent de couler le cinquieme jour, à plus forte raiſon le ſecond, ſans qu'il en réſulte des accidens ; j'ai cependant vu une femme à qui cela eſt arrivé , & qui mourut phtyſique , quelques années après.

Il eſt probable que quelquefois l'abondance du lait, ou une diarrhée, même une dyſſenterie , ſuppléent à l'évacuation des lochies ; ou enfin quand la femme n'eſt point pléthorique, & que les vaiſſeaux de la matrice ſont petits, cet écoulement n'eſt pas néceſſaire.

On dit qu'on a vu couler les lochies par les trompes, & s'épancher dans le bas-ventre ; mais je penſe que ce n'a pas été ſans danger ; & ce ne ſeroit pas avec moins de riſques qu'elles paſſeroient à travers les pores de la matrice , pour tomber dans le bas-ventre , ſi le péritoine le permettoit.

Les brutes perdent moins de ſang que de glaires.

A l'égard du vagin, peu-à-peu il se rétrécit après l'accouchement ; je l'ai vu au
bout de quinze jours, avoir trois pouces de
large, quoiqu'il fut coudé avec la matrice,
comme il l'est naturellement ; j'ai lu qu'a-
près l'accouchement il faisoit avec la matrice un grand angle & droit ; il me semble
qu'ils font ensemble tout de suite, un angle
obtus.

§. XV. *Le lait.*

Nous avons appellé lait, cette humeur
qui commence à se former pendant la grossesse, & qui coule abondamment des mamelles quand la femme est accouchée, &
que le chyle que la mere fournissoit à
l'enfant, dans le temps qu'il étoit renfermé
dans la matrice, fait pléthore dans ces organes.

L'enfant, de même que les autres animaux,
est instruit par la nature à sucer ce chyle ;
il saisit le mamelon avec ses levres, le
fait saillir en l'irritant ; il le presse quand il
le saisit, & par cette pression il fait couler
dans sa bouche ce qui est en-deçà de sa le-
vre, & ce qu'il prend passe dans son estomac, par les forces de la déglutition ; quand
il quitte le mamelon, le lait continue de
couler & de sortir abondamment de la

mamelle , par l'endroit qu'il avoit faifi
dans fa bouche ; & s'il le reprend enfuite,
il tette de même que la premiere fois ; ainfi
il fçait fatisfaire au premier befoin de la
vie ; ce n'eft pas comme on l'enfeigne, qu'il
ait appris à fe fervir de fes mufcles ; ce n'eft
fûrement pas de ceux des yeux, de la bouche, de l'œfophage, de la poitrine, ni même
de ceux des bras, qu'il apprend à faifir
la mamelle & le mamellon ; il n'a pas non
plus fait encore ufage de fes pieds ; cependant à peine les petits des animaux font-ils
fortis de la matrice, qu'ils fçavent fe traîner
aux mamelles de leur mere ; & les petits
agneaux fuivent leur mere, prefque auffi-tôt
qu'ils font nés.

§. XVI. *Les jumeaux.*

Nous avons dit en abrégé tout ce qui
concerne l'accouchement ; mais quand l'enfant & toutes fes dépendances font fortis de
la matrice, la mere n'eft pas toujours totalement délivrée ; car affez fréquemment
dans l'efpece humaine , comme dans les
brebis, les chevres & les vaches, qui ont
coutume de ne faire qu'un fétus a la fois,
il y en a un fecond. Qu'il nous foit permis
de jetter les yeux fur les variétés de la nature à cet égard.

Il eſt ſi rare qu'il y ait trois enfans dans une ſeule groſſeſſe, que dans 6500 accouchemens, à peine y en a-t-il un de trois, la femme d'un de mes parens eſt accouchée de trois enfans, il n'y en a qu'un qui ait vécu.

Il eſt extrêmement rare de voir des accouchemens de quatre enfans: il y en a tout au plus un ſur 20,000, & il eſt encore plus rare qu'ils vivent ; je ne ſçache pas que jamais ils ayent vécu.

Pour qu'un enfant puiſſe vivre, il faut qu'il puiſſe reſpirer & remplir les autres fonctions néceſſaires à la vie ; il faut auſſi que le cœur & le poumon ayent acquis un certain degré de perfection, & que le trou ovale ſoit rétréci & prêt à ſe boucher ; d'ailleurs il faut de l'irritabilité dans les muſcles, il leur faut la fermeté néceſſaire pour ſoutenir les membres, & l'une & l'autre propriété ne s'acquiert qu'avec le temps ; enfin il faut auſſi, & principalement, que les tégumens ayent une certaine conſiſtance, & qu'il y ait un épiderme.

Or quatre enfans qui ont été en même-temps dans la matrice, recevant moins de nourriture, ſont néceſſairement plus petits, & ne different gueres d'un embryon de quatre à cinq mois ; cependant des Auteurs diſent qu'il y en a qui ont vécu.

J'ai lu qu'il y avoit eu un ou deux accouchemens de cinq, & je ne penfe pas qu'il s'en rencontre un fur un million. Plutarque dit que les cinq flambeaux que l'on portoit devant les mariées, étoient le fymbole de ce que la femme ne peut porter au-delà de cinq enfans.

Quant aux accouchemens de fix, fept, huit, neuf & quinze enfans, je les regarde comme des fables.

On peut voir comment on explique l'hif-toire. de cette Comtefle d'Hollande, qu'on a dit avoir eu d'une feule couche 365 enfans.

Il femble qu'on doit chercher la caufe de la multiplicité des enfans dans le nombre des véficules, qui fe trouvant mûres dans le même temps, dans le même ovaire, font propres à former le corps jaune ; c'eft pourquoi parmi les femmes & parmi les femelles des autres animaux, il y en a qui ont plus de facilité à avoir des jumeaux & des trijumeaux ; les anciens s'accordent à dire qu'en Egypte les animaux, qui naturellement ne font qu'un fétus, ont fréquemment des jumeaux ; mais on a fçu depuis peu qu'à peine voyoit-on des jumeaux dans les Indes orientales, & qu'on en voyoit plus fréquemment dans la Penfilvanie tempérée, & dans l'Angleterre feptentrionale, & même dans les Ifles les plus froides.

Pour le nombre des fétus & celui des mamelles, l'homme approche de la classe des animaux herbivores, qui pour la plupart ne font que peu de petits à la fois.

Au contraire les animaux carnivores, comme ils ont beaucoup de mamelles, font beaucoup de petits ; tous sans exception ; le lion, le tigre, le genre des chats, des chiens, des ours, des belettes, des rats ; on peut ranger dans cette classe les lievres, les lapins, qui ne font cependant.pas véritablement herbivores, car ils dévorent leurs propres petits, & s'engraissent du sang humain ; entre les animaux qui se nourrissent de toute espece de chose, le porc est celui des quadrupedes dont la portée est la plus nombreuse, aussi les truies ont-elles un nombre prodigieux de vésicules dans les ovaires ; chaque classe d'animaux a son nombre fixe de petits.

Il y a quelques volatiles qui font deux œufs à la fois, ce font ceux qui vivent unis ; il y en a beaucoup qui en font davantage, & en général le genre des ovipares est plus fécond que celui des vivipares ; je pense que la raison de cela est qu'il faut moins de travail pour ne donner à un fétus que les premiers principes de la vie, qu'il n'en faut aux femelles vivipares pour produire, comme elles le font, un fétus aussi formé en naisfant, que le volatile en sortant de son œuf, & aussi parfait, quoique moins propre à prendre sa nourriture.

Les poissons qui se mangent les uns les autres, & les insectes, se multiplient prodigieusement ; mais la Providence a voulu qu'ils fussent très-féconds, à cause des dangers qui les menacent sans cesse ; leur petitesse fait qu'ils sont exposés à toutes sortes d'injures, ou qu'ils se procurent plus difficilement les besoins de la vie ; l'espece des bœufs & des brebis, qui ne sont pas capables de se conserver sans le soin qu'en prennent les hommes, est bien plus nombreuse que celle des loups, qui cependant sont multipares.

Outre cela, comme les animaux herbivores, qui se nourrissent d'alimens moins succulens, ne peuvent pas nourrir un grand nombre de petits, la nature les en dédommage par la facilité qu'ils ont a trouver pâture ; la face de la terre est par-tout recouverte d'herbe qui croît sans culture ; au lieu que les animaux carnivores sont forcés de chercher leur proie à travers les guerres, les périls & beaucoup de difficultés.

Mais les animaux qui ne produisent qu'un petit à la fois, & l'homme lui-même, ne s'en multiplient pas moins; les animaux qui ne font point féroces, qui ne manquent jamais de nourriture, produifent tous les ans, & font prefque en état d'engendrer à un an; une vache en vingt-fix ans a été mere. de huit cent enfans.

L'homme lui-même, qui de tous les animaux connus, eft celui qui parvient le plus tard à la puberté; s'eft multiplié prodigieufement en très-peu de temps, dans le temps qu'il n'y avoit point encore de guerre, qui en détruifit un grand nombre.

On a vu des femmes meres de vingt-quatre enfans, d'autres de trente, de trente-neuf, & une de cinquante-trois.

Il eft avéré que dans l'Amérique feptentrionale, les Colons fe multiplient fi prodigieufement, qu'une feule femme morte en 1739, a eu cinq cent, tant enfans que petits enfans, dont deux cent cinq lui ont furvécu.

Ce n'eft pas par les jumeaux ni les trijumeaux que fe fait cette multiplication; car les jumeaux ordinairement font foibles & vivent peu, ils affoibliffent le tempérament de leur mere; on l'obferve même dans les brutes.

Mais ce qui y contribue beaucoup, c'eft que la fage nature a fait naître les enfans

des deux fexes, dans la proportion la plus
propre à multiplier l'efpece humaine ; car
il eft certain qu'il naît plus de garçons que
de filles ; ce n'eft pas une regle bien conf-
tante, mais c'eft une obfervation faite de
tout temps, même dans l'Inde & dans l'A-
mérique ; les uns eftiment cette proportion
comme de 15 à 14, d'autres de 14 à 13,
d'autres de 12 à 11, d'autres comme 39 à
28, ou 22 à 21, ou 23 à 14, d'autres enfin
comme 3 à 2.

Venufti l'a obfervé autrefois, & cette obfervation eft confirmée par le témoignage
d'une infinité de modernes.

Ainfi il y a chaque femme pour chaque
homme, & ce qu'il y auroit de plus dans le
nombre des hommes, eft détruit par les
guerres & par les autres dangers, auxquels
les travaux particuliers des hommes les ex-
pofent, par les naufrages, & par les différens métiers, dans l'exercice defquels la vie
eft expofée.

S'il y avoit plus de femmes que d'hommes, il y en auroit néceffairement qui n'auroient aucune efpérance de fe marier ; &
s'il naiffoit beaucoup plus de garçons que
de filles, les hommes feroient en guerre par
rapport aux femmes, comme font certains
oifeaux ; ou les plus forts châtreroient les
plus

plus foibles, & de l'une & l'autre de ces manieres la propagation du genre humain feroit moindre.

Il y auroit quelque chofe d'approchant de cette harmonie, fi les oifeaux vraiment polygames avoient plufieurs femelles, & fi dans ceux qui font par paire il y avoit plus de mâles ; on peut en juger par l'exemple des abeilles.

§. XVII. *La fuperfétation.*

C'eft un autre genre de jumeaux fort différent du premier, en ce que les jumeaux ordinaires font engendrés en même temps, & par une feule conception, au lieu que la fuperfétation eft la formation de deux fétus dans deux différentes conceptions.

Il y a quelques Auteurs qui nient cette fuperfétation, & ils donnent pour raifon que [l'orifice de la matrice étant fermé après la conception, il ne peut plus donner paffage à la femence, & que les trompes dans les femmes groffes font trop droites & trop courtes, & ne peuvent pas embraffer l'ovaire ; d'autres admettent la fuperfétation ; il faut examiner les raifons de l'une & de l'autre opinion.

Parmi les preuves que donnent les partifans de la fuperfétation, il y en a quelques-

unes que je rejette entiérement, comme
l'inégalité du volume de deux enfans qui
naissent en même-temps, & dont ils disent
que le plus grand est à terme, tandis que
l'autre bien plus petit n'est que de quelques
mois, & conséquemment qu'ils n'ont pas été
l'un & l'autre conçus dans le même temps;
on trouve un grand nombre de ces sortes
d'histoires.

J'ai vu moi-même un enfant à terme, naître avec un autre extrêmement petit, & si
plat, qu'il étoit à peine de l'épaisseur d'un
papier brouillard ; on a vu sortir avec un
enfant bien formé le squelette d'un autre.

On a vu un fétus de la longueur du doigt,
ou de la grosseur d'une feve, avec un autre à
terme ; on a vu avec un enfant qui étoit dans
son état de perfection, un autre qui n'étoit
pas à terme, & qui paroissoit à sa grandeur,
n'être que de quatre à cinq mois ; une autre
fois deux fétus abortifs, l'un qui avoit l'apparence d'un enfant de six mois, & l'autre
celle d'un de trois ; fur trois jumeaux un
qui n'étoit pas à terme, & qui étoit mort;
dans un autre cas qui paroît prouver un peu
davantage, un fétus abortif qui paroissoit
être de quatre mois, avec un embryon de
vingt jours ; on a trouvé dans une seconde
poche un fétus de quatre à cinq mois, en

bon état, mais mort ; après la fortie d'un enfant bien portant, un fac dans lequel il y avoit un os maxillaire & cinq dents ; & enfin un enfant de fix mois avec un de deux.

On peut encore rapporter à cela l'exemple d'un enfant, au terme de neuf mois, avec un de fix, qui à peine pouvoit faire la déglutition, qui ne vécut que peu de jours ; & le mari de la mere de ces deux enfans avoit été trois mois en voyage.

Une chienne a fait d'une portée fept petits chiens parfaits, & fept autres qui ne l'étoient pas.

Je ne crois pas qu'un enfant qui n'étant pas à terme, naîtroit peu de temps après, ou peu de temps avant un autre qui feroit à terme , prouvât davantage en faveur de la fuperfétation ; telles font ces obfervations fur un embryon de la longueur du doigt, qui fortit de la matrice avec un enfant à terme ; un fetus de trois à quatre mois avec un de neuf, ou une petite fille en bon état, qui vint au monde foixante-trois jours après une fauffe couche ; de même un accouchement à terme naturel, après une fauffe couche de deux ou trois mois ; un avortement de quarante jours, au feptieme mois de groffeffe, & un autre au neuvieme ; un enfant bien conftitué, foixante-dix jours après un enfant mort.

L'inégalité du volume des enfans ne prouve rien de plus; ainſi je mets au même rang un fétus abortif venu quelques heures après un enfant bien conſtitué; un qui n'avoit qu'un pied de long, né trois jours après un autre bien portant & à terme; un de la longueur d'un doigt venu ſept jours, & un autre neuf jours après un enfant à terme; un fétus mort ſorti preſque vingt ſemaines après un qui vivoit; de même un fétus de cinq mois, tout maigre, ſorti quarante-deux jours après un autre.

Car comme il eſt certain qu'un de deux jumeaux peut mourir tandis que l'autre reſte vivant; que des remedes pris inconſidérément peuvent expulſer un des deux enfans, tandis que l'autre reſte dans la matrice; qu'un enfant peut venir au monde vivant, quatre jours après la ſortie d'un enfant mort, & qu'un enfant mort peut venir quelques jours après un vivant; enfin, comme ſur trois jumeaux, on en a trouvé un mort dans la trompe, pendant que les deux autres vinrent au monde vivans; ou qu'un ayant péri depuis peu, les deux autres démontroient par la putréfaction dont ils étoient atteints, qu'ils étoient morts avant. il eſt aſſez apparent que l'un des enfans étoit mort ou avoit langui par la preſſion de l'autre qui prenoit trop d'accroiſſement, ou que les enfans ne prennent pas également leur croiſſance, parce qu'il ſe trouve dans l'un d'eux quelque obſtacle particulier à ſa nutrition, quoique néanmoins ils ayent été conçus en même-temps.

Je ne croirai pas non plus que deux enfans bien conſtitués qui naiſſent à quelques jours d'intervalle l'un de l'autre, prouvent qu'il y a eu deux conceptions.

Car comme les Accoucheurs ſçavent qu'après la ſortie de l'un de deux jumeaux un autre peut reſter caché dans la matrice, à moins qu'un habile Accoucheur l'ayant reconnu, ne perce les membranes, & n'en faſſe l'extraction, il eſt évident que deux jumeaux peuvent avoir été conçus abſolument dans le même inſtant, & ne naître que l'un après l'autre.

Ainſi je regarde comme un cas de la même eſpece celui où un de deux jumeaux eſt né, comme cela eſt arrivé, dix ou ſeize jours après l'autre, & que cependant ils ont vécu l'un & l'autre ; & celui où trois enfans jumeaux ſont nés à différentes heures, même à différens jours, & ont vécu tous trois.

Il en eſt de même de cinq jumeaux, dont un eſt né ſept jours après les quatre autres ; & dans un autre cas, il y a eu dix-ſept heures d'intervalle entre le premier & le fecond, enfuite vingt-quatre entre le fecond & le troifieme, autant entre le troifieme & le quatrieme, & après cela la mere eft morte avec deux autres enfans qui étoient reftés dans la matrice.

On trouve dans la bibliotheque choifie de Planque une obfervation fur fept enfans qui font nés de la même mere depuis le 20 Avril jufqu'au 5 Mai.

§. XVIII. *Quelles raifons on a cependant pour admettre la fuperfétation.*

Les exemples de deux enfans l'un & l'autre vivans & en bonne fanté, qui font nés de la même mere, dans un long efpace de temps, ont plus de poids.

Les Auteurs ne font pas toujours affez exacts pour nous inftruire de tout ce qui feroit néceffaire, pour porter un jugement certain à cet égard.

On rapporte qu'un enfant fain & vivant eft venu au monde vingt jours après un autre ; qu'un fecond fétus eft né quelques femaines après le premier.

Ceci n'eft qu'une foible preuve, mais ce que nous allons dire prouve un peu plus.

J'ai lu des obfervations fur des enfans nés à un mois l'un de l'autre.

Une femme, au rapport de Valifnieri, accoucha le 13, le 24 Juin & le 10 de Juillet ; d'autres rapportent que deux enfans font nés à quarante jours l'un de l'autre, & d'autres qu'un enfant eft né cinquante jours après un autre.

Une femme accoucha à fept mois, & encore à neuf.

Une autre accoucha de deux enfans à deux mois d'intervalle, & ils étoient l'un & l'autre dans l'état de perfection.

De même une autre fentit les mouvemens d'un enfant, deux mois après avoir fenti ceux d'un autre.

Si ces hiftoires font vraies, ce font autant d'exemples certains de la fuperfétation ; car il n'eft pas vraifemblable que l'un & l'autre enfant étant vivant & fain, celui qui eft forti le premier ait acquis en fept mois autant d'accroiffement que l'autre en a acquis en neuf ; car s'il y avoit eu quelque maladie qui eût retardé cet accroiffement, il femble qu'on auroit dû le voir dans ce premier enfant.

On rapporte donc des exemples d'enfans nés à trois mois l'un de l'autre ; de deux freres nés, l'un le 7 Avril, & l'autre le 27 Juillet, l'un en Septembre & l'autre en Décembre, l'un dans le quatrieme mois, &

l'autre le huitieme ; l'un le quatrieme mois & l'autre le neuvieme ; enfin l'un en Avril & l'autre en Septembre.

D'une fille qui naquit trente-cinq jours après un garçon, & cent quarante jours après fa naiffance, il vint un autre garçon mort.

D'un enfant à la vérité bien foible, qui vint fix mois après un autre.

De deux enfans bien vivans & forts, qui font nés l'un le 31 Juillet, & l'autre le 9 de Fevrier ; il faut que ce dernier ait été conçu dans le temps que le premier avoit déja vécu environ quatre-vingt jours dans la matrice.

Si tous ces exemples font vrais, il ne paroît pas poffible que ces enfans foient nés à de fi grands intervalles, fans que l'un ait été conçu long-temps après l'autre.

On peut croire qu'il y a eu fuperfétation dans les femelles des lapins & des lievres, même dans les truies & les brebis, dans le corps defquelles on a trouvé des fétus plus grands & plus formés les uns que les autres, ou du moins dans celles qui ayant déja mis bas, avoient encore de petits embryons reftés dans le ventre ; c'eft pour cela que Pline a dit que la fuperfétation avoit lieu dans le lievre & le lapin.

Rien n'empêche qu'on ne puiffe l'admettre ; l'orifice de la matrice n'eft jamais exac-

tement fermé (1), c'est pourquoi la superfétation peut se faire, non-seulement depuis
le sixieme jour de la conception jusqu'au
trentieme, ou les deux premiers mois, mais
même pendant toute la grossesse. (2).

---

(1) Regnier de Graaf est le premier, & peut-être le seul
Anatomiste qui ait donné une idée juste de la figure du
canal, qui regne dans toute la longueur du col de la matrice ; il ne le représente point comme un cylindre, mais
dans toutes ses planches, ce canal est comme formé de
deux cônes qui se touchent par leur base, & dont une
pointe en s'évasant à son extrêmité, vient s'ouvrir du côté
du vagin, & l'autre s'ouvre dans la cavité de la matrice,
de maniere qu'il représente ce canal plus large dans son
milieu qu'à ses deux extrémités ; telle est véritablement sa
figure dans les femmes qui n'ont point encore eu d'enfans,
ou qui n'en ont eu que peu. Mais après plusieurs accouchemens, sa forme n'est plus la même ; son orifice extérieur
par les dilatations qu'il a éprouvées, perd de son ressort
& reste un peu béant, tandis que l'orifice interne qui ne
s'est écarté qu'insensiblement pendant la grossesse, se rétracte & se restitue entièrement après l'accouchement,
comme le fait tout le viscere ; le canal alors n'est plus qu'un
cône environ d'un pouce de long, dont la base est du côté
du vagin & la pointe vers la cavité de la matrice ; c'est ce
que nombre de fois j'ai observé & fait observer sur le cadavre des femmes qui avoient eu plusieurs enfans. Cette
raison est donc manifestement frivole, puisque l'orifice
de ce canal, qui répond à la matrice, est toujours exactement clos après la conception, & qu'il ne peut rien admettre de plus.

(2) Le méchanisme de la grossesse me paroît répugner
à cette addition d'un fétus à un autre déja conçu quelque
temps auparavant. Dès l'instant que le produit de la conception est reçu dans la matrice, la cavité de ce viscere,
qui alors est très-étroite, en est remplie. S'il n'y prend pas
adhérence immédiatement après qu'il y est renfermé, du

Car il eſt très-certain, & nombre d'expériences le confirment, qu'il y a des animaux & même des femmes qui ont conçu, quoiqu'il fut reſté dans la matrice un fétus mort & même pétrifié.

Ruyſch a trouvé dans une vache, des fétus vivans avec d'autres qui s'y étoient corrompus ; d'autres en ont trouvé de même dans des chiennes.

Il y a quelques exemples de pareils faits dans la femme , ſoit que le premier fétus fut dans la trompe, comme le rapporte M.

---

moins n'y reſte-t il que très-peu de temps iſolé. Comment pourra-t-on concevoir que la cavité de la matrice étant occupée par des ſubſtances qui lui ſont attachées dans toute ſon étendue, l'eſprit ſéminal puiſſe y trouver place ; quand même il l'y trouveroit, ſa progreſſion ſeroit arrêtée, & ſon action bornée par la rencontre de la portion de la premiere conception, qui ſeroit voiſine de l'endroit par où il auroit entré, il ne pourroit donc traverſer & parvenir juſqu'à la trompe pour opérer la fécondation, de quelque maniere qu'elle ſe faſſe ; où ſi on ne convient pas qu'il ſoit néceſſaire pour la fécondation que l'eſprit ſéminal parvienne juſqu'à la trompe, ce qui cependant ne peut être raiſonnablement conteſté, comment ce qui deſcendra de l'ovaire dans la matrice pourra-t-il s'y introduire, & y être impregné de cet eſprit ſéminal ? En quel endroit ſe fera cette impregnation ? En quel endroit le réſultat ſe placera-t-il ? Ce ne pourra être qu'en détachant une partie du premier œuf qui avoit déja contracté adhérence ; que deviendra cette portion ainſi décolée ? Sera-t-elle flottante, ou contractera t-elle adhérence avec la portion du ſecond œuf qui ſe trouvera vis-à-vis d'elle ? je crois qu'il eſt impoſſible de réſoudre toutes ces difficultés.

Teichmeyer, dune femme du cadavre de laquelle il tira, après qu'elle fut accouchée d'un enfant vivant, un autre fétus tout corrompu. (1)

Harvée a vu au bout de quelques mois d'une vraie groſſeſſe, ſortir les os d'un fétus qui avoit été conçu précédemment, d'autres ont vu la même choſe dans une lapine, & il y a encore pluſieurs autres faits pareils.

Si donc un femme dans la matrice de laquelle eſt renfermé un fétus oſſifié & corrompu, peut malgré cela devenir groſſe, une autre concevra bien plus facilement quand elle aura la matrice en bon état (2).

Il ne faudra pas qu'une femme ait une double matrice pour qu'il ſe faſſe ſuperfétation, quoiqu'à la vérité cette conformation particuliere lui ſoit favorable (3); c'eſt ce qu'on peut dire de la femelle du lievre, qui n'a à la vérité qu'un vagin, mais deux matrices qui ne ſont nullement unies enſemble.

(1 Il eſt très poſſible, ou du moins on comprend ſans beaucoup de peine qu'une femme puiſſe concevoir, quoiqu'ayant déja un fétus dans la trompe ou dans le bas-ventre, mais il n'eſt pas poſſible qu'un fétus étant dans la matrice, il puiſſe faire place à un autre.

(2) Il reſte à prouver que cela puiſſe être, même en le ſuppoſant vrai, la conſéquence n'eſt pas juſte.

(3) Il n'eſt cependant pas poſſible d'admettre la ſuperfétation, ſans que la matrice ſoit double.

Les exemples les plus sûrs que nous ayons de superfétation, font dans les chiennes qui ont produit de la même portée des petits de différentes couleurs, parce qu'elles avoient été couvertes par différens chiens; comme une jument qui mit bas en même-temps un mulet & un cheval.

On peut mettre dans la même classe de pareils exemples de femmes, qu'on dit être accouchées de jumeaux, dont l'un ressembloit à leur mari & l'autre à un autre; telle est l'histoire d'Hercule qui étoit jumeau d'Iphicle; Aristote en rapporte aussi un exemple.

Il est donc possible que dans le temps que l'œuf n'est pas encore bien grand, un autre placenta s'implante dans un autre endroit de la matrice, & qu'il s'y engendre un second fétus. (1)

Je ne nie cependant pas qu'il n'y ait eu quelquefois de la tromperie sur cet article.

_____

(1) Si le produit de la première conception n'a pas encore contracté d'adhérence avec la matrice, dans toute son étendue.

F I N.

TABLE

DES MATIERES

Contenues dans cet Ouvrage.

Tome II.

K k

K k ij

A iij

K k iv

TABLE DU SECOND VOLUME.

L l ij

La

Tome II.

M m

Fin de la Table des Matières.